스킨케어

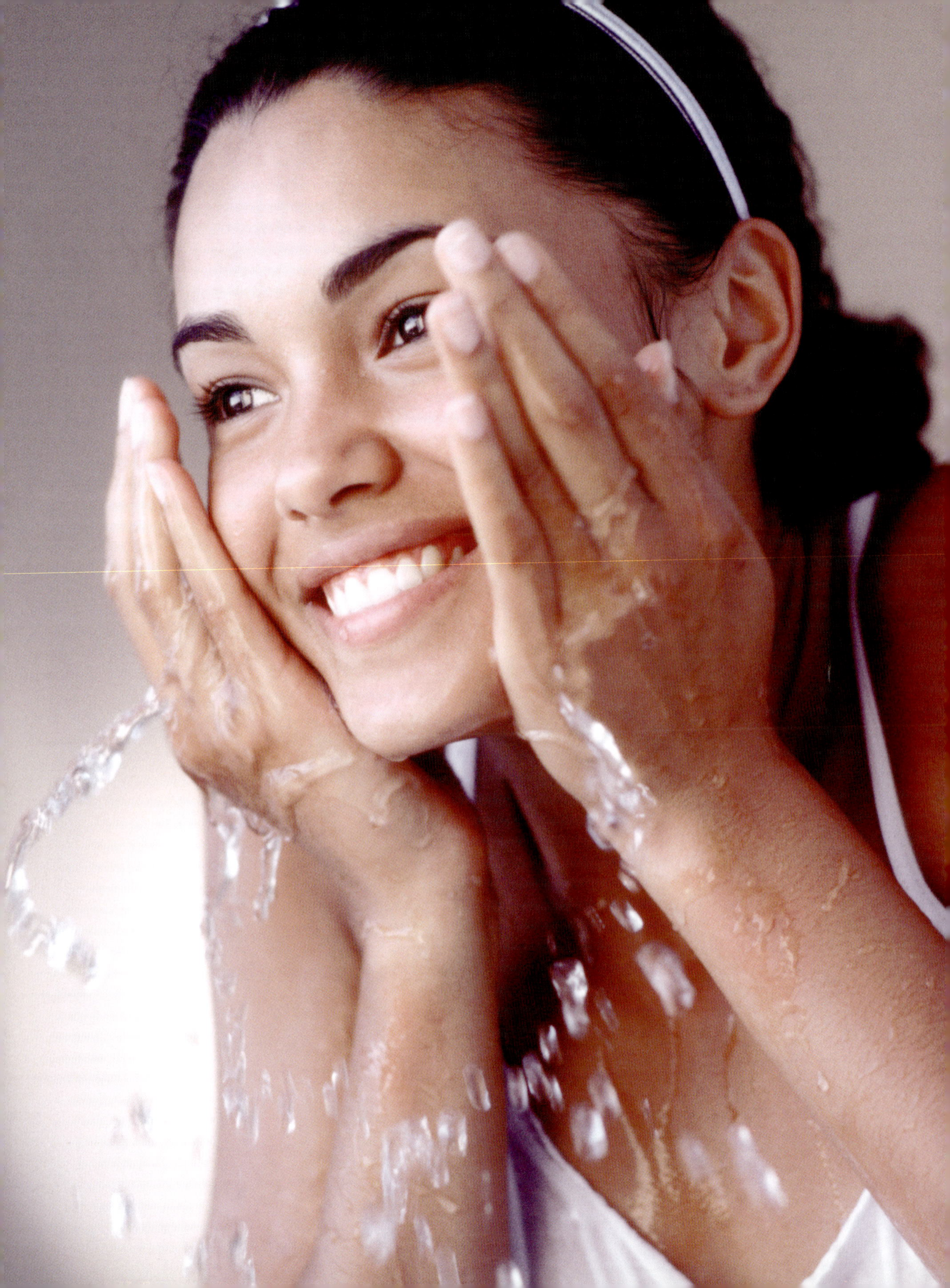

피부노화에서 피부암까지

스킨케어

지은이 | 수전 C. 테일러, 빅토리아 할러웨이 바르보사
옮긴이 | 정현진

대π

나의 멋진 가족 - 남편 케멜 도킨스, 딸 모건 엘리자베스와 매디슨 로런,
부모님 에델과 찰스 테일러, 자매 플로라 테일러에게 이 책을 바칩니다.
그리고 이 책을 쓰는데 큰 도움을 준 동료이자
공동저자인 빅토리아 할러웨이 바르보사 박사에게 이 책을 바칩니다.
그녀가 없었다면 이 책을 완성할 수 없었을 것입니다.
- 수전 C.테일러

남편 발디르, 딸 가브리엘 소피아, 어머니 도러시 할러웨이,
사랑하는 나의 가족의 흔들림 없는 지지와 응원,
이해심에 무한한 감사를 전하며 이 책을 바칩니다.
그리고 무한한 영감의 원천이며 아끼는 친구이자 존경하는 동료인
수전 C. 테일러 박사에게 이 책을 바칩니다.
- 빅토리아 할러웨이 바르보사

Contents

추천 서문   7

머리말   8

1 피부가 사는 법   10

2 미용과 피부 관리   32

3 만성 피부 질환 ABC   76

4 미용시술과 성형수술   108

5 피부와 건강   136

용어 설명   164

찾아보기   170

감사의 말   175

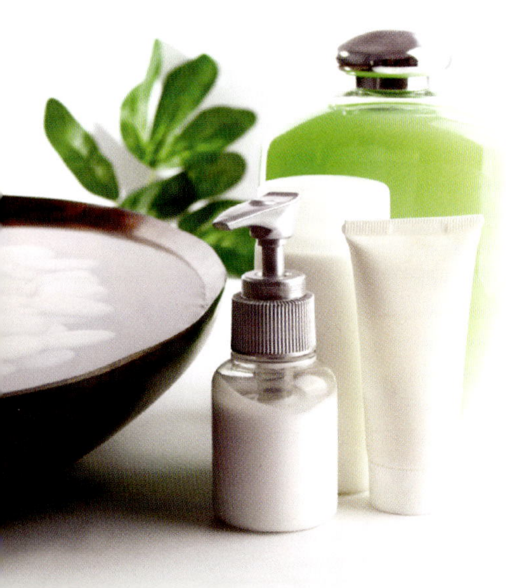

추천 서문

세상 거의 모든 사람들이 크고 작은 피부 문제를 겪는다. 의학적으로 심각한 질병일수도 있고 보기 흉하거나 단순히 성가신 정도의 가벼운 증상일 수도 있지만 피부 문제에서 자유로운 사람은 없다. 최근 흑색종과 피부암은 점점 더 젊은 나이에 발병하고, 나이를 먹으면 먹을수록 발병 가능성은 높아진다. 십대의 85퍼센트 가량이 여드름으로 고생하고 있으며, 성인이 되어서도 여드름을 치료하는 경우가 점점 많아지고 있다. 또한, 오늘날 지구 환경은 피부에 유해한 물질로 가득하다. 우리가 항상 노출되어 있는 태양광선은 물론, 알레르기를 일으키는 벌레와 세균, 포이즌 아이비 같은 병인이 도처에 존재한다. 평균 수명이 늘어나면서 인류는 심하게 처지는 살과 늘어나는 주름, 가지각색의 반점으로 고생하고 있다. 우리는 이런 새로운 피부 문제들을 어떻게 받아들여야 할까? 수명 연장을 반영하는 영광의 상처인가, 아니면 새롭게 인간 존재를 위협하는 무서운 징조인가?

수전 C. 테일러 박사와 빅토리아 할러웨이 바르보사 박사는 이 책에서 피부와 피부 질환에 관한 기본 지식과 최신 정보를 체계적으로 정리하였다. 다채로운 사진과 표, 명쾌한 문체, 수많은 알짜배기 조언들은 피부과 진료를 받을 때뿐 아니라 일상적인 피부 관리에도 유용한 참고서가 될 것이다. 또한, 이 책은 피부에 관한 수많은 잘못된 상식을 바로 잡는다. 예를 들면, '딸기코'는 알코올중독 때문에 생기는 게 아니다. 점에서 비죽 튀어나온 흉한 털도 다시 돋아날 걱정 없이 제거할 수 있다고 설명한다. 집에서 쉽게 활용할 수 있는 일반의약품 정보는 피부 트러블이 생겼을 때 병원에 가야할지 말아야할지 모르는 상황에서 매우 유용할 것이다. 한편, 오늘날 선택 가능한 미용시술의 범위는 너무 다양해서 머리가 지끈거릴 정도다. 이러한 시술들은 구체적으로 어떻게 이루어지고, 언제 어떻게 적용될 수 있으며, 그 부작용이나 위험 부담은 얼마나 될까? 이에 대한 답변도 이 책에서 만날 수 있다.

이처럼 속이 알찬 피부 가이드를 추천할 수 있어 매우 기쁘다. 우리는 이 책을 통해 신체 중 가장 큰 기관인 피부를 보다 잘 이해할 수 있고, 언제 병원을 찾아야 할지, 어떤 치료 전략을 세울지 통달할 수 있다. 궁극적으로 우리는 피부 질환을 효과적으로 예방하고, 더욱 건강한 삶, 높은 삶의 질을 누릴 수 있을 것이다.

의학박사 윌리엄 D. 제임스 William D. James, M.D.
펜실베니아 의대 피부과 교수

머리말

우리는 피부를 사랑합니다. 우리는 피부에 관해 배우고, 관리하고, 치료하고, 또 우리가 아는 것을 가르치는데 전 인생을 바쳤습니다. 피부를 관리하고 치료하는 일은 피부과 의사라는 전문 직업 그 이상입니다. 진정 우리의 일생을 걸고 열정을 바치고 있기 때문입니다. 그 덕분에 우리 두 사람은 신뢰하는 동료로서 뿐만 아니라 평생 함께 할 수 있는 친구로서 뜻을 모을 수 있었습니다. 〈스킨케어〉는 다른 사람을 돕는 보람과 교육을 통해 사람들을 일깨우려는 소망을 담은 책입니다. 또한, 우리가 서로의 인격과 전문성을 진심으로 존중하고 협력한 결과물이지요. 독자 여러분들도 이 책을 읽는 동안 우리의 열정과 진정성을 느낄 수 있기를 바랍니다.

피부과 의사로서 그동안 셀 수 없이 많은 피부과 환자들을 상담하고 치료했습니다. 어떤 사람들은 완치시킬 수 있었지만, 어떤 사람들은 아직 치료법이 없어 적절히 관리할 수 있도록 도움을 줄 수밖에 없었지요. 그 과정에 우리는 피부에 관한 수많은 질문을 받았습니다. 그런데 그 많은 사람들이 거의 같은 질문만 하더군요. 결국 우리는 많은 환자들이 같은 문제로 고민한다면 일반인들도 동일한 문제가 궁금하지 않을까 생각하게 되었습니다. 이 책은 바로 그러한 물음에 답한 것입니다. 환자들뿐 아니라 일상에서 피부 때문에 고민하는 모든 사람들을 위한 것이지요.

〈스킨케어〉는 기존의 피부 관련 서적들과 다릅니다. 우리가 다년간 피부과 전문의로서 쌓아 온 전문지식은 물론 화장품 업계 최전선에서 얻은 경험과 노하우가 이 한 권에 집결되어 있기 때문입니다. 한 명은 화장품 회사의 창립자이자 최고경영자이며, 또 한 명은 한때 화장품 회사의 이사였고 지금은 화장품 회사들의 고문으로 활동하고 있습니다. 그 결과 우리는 '화장품 업계와 제품을 속속들이 알고 있는 피부과 전문의'라는 독특한 입장에 서게 되었지요. 그 덕분에 피부 전반 지식은 물론, 유용한 화장품, 까다로운 피부 문제나 해결법에 균형 잡힌 시각을 갖출 수 있었습니다. 〈스킨케어〉는 누구에게나 꼭 필요한 정보서입니다. 피부가 어떻게 작용하는지, 피부를 어떻게 관리하고 치료할지, 평소 잘 못 알고 있는 피부 상식은 없는지 궁금하다면, 그리고 당장 의사를 찾아가야 할지 말지 고민하고 있다면 이 책은 유용한 가이드가 되어줄 것입니다. 우리는 독자 여러분들께

> 우리는 매일같이 환자들의 질문에 답하고 최선의 피부 관리법을 일러주었다. 이 책에서 우리는 가장 자주 들었던 질문과 답을 정리하였다.

믿을만한 정보를 제공하고, 화장품 가게나 진료실에서 똑똑한 질문을 던질 수 있도록 돕고 싶습니다.

이 책을 어떻게 활용할지는 전적으로 독자 여러분들께 달렸습니다. 처음부터 끝까지 차근차근 읽을 수도 있고, 관심 있는 부분만 골라가며 볼 수도 있습니다. 〈스킨케어〉는 피부를 가장 잘 관리하는 방법부터 만성 질환과 미용시술에 관한 정보, 전반적인 건강 상태가 피부에 미치는 영향까지 피부에 관한 기본 지식을 총망라하고 있습니다. 따라서 이 책을 처음부터 끝까지 꼼꼼히 읽고 나면 독자 여러분들도 '피부 박사'가 될 수 있습니다. 또는 아무 때고 관심 있는 부분만 집중적으로 파고 들 수 있습니다. 처음부터 이 점을 염두에 두고 각 장과 항목을 독립적으로 구성하였습니다. 이 때 책 뒤편의 찾아보기를 활용하면 편리할 것입니다. 독자 여러분이 이러저런 피부 트러블을 겪을 때마다 이 책이 아무쪼록 든든한 가이드가 될 수 있기를 바랍니다.

〈스킨케어〉는 읽기 쉽고 흥미로우며, 유용한 지식과 정보로 가득합니다. 이 책을 통해 독자 여러분들이 자신의 피부를 보다 잘 이해하고 관리할 수 있기를 바라며, 나아가 더욱 건강하고 아름다운 삶을 누리기를 진심으로 기원합니다.

수전 C. 테일러
빅토리아 할러웨이 바르보사

1

피부가 사는 법

피부는 우리 건강과 아름다움은 물론 전반적인 삶의 질에 결정적인 역할을
한다. 또한 피부는 기능상으로도 주요한 인체 기관인 동시에 우리가 누구인가를
말해주는 정체성의 한 단면이기도 하다. 항간에 피부와 피부 관리에 관해
수많은 미신과 잘못된 정보가 떠돌고 있다. 〈스킨케어〉는 피부에 관한 가장
기본적인 것부터 시작해 잘못된 피부 상식을 하나둘씩 바로 잡아 나갈
것이다. 이번 장은 피부의 기능과 구조, 다양한 피부 전문가의 종류와 특성을
설명하면서 시작하겠다.

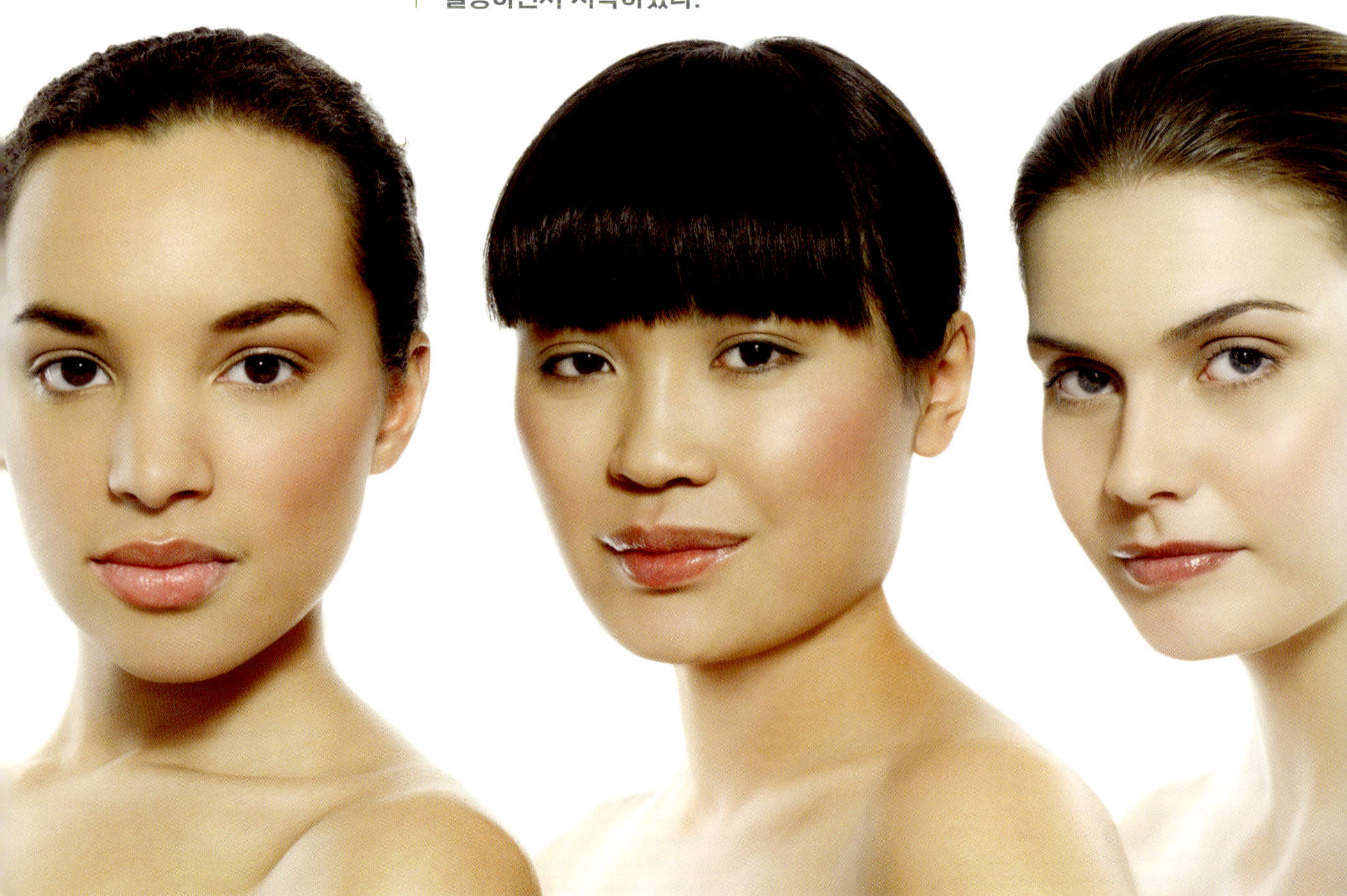

피부의 생리학적 기능

심장이 생존에 꼭 필요한 기관임을 부정할 사람은 없다. 피부도 마찬가지다. 사람이 심장이 없으면 살지 못하는 것처럼 피부가 없어도 살지 못한다. 하지만 우리는 피부가 얼마나 생존에 절대적인지 그 중요성과 고마움을 자주 잊곤 한다. 피부의 가장 중요한 역할은 열과 습기, 추위와 화학물질, 자외선과 미생물 등 외부 환경의 자극과 위험요소로부터 인체를 보호하는 것이다.

피부는 보호막이다

피부는 우리가 체내 수분을 잃고 탈수증으로 죽는 것을 막기 위해 온 몸을 단단히 감싸고 있는 방수 보호막이다. 피부는 심각한 감염 질병을 유발할 수 있는 세균이나 곰팡이, 바이러스 같은 각종 미생물이 인체에 침입하지 못하게 해준다. 수많은 화학물질과 알레르기 유발인자도 피부가 막아준다. 뜨거운 태양 광선도 걸러주고, 암을 유발할 수 있는 유해한 방사선도 차단한다. 그뿐 아니라, 피부는 외부 충격으로부터 내장기관을 보호하는 충격흡수제 역할도 한다.

어떤가? 피부가 새삼 고맙지 않은가? 이제 건강한 피부를 가꾸고 유지하는 일이 얼마나 중요한지는 두 말하면 잔소리다. 그렇다면 어떻게 피부의 보호막 기능을 최상으로 유지할 수 있을까? 몇 가지 기본적인 방법이 있다. 우선 피부가 건조해지지 않도록 충분히 수분을 공급한다. 다음으로 스크럽scrub이나 필링peeling 제품으로 피부를 지나치게 자극하지 않는다. 마지막으로 언제나 피부에 관심을 가지고 피부 트러블이나 질환이 생기면 즉각적으로 치료한다. 이 세 가지만 지켜도 우리 피부는 우리 몸을 외부 환경으로부터 충성스럽게 지켜줄 것이다.

피부는 자동온도조절장치다

태양이 작열하는 브라질의 해변에 누워있어도, 입김마저 꽁꽁 어는 알라스카의

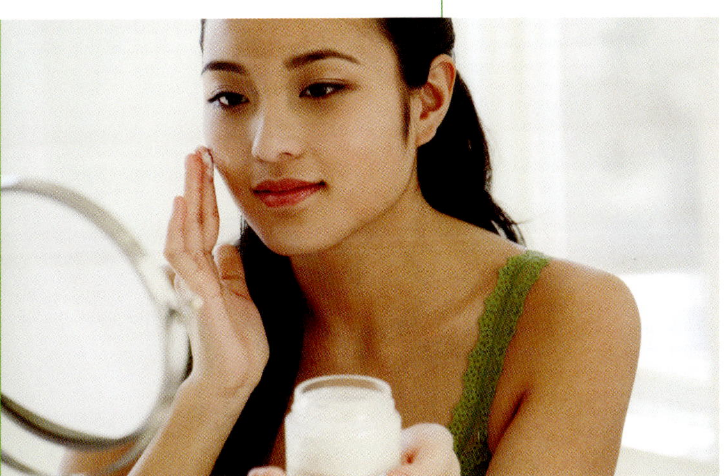

아이스하키 경기장에 앉아 있더라도 인간의 체온은 대략 섭씨 37도 전후로 항상 일정하다. 가장 큰 공은 피부에 있다. 피부는 우리 몸이 너무 더우면 몸을 식히고 너무 추우면 몸을 데우기 때문이다. 다시 말해, 피부는 외부 기온과 상관없이 집 안 온도를 일정하게 유지하는 난방기의 자동온도조절 장치와 꼭 같다.

근육이나 심장, 심지어 뇌를 포함한 인간의 모든 장기는 각 기능을 수행하는 과정에서 열을 발산하다. 체외 온도가 체내 온도보다 지나치게 높으면 인체는 과열될 위험이 있다. 이때 피부는 땀을 통해 체내의 열을 발산한다. 그런데 땀은 대부분 수분으로 구성되어 있기 때문에 지나치게 땀을 흘리면 인체는 탈수증에 걸리기 쉽다. 따라서 땀을 흘린 후에는 반드시 몸에 수분을 공급해주어야 한다. 한편, 땀에는 요소나 젖산, 염분 같은 노폐물도 소량 포함되어 있는데, 체온조절 다음으로 중요한 땀의 기능은 바로 이러한 노폐물 배출이다. 피부는 골고루 뻗어 있는 혈관을 이용해서 체온을 조절하기도 한다. 예를 들어, 몸을 식혀야 할 때 피부 속 혈관은 확장된다. 더 많은 피가 피부 표면으로 흐름으로써 더 많은 열을 잃기 때문이다. 반면, 체외 온도가 체내보다 낮으면 혈관은 체온을 가급적 잃지 않기 위해 수축한다. 추울 때 피부 털이 곤두서는 경험은 누구나 해봤을 것이다. 피부에 모발을 일으켜 세우는 미세한 근육이 있기 때문이다. 이때 모발은 일종의 단열재 역할을 한다.

덥거나 불안할 때 땀을 흘리는 것은 정상이다. 폐경기 여성들도 땀을 많이 흘린다. 그러나 별 이유 없이 땀을 많이 흘린다면? 갑상선이나 신경체계에 이상이 있을 수 있으니 정밀 검사를 받는 게 좋다.

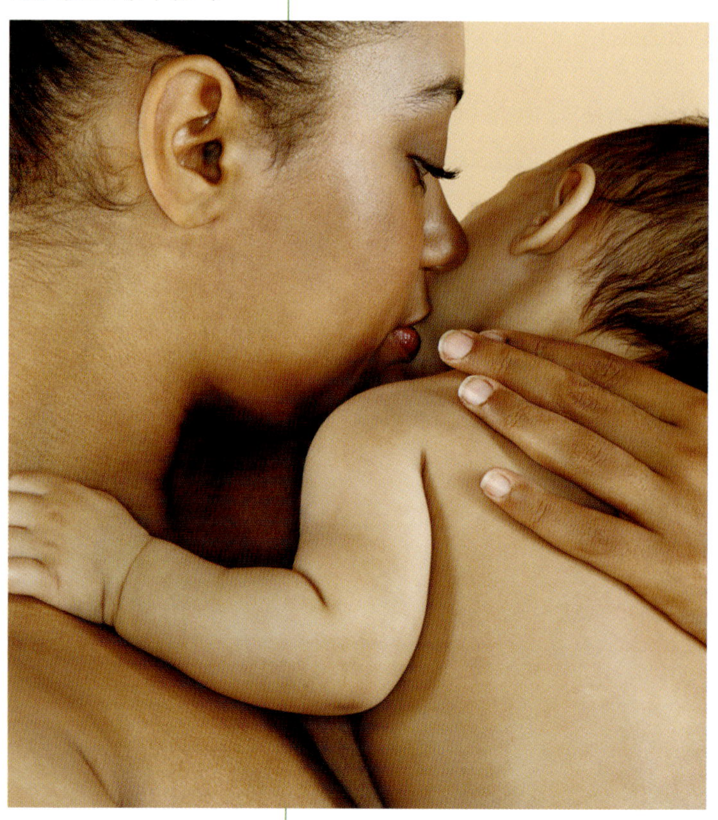

피부 접촉은 아기와 부모가 유대 관계를 형성하는 가장 중요한 방식 중 하나다. 피부 접촉은 심지어 아기들의 뇌 발달에도 크게 기여한다.

피부는 센서다

우리는 커피가 뜨겁다는 걸 어떻게 알까? 다리 위로 개미가 기어오르거나 압정을 밟았을 때는? 바로 우리 피부에 촉감을 느끼는 감각수용기(신경말단)가 있기 때문이다.

이러한 센서는 온 몸에 걸쳐 수백 만 개에 이른다. 촉감이 오감 중 하나라는 건 웬만한 사람은 다 안다. 그러나 온도나 빛, 진동, 통증 등 자극의 종류에 따라 촉감을 감지하는 수용기도 다르다는 것을 아는 사람은 많지 않을 것이다.

　　다른 사람과의 접촉에서 오는 즐거움이나 뜨겁게 데워진 프라이팬의 위험성, 또는 외투 깃을 여미게 만드는 차가운 공기 등 신경말단이 어떤 자극을 감지하면 촉감 정보는 척수 신경을 따라 뇌까지 눈 깜짝할 사이에 전달된다. 이런 식으로 우리는 중요한 촉감 정보를 얻고 그 정보에 따라 적절하게 반응할 수 있다. 우리는 자극이 주어지면 충분히 생각한 다음 천천히 반응할 때도 있고, 생각할 시간도 없이 즉각 반사적으로 반응할 때도 있다. 이는 외부 위험으로부터 우리 몸을 지키려는 인체의 보호 기능 때문이다.

　　몸의 어떤 부위는 다른 부위보다 더 많은 감각을 받아들인다. 가령, 굉장히 많은 신경말단이 분포하는 손가락 끝은 아주 미세한 자극도 느낄 수 있지만, 상대적으로 신경말단이 적게 분포한 허리 부위는 손가락 끝보다는 둔한 편이다. 손가락 끝처럼 신경말단이 많이 분포한 부위는 입술과 혀, 얼굴, 발, 성기 등이다. 우리는 시각, 후각, 청각, 미각과 더불어 촉감 덕분에 외부 환경을 더 잘 이해하고 제대로 반응할 수 있으며 최대한 즐길 수 있다.

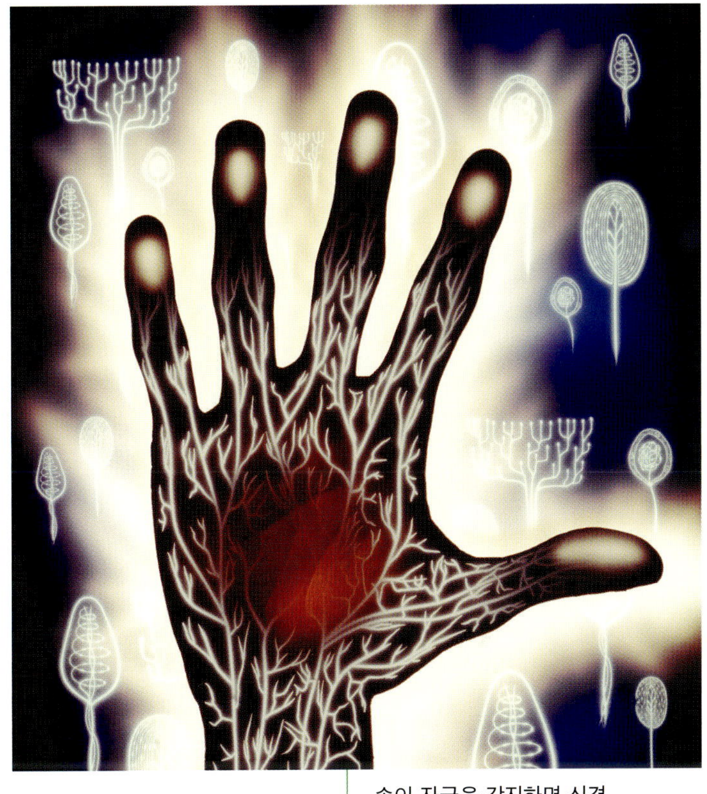

손이 자극을 감지하면 신경 정보는 수용기의 네트워크를 통해 팔에서 척수를 거쳐 뇌로 전달된다.

피부는 비타민 D 공장이다

비타민 D는 건강한 뼈를 만들고 암에 걸리지 않도록 면역체계를 강화시킨다. 또한 우울증이나 다발성 경화증과 같은 다양한 질병 예방에도 도움을 준다.

　　그렇다면 피부가 우리 몸의 비타민 D 생산 공장이라는 걸 알고 있었는가? 자외선은 피부의 가장 바깥층인 표피를 통과하여 이 중요한 비타민 D의 합성을 자극한다. 어느 연구에 의하면 우리는 몸에 필요한 비타민 D를 합성하기 위해 일주일에 최소한 두 번, 5분에서 30분 정도 태양빛을 쬐어야 한다. 그런데 같은 양의 태양빛에 노출되었을 때, 피부색이 짙은 사람은 피부가 하얀 사람보다 비타민 D를 더 적게 합성한다. 피부색을 결정하는 멜라닌이 태양빛을 걸러내는 필터 역할을 하기 때문이다. 따라서 갈색 피부는 하얀 피부보다 같은 양의 비타민 D를 합성하는 데 더 많은 시간이 걸린다. 태양빛에 노출된 시간이 적거나 피부암 예방차원에서 철저하게 자외선을 차단하고 있다면, 식사나 영양제를 통해 비타민 D를 충분히 섭취할 수 있도록 신경써야한다.

피부의 심리학적 기능

피부는 생리학적 기능만큼 정체성을 발현하는 심리학적 지표로도 중요하다. 피부는 많은 부분에서 정체성과 개성을 반영한다. 우리는 화장과 문신, 피어싱 같은 꾸밈이나 장식을 통해 외모에 변화를 주고 개성을 담을 수 있다. 피부의 확장인 머리카락이나 손발톱도 자신을 표현할 수 있는 또 다른 수단이다. 예를 들어, 한 주는 빨강색 매니큐어로 활달하고 사교적이며 자신감 넘치는 자아를 표현하고, 다른 한 주는 자연스러운 프렌치 매니큐어로 보수적이거나 조신한 모습을 드러낼 수 있다. 또 인생에서 어느 한 시기는 머리를 파랗게 염색함으로써 창의성을 표출하고, 또 다른 시기에는 새치머리를 갈색으로 염색해 젊음을 유지하기도 한다.

SKIN SOLUTION

아름답고 건강한 피부를 얻으려면 일상생활에서 스트레스를 효과적으로 관리해야 한다. 일과 가족, 사교생활과 휴식에 균형을 잃지 않도록 노력하자. 균형 잡힌 식사와 규칙적인 운동, 충분한 수면도 중요하다. 명상이나 차분한 음악도 지친 몸과 마음이 쉴 수 있도록 도와준다.

피부는 마음의 창이다

우리의 내면 상태는 피부 상태와 건강에도 영향을 끼친다. 마음이 행복하고 건강할 때 피부도 가장 아름답고 건강하게 빛난다. 반면, 스트레스에 시달리거나 불안하고 우울하면 피부도 온갖 트러블로 표를 낸다. 손톱이 부서지고 머리카락이 한꺼번에 많이 빠지기도 한다. 실제로 많은 경우 극심한 감정 상태의 변화 때문에 피부가 제대로 기능하지 못하기도 한다. 예를 들어 습진 같은 피부 질환은 정신적 스트레스를 받아 피부의 면역 기능이 평소처럼 발휘되지 못하고 심각한 염증을 일으키는 것이다.

이처럼 건강한 정신과 건강한 피부는 밀접하게 연관되어 있는데, 그 관계는 촉감을 통해 더욱 긴밀해진다. 우리가 촉감을 인지하는 것은 피부의 신경섬유 때

표피 구성층	
표피 구성층	**기능**
기저층 Stratum basale	기저층 세포는 표피를 구성하는 딸세포를 형성하기 위해 무한정 분해된다. 기저 세포 피부암이 생기는 층이다.
가시층 또는 유극층 Stratum spinosum	가장 두꺼운 층으로 케라틴(각질) 단백질이 합성된다.
과립층 Stratum granulosum	피부의 방수 기능을 담당하는 각질과 지질이 생성된다.
투명층 Stratum lucidum	주로 손바닥이나 발바닥 같은 두꺼운 피부에서 발견되며 죽은 각질 세포로 이루어졌다.
각질층 Stratum corneum	15~20겹의 죽은 세포층으로 종국에는 바깥층부터 차례로 몸에서 떨어져 나간다.

문이다. 인간은 피부 접촉을 통해 다른 사람과 감정적으로 깊이 교감할 수 있다. 아동기에 안거나 쓰다듬는 신체 접촉을 충분히 받지 못하면 정상적인 신체 성장과 사회성 발달이 이루어지지 못하며, 성인이 되어서도 심리학적 문제를 일으킬 수 있다. 따뜻한 관심과 애정을 표현하는 것은 말이나 눈빛만으로는 부족하다. 피부 접촉은 행복감과 친밀감을 유발하는데 매우 중요하다.

피부의 구조

피부는 크게 표피와 진피 두 층으로 이루어졌다. 진피 아래는 피하지방 조직이다.

표피

진피

지방층

각기 다른 피부층은 인체를 보다 완벽하게 보호하기 위해 상호 협동한다. 케이크 단면처럼 피부도 크게 두 층으로 구성되어 있다. 바깥은 표피라 하고 안쪽은 진피라 한다. 진피 아래는 지방층이다.

표피 Epidermis

표피는 피부의 가장 바깥층으로 적의 침입을 막는 외벽과 같다. 피부 두께가 겨우 0.05mm에서 최대 1.5mm에 불과한 걸 감안하면 매우 막중한 임무를 맡고 있다고 할 수 있다. 종이 한 장이 대략 0.08mm라는 사실에서 피부가 얼마나 얇은지 감을 잡을 수 있다. 표피 세포는 다음과 같이 네 가지 유형이 있다.

케라틴 합성 세포 Keratinocytes(케라티노사이트)는 전체 표피 세포의 90퍼센트 이상을 차지하며, 표피와 진피를 구분하는 기저막 위에 다섯 층으로 이루어져 있다. 케라틴 합성 세포는 머리카락과 피부, 손발톱을 단단하게 만들어주는 단백질 케라틴(각질)을 생성한다. 새롭게 생성된 피부 세포가 표피 맨 바깥의 각질층까지 이동하는데 약 30일 걸린다. 피부가 '외벽'이라면 케라틴 생성 세포는 '벽돌'이라 할 수 있다.

멜라닌 합성 세포 Melanocyte(멜라노사이트)는 피부색을 구성하는 멜라닌을 형성하며 표피 기저층에 분포한다. 태양광선으로부터 피부를 보호하는 멜라닌은 머리카락과 눈썹, 속눈썹에도 있다. 멜라닌 종류는 두 가지다. 머리카락과 피부, 눈동자에 갈색과 검정색을 드러내는 유멜라닌 eumelanin과 입술과 성기에 붉은색을 가미하는 페오멜라닌 pheomelanin이다. 페오멜라닌이 유달리 많은 사람은 머리카락과 피부 톤까지 붉은색을 띤다.

랑게르한스 세포 Langerhans cell는 인체 면역체계의 일부다. 미생물이 몸 안에 침입하면 제일 먼저 출동하여 나머지 면역체계를 작동시키는 전방前方 방위선과 비슷하다.

메르켈 세포 Merkel cell 는 주로 기저층에 분포한다. 건강한 피부를 유지하기 위해서는 케라틴 합성 세포, 멜라닌 합성 세포, 랑게르한스 세포, 메르켈 세포 모두 중요하다.

진피는 피부 밖으로 드러나진 않지만, 전반적인 외모에 매우 중대한 역할을 한다. 피부를 단단하고 젊게 해주는 힘과 탄력성이 바로 진피에서 나오기 때문이다.

진피 Dermis

진피는 피부를 지탱하는 지지대다. 진피는 표피 바로 밑의 유두층papillary dermis 과 그 밑의 망상층reticular dermis 으로 구분된다. 진피는 교원섬유 콜라겐collagen 과 탄력섬유 엘라스틴elastin, 그리고 이 모든 걸 고정시켜주는 접착제 같은 세포외기질extracellular matrix, ECM 로 구성된다. 또한, 콜라겐과 엘라스틴, 세포외기질을 생성하는 섬유아세포fibroblast 와 진피를 드나들면서 피부를 보호하는 면역 세포가 공존한다. 그 외에도 진피에는 모낭과 땀샘, 신경과 혈관이 분포한다.

섬유아세포는 피부를 지탱하고 힘과 탄력성을 주는 콜라겐과 엘라스틴, 그리고 이 모든 것이 혼합된 세포외기질도 생성한다. 피부가 상처나 부상을 입으면 섬유아세포가 콜라겐을 생성하여 피부를 복구한다. 이때 콜라겐이 너무 많이 형성되면 비후성 반흔hypertropic scar 이나 켈로이드keloid 가 생긴다. 자외선에 많이 노출될수록 콜라겐 양이 줄어들고 엘라스틴 섬유도 파괴된다. 또, 나이를 먹을수록 섬유아세포가 만들어내는 콜라겐과 엘라스틴의 양은 줄고 파괴되는 속도는 늘어난다. 그 결과가 바로 피부 노화, 즉 탄력성을 잃고 축 처지며 주름지고 얇고 연약해진 피부다.

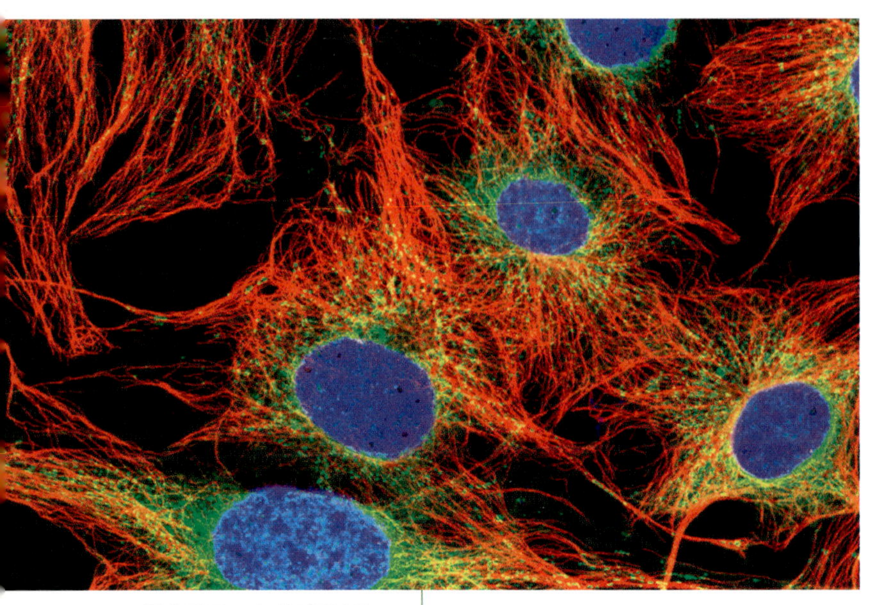

공초점(콘포칼) 현미경으로 촬영한 섬유아세포.

모낭은 진피에서 만들어져 표피에서 피부 표면까지 확장된다. 진피 안에 수많은 작은 관이 있다고 생각하면 된다. 그 관 바닥에 모발을 만드는 모근이 있고 일단 만들어진 모발은 자라나 모낭 밖으로 삐져나온다. 모낭의 열린 부분을 흔히 모공이라고 한다. 많은 사람들이 모공의 크기를 줄이려고 애를 쓰는데, 사실 모공의 크기 자체는 변하지 않는다.

피지선(지방선)과 아포크린 땀샘apocrine gland**(대한선), 에크린 땀샘**eccrine gland**(소한선)**은 모두 진피 안에 있다. 모낭 부근에 있는 피지선과 아포크린 땀샘은 피지(지방)와 땀을 모낭으로 흘려보낸다. 모낭을 따라 올라간 지방과 땀은 피부 표면에 쌓였다가 분비되는데 이때 지방은 천연 수분크림 역할을 한다. 사람의 몸에서 체취가 나는 것은 아포크린 땀에 있는 세균 때문이다. 아포크린 땀샘은 주로 겨드랑이나 성기 주변에 많이 분포하는 반면 에크린 땀샘은 진피 전반에 걸쳐 분포하며 피부 표면으로 직접 이어져 있다. 우리가 운동을 하거나 더울 때 흘리는 보통 땀은 바로 에크린 땀샘에서 분비된다. 다시 말해, 에크린 땀샘은 피부의 자동체온조절 기능의 핵심 열쇠다. 몸 전체에 퍼져 있으며 특히 손바닥과 발바닥에 많이 분포한다.

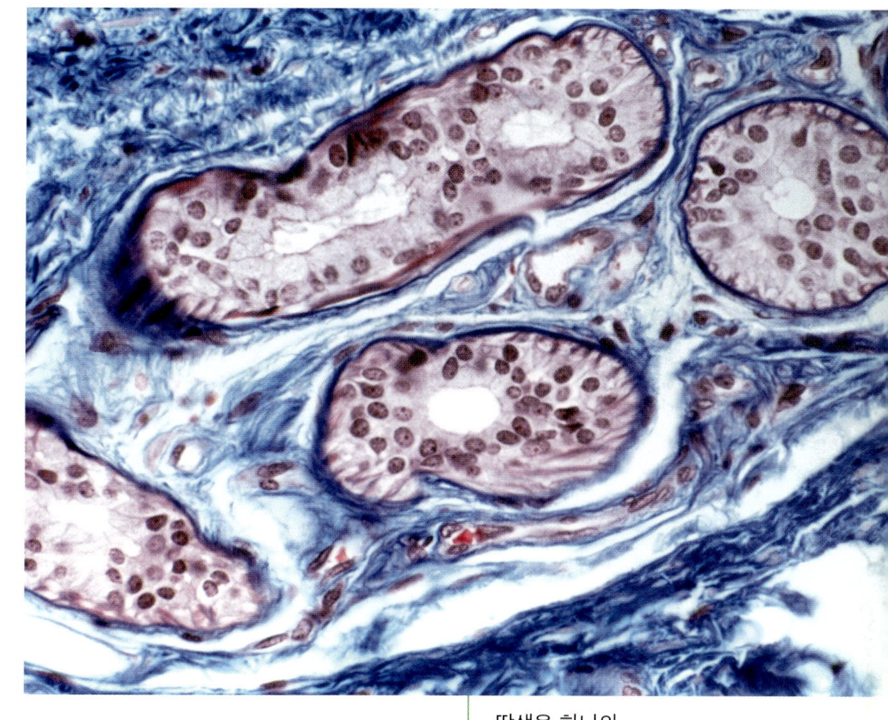

땀샘은 하나의 분비선(위 왼쪽)과 여러 배출관(아래 왼쪽에서 오른쪽 위까지)으로 구성된다.

진피 신경은 통증과 온도, 가려움, 압력, 진동 등을 감지하고 느끼게 해준다. 손가락, 손, 발, 얼굴, 성기 등 민감한 부위일수록 신경도 많이 분포한다.

혈관은 피부 세포에 산소와 영양소를 공급한다. 혈관은 체온조절에도 중요한 역할을 한다. 가령, 혈관을 확장시켜 보다 많은 혈액이 피부 표면으로 흐르게 하면 그만큼 열 손실이 많아 체온도 내려간다. 반대로 추위에 노출되면 피부 혈관은 축소되거나 닫혀 피부 표면의 혈액순환을 감소시킴으로써 체온손실을 막는다.

피하지방층Subcutaneous layer

진피 밑에 있는 피하지방층으로 지방 조직이라고도 한다. 피하지방층은 체온손실이나 인체 과열을 막아주는 단열재 역할을 한다. 또한 지방이 연소되면 에너지공급원이 되기 때문에 피하지방층은 에너지 저장고이기도 하다.

SKIN SOLUTION

많은 사람들이 손톱이 너무 잘 부서진다고 불평한다. 이런 때는 비타민 B의 일종인 비오틴Biotin이 효과적이다. 비오틴 권장량은 하루 2500 마이크로그램이다.

손톱과 발톱의 구조

손톱과 발톱은 손가락과 발가락을 보호하고 촉감의 감도를 높여준다. 손톱과 발톱은 매우 천천히 자라며, 다른 계절보다 여름에 더 빨리 자란다. 손톱이 완전히 새로 자라는데 대략 석 달에서 여섯 달이 걸리고, 발톱은 열두 달에서 열여섯 달이 걸린다.

매니큐어를 하는 중에 감염을 피하려면 큐티클은 잘라내는 대신 조심스럽게 안으로 밀어 넣는 편이 좋다.

사람들은 보통 손톱이나 발톱하면 광을 내거나 다듬을 수 있는 투명하고 단단한 손톱 표면만 생각한다. 사실상 이 부위는 조판 또는 조갑nail plate이라 하고 케라틴으로 만들어졌다. 그 외에도 여러 부위가 손발톱을 구성한다. 조판 밑 부드러운 분홍색 피부는 조상nail bed이며, 손톱 끝 반달 모양의 하얀색 부위는 반월lunula이다. 조판을 덮고 있는 피부는 조주름nail folds이라 한다. 손거스러미hang nail를 유발하는 손톱 옆 조주름은 측면조주름lateral nail fold, 상피 큐티클cuticle이 자라는 아랫부분은 근부조주름proximal nail fold이다. 매니큐어나 페디큐어를 할 때 잘라내는 큐티클 부위의 죽은 피부 허물은 상조피eponychium라고 한다. 반면, 큐티클 부위의 살아 있는 피부는 조곽피paronychium다. 하조피hyponychium는 손톱 밑에 때가 끼는 부분으로, 매니큐어용 오렌지색 막대로 청소해 본 경험이 있을 것이다. 근부조주름 안쪽에 깊이 자리한 조모nail matrix는 손톱의 '뿌리'로 조판이 자라 나오는 부분이다.

측면조주름과 근부조주름 사이에 둥그스름하게 자리 잡은 조판은 다른 피부 부위처럼 외부로부터 인체를 보호하기 위해 단단하게 봉해져 있다. 발톱은 손톱보다 더 둥근데, 이 때문에 발톱에 거스러미가 더 잘 생긴다. 손톱의 조모에는 다른 피부처럼 멜라닌 합성 세포가 있다. 피부가 까무잡잡한 사람들의 조모 속 멜라닌 합성 세포는 멜라노좀melanosom이라는 성숙한 멜라닌 꾸러미로 구성된다. 손톱에 짙은 색 선이 생기는 현상도 바로 이 멜라노좀 때문이다. 백인들은 조모의 멜라노좀 양이 적기 때문에 손톱 색도 연하다.

손톱 표면이 단단한 것은 여러 겹의 조밀한 케라틴 층으로 구성되어 있기 때문이다.

많은 사람들이 손발톱이 잘 부서진다고 불평하는데 손톱과 발톱에는 보기와 달리 수분이 많이 포함되어 있다. 손발톱의 수분함량이 7퍼센트 이하로 떨어지면 손발톱은 건조해서 갈라지고 부서진다. 반대로 수분함량이 늘어나 30퍼센트 이상이 되면 손발톱은 부드럽고 불투명한 색을 띤다.

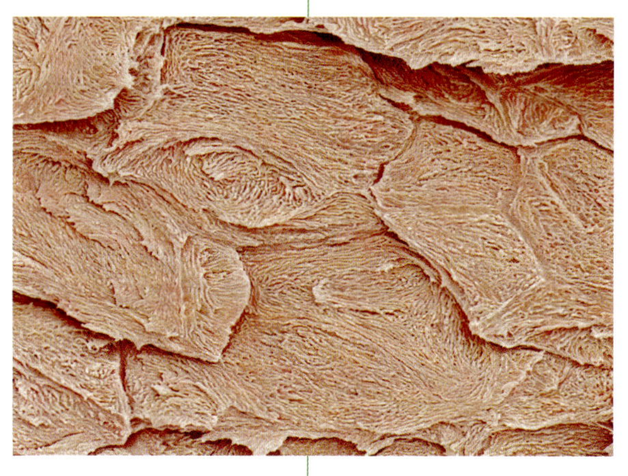

모발의 구조

모발하면 흔히 머리카락이나 귀찮은 턱수염 정도만 생각한다. 하지만 우리 몸에는 전신에 걸쳐 대략 5백만 개의 모낭이 분포하며 그 중 두피 모낭은 겨우 8만~15만 개에 불과하다. 모발은 모낭 밑에 자리한 모근에서 만들어진다. 모근 주변의 모모 세포matrix cell는 활발하게 분해되어 모섬유hair fiber의 재료가 되는 피질 세포cortical cell를 생성한다. 피부 바깥쪽으로 나와 있는 털인 모간hair shaft은 세 층으로 분류된다. 모낭 안의 가장 아래쪽이 중앙 모간 섬유, 중간층이 내모근초inner root sheath, 바깥쪽이 외모근초outer root sheath 이며 중앙 모간 섬유는 모낭 안에서 내모근초와 연결되어 있다. 또한, 모간 단면은 안쪽부터 모수질층medulla, 표피질층cortex, 모표피층cuticle 이렇게 세 겹으로 구성되며 모낭은 여러 면에서 건강상으로 매우 중요하다. 모발 구조도 모낭 모양에 따라 달라지는데 예를 들면, 흑인의 곱슬머리는 둥근 모낭에서 동양인의 직모는 직선형 모낭에서 나온다.

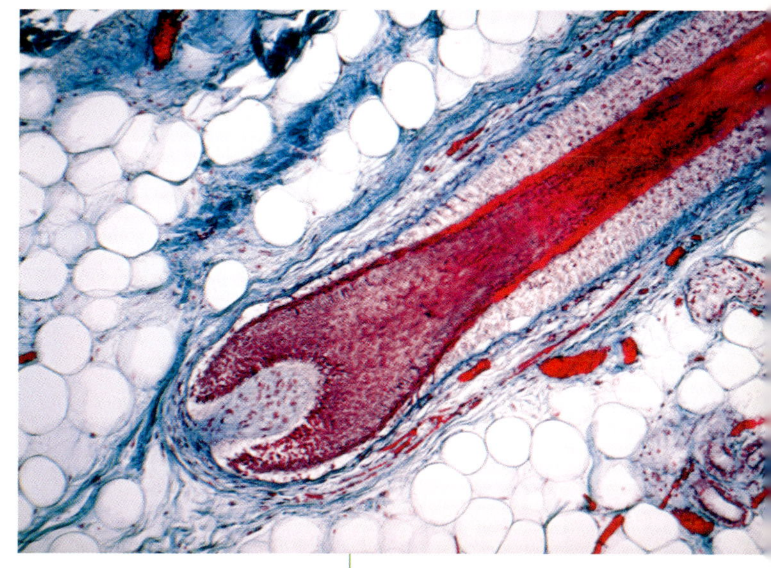

모발을 만드는 모근은 모낭 밑바닥에 있다.

모발의 성장주기

일단 모발이 만들어지면 모발은 성장기anagen, 퇴행기catagen, 휴지기talogen 이렇게 세 번의 성장주기를 거친다. 성장기는 모발이 활발하게 자라는 시기로 2년에서 8년 정도 걸린다. 성장기 다음에 몇 주간 짤막한 퇴행기가 있고, 두 달에서 네 달에 걸쳐 머리가 빠지는 휴지기가 뒤따른다. 모발 끝에 둥그스름한 흰 부분이 보인다면 휴지기에 이르렀음을 뜻한다. 휴지기가 지나면 모근은 새로운 모발을 만들어내고 다시 모발 성장기가 온다. 대략 15만 개의 두피 모발 중 85~90퍼센트는 성장기에 있으며, 나머지 10% 정도는 퇴행기나 휴지기에 있다.

　많은 사람들이 머리카락이 잘 자라지 않는다고 불평한다. 그런데 모발 길이는 모발이 성장기를 얼마나 길게 보내느냐에 달렸다. 가령, 흑인들은 대체로 모발 성장기가 짧은 편이고, 동양인들은 매우 긴 편이며, 백인들은 그 중간쯤이다. 또한 모발의 끊어짐 정도도 모발 길이에 영향을 준다. 이 역시 사람마다 다른데, 흑인 모발은 매우 곱슬곱슬한 특성 때문에 백인보다 훨씬 더 잘 끊어지는 경향이 있다.

왜 피부는 피부색에 따라 다르게 반응할까

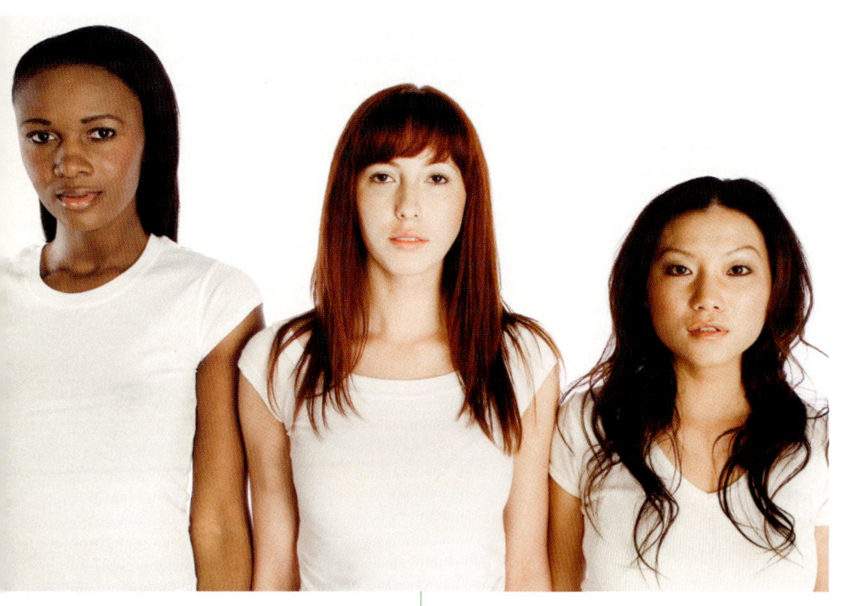

피부색에 따라 태양빛에 다르게 반응하는데 그것은 피부 세포 속 멜라닌 함량이 다르기 때문이다.

같은 시각, 같은 해변에 아일랜드 사람과 인도 사람이 30분 동안 앉아 있었다면? 아일랜드 사람은 금방 벌겋게 '익어' 햇볕 화상을 입고, 인도 사람은 원래보다 더 새까맣게 그을릴 것이다. 오스트레일리아 출신의 할머니는 세 번이나 기저세포암basal cell carcinoma에 걸렸는데, 남부 이탈리아에서 온 할아버지는 한 번도 피부암에 걸린 적이 없다. 과연 이러한 차이는 어디서 올까? 바로 피부 속 멜라닌 함량 때문이다. 멜라닌은 유해한 자외선을 걸러주고 피부암과 피부 조기노화를 막아준다. 효과 좋은 천연 선크림인 셈이다. 그런데 피부가 까무잡잡한 사람들은 피부가 하얀 사람보다 성숙한 멜라닌으로 가득한 멜라노좀 크기가 더 크다. 멜라노좀이 클수록 멜라닌 수도 많고, 멜라닌이 많을수록 자외선 차단 효과도 크다. 북유럽 출신 백인이 아프리카 흑인보다 햇볕에 화상을 잘 입는 건 바로 이 때문이다.

연구에 의하면 매우 까만 피부는 SPF 13 정도의 자외선차단 효과를 낸다. 반면, 투명하고 하얀 피부는 자외선 차단능력이 SPF 3 정도밖에 안 된다. 동양인을 대상으로 한 피부 연구에서 멜라닌 함량이 많은 짙은 색 피부의 일본인이 태양으로 인한 자극을 덜 받는다고 되어있다. 그렇다고 피부가 까만 사람들은 아무리 태양에 노출되어도 햇볕 화상을 입지 않는다고 생각하면 큰 오산이다.

멜라닌은 자외선을 차단할 뿐 아니라, 피부의 조기노화를 막고 피부암 발생률도 낮춘다.

SKIN SOLUTION

눈 밑 다크서클은 잠을 많이 자고 휴식을 충분히 취하면 많이 나아지며 눈이 부었을 때는 냉찜질이 효과적이다. 아이크림은 눈가 잔주름을 개선하는데 도움이 되지만 유감스럽게도 유전적인 다크서클은 크게 개선할 방법이 별로 없다. 그저 부모님을 원망(또는 감사)할 수밖에.

신체 부위별 색소침착

자신의 피부가 단색이 아니라는 점을 인지한 적이 있는가? 우리는 얼굴과 팔 또는 성기와 손의 피부색깔이 다르다는 것을 단번에 알 수 있다. 그러나 인체 부위에 따라 피부색이 밝거나 어두운 것은 지극히 정상이다. 특히 유색인종은 그 차이가 더욱 확연하다.

눈 주변의 색소침착

눈 밑 다크서클 때문에 고민인가?
다크서클이 생기는 원인은 다양한
데 그 중 가장 큰 원인은 바로 유전
자다. 자신의 다크서클이 유전 때
문인지 알고 싶다면 일단 부모님의
얼굴을 한 번 살펴보면 된다.

유전이 아니라면? 유전 다음
으로 가장 흔한 원인은 눈 주변의
과잉멜라닌증hypermelanosis 또는 과
잉색소침착증hyperpigmentation 이다.
모든 인종에 나타날 수 있지만, 갈
색계 피부에 가장 흔하다.

얼마 전까지 색소경계선은 A
부터 E까지 다섯 가지 유형으로 분
류했으나 최근에는 인도인들의 얼
굴에 나타나는 세 가지 과다색소침
착 형태를 색소경계선 유형(F~H)
에 추가하는 경우도 있다. 색소경계선은 흔히 보이트 라인voight's lines 또는 퓨처 라
인futcher's lines 이라고 하며, 딱히 색소경계선을 예방하거나 제거할 방법은 없다.

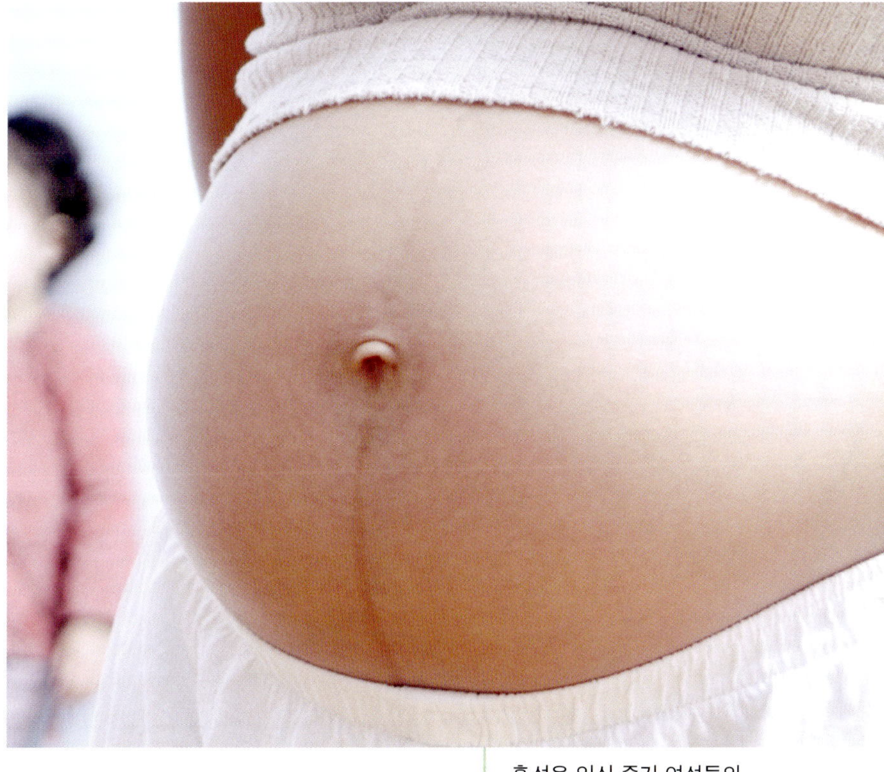

흑선은 임신 중기 여성들의
아랫배에 잘 나타난다.

색소경계선	
유형	특 징
A	팔에 수직으로 난 경계선으로 가슴까지 이어질 수 있다.
B	허벅지 뒤에 수직으로 나타나며 발목까지 이어지기도 한다.
C	가슴 한복판에 직선 또는 곡선으로 나타난다.
D	등뼈를 따라 직선으로 나타난다.
E	쇄골과 유두 사이에 나타나는 옅은 색 점이다.
F	눈 바깥쪽에서 관자놀이까지 V 형태로 나타난다.
G	눈 바깥쪽에서 관자놀이까지 W 형태로 나타난다.
H	입 꼬리에서 턱까지 선으로 이어진다.

얼굴과 몸의 색소침착

인체의 가장 흔한 색소침착 중 하나가 색소경계선Pigmentary Demarcation Lines, PDLs 이다. 색소경계선은 어두운 피부 톤이 갑자기 밝은 톤으로 변하는 과정에서 멜라닌 색소 양이 달라지는 부위에 생긴다. 백인에게도 생기지만, 유색인에게 더욱 많이 발생한다. 어느 연구에 따르면 미국 흑인의 약 75퍼센트가 적어도 하나 이상의 색소경계선을 가지고 있다.

색소경계선은 출생 이후 언제라도 생길 수 있으며 특히, 임신한 여성들에게 흔히 나타난다. 아랫배 정중앙을 가로지르는 흑선linea nigra 이 가장 대표적인 예이며, 유두와 유륜의 색깔이 짙은 갈색으로 변하기도 한다. 원인은 임신으로 인해 에스트로겐(여성호르몬) 수치가 급증했기 때문으로 추정된다.

손발톱 색소침착

손발톱 위의 짙은 색 선은 가장 흔하고 또 정상적인 색소침착의 한 형태다. 멜라닌 색소 때문에 세로로 짙은 색 선이 생기는 세로형 흑조증longitudinal melanonychia 이 바로 이런 경우다. 흑조증은 피부색이 짙을수록 잘 나타나는데, 50세 이상의 미국 흑인 50퍼센트 이상이 적어도 한 개 이상의 손톱에 짙은 색 줄이 있다고 한다. 색소침착의 정도도 피부색이 짙은 사람에게서 더 심하게 나타난다. 백인들은 손발톱에 색소침착이 일어나는 경우는 거의 없으니 색소침착이 생긴다면 피부암 증상으로 의심할 수 있다. 따라서 손톱에 세로형 흑조증이 생긴 백인들은 반드시 피부과 의사에게 보여야 한다.

손발 색소침착

유색인종의 손바닥과 발바닥에 나타나는 검은 반점 역시 정상적인 색소침착 중 하나다. 이를 흑색증 반점melanotic macule 이라 한다. 흑색증 반점은 크기와 모양은 다양하지만 언제나 평평한 것이 특징이다. 전문가들은 흑색증 반점과 점(모반)을 금방 구분해낸다. 흑색증 반점과 모반, 특히 부정형 모반을 구별하는 건 매우 중요하다. 손발바닥에 나타나는 피부암인 선단 흑색종acral melanoma 은 유색인에게서 더 많이 나타나기 때문이다.

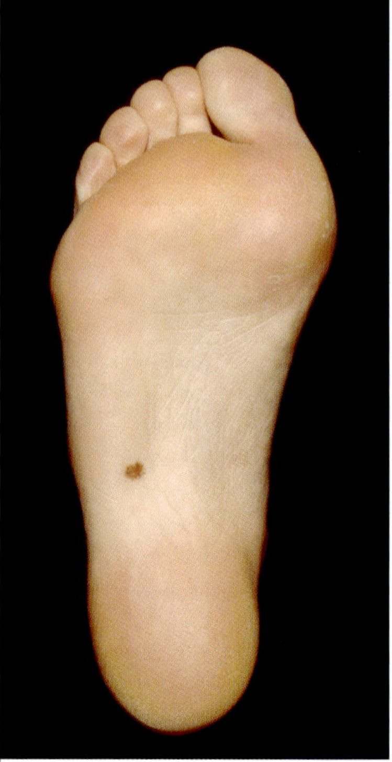

발바닥의 갈색 반점은 평범한 점이거나 무해한 흑색증 반점인 경우가 많다. 그러나 손바닥이나 발바닥의 갈색 반점의 색이나 형태가 조금이라도 변하면 즉시 의사와 상담한다.

구강 색소침착

구강 색소침착은 유색인의 잇몸과 입 안쪽, 볼 안쪽, 혀에서 흔히 볼 수 있으며, 대부분의 경우 지극히 정상이다. 브라질 아이들을 대상으로 조사해본 결과, 피부색이 짙은 아이들은 93퍼센트가 구강 색소침착 증상을 보였고, 피부색이 하얀 아이들의 구강 색소침착은 12퍼센트에 불과했다. 구강 색소침착의 색깔도 밝은 갈색에서 짙은 갈색, 심지어 검푸른 색까지 매우 다양하나 대부분 무해하기 때문에 아무런 관리나 치료가 필요하지 않다.

구강 색소침착이 후천적으로 발생하는 경우도 많다. 흡연이나 미노사이클린minocycline 항생제 같은 의약품의 부작용이 대표적이다. 치아를 때우거나 인공 치관을 한 경우도 구강 색소침착이 발생할 수 있다. 치과 의사들은 이를 아말감 타투amalgam tattoo라고 부른다. 흔하진 않지만, 입안에 점이 생기거나 심지어 피부암이 발생할 수도 있다. 문제가 될 만한 구강 반점은 보통 다른 부위보다 볼록하다. 일반적인 구강 색소침착은 대체로 걱정할만한 게 아니지만, 그래도 역시 의사에게 한 번 보이는 것이 바람직하다.

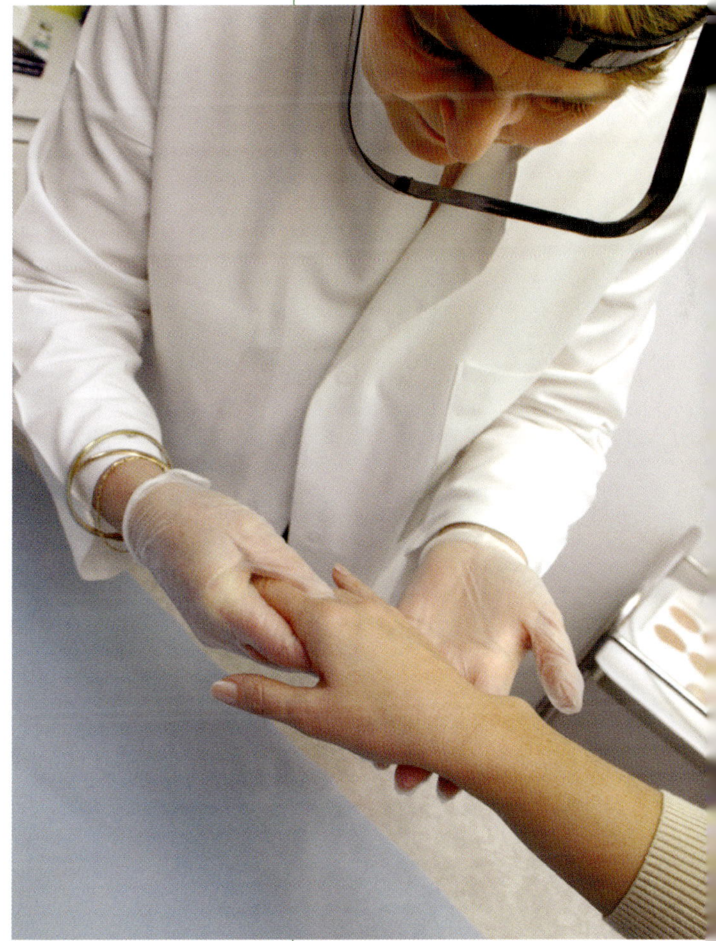

피부 확대경을 쓴 피부과 전문의가 한 여성의 손을 검진하고 있다.

누가 피부를 관리, 치료하나

피부에 관해 궁금한 게 있거나 피부 질환을 예방하고 싶을 때, 또는 발진이나 변형된 반점처럼 걱정거리가 있을 때 누구에게 도움을 청할 수 있을까? 여기서 피부가 최상의 컨디션을 유지할 수 있도록 도와줄 수 있는 전문가들을 소개한다.

피부과 전문의Dermatologist

피부과 전문의는 피부 질병을 진단하고 치료하는 의학박사다. 미국의 경우 피부과 의사는 4년제 의대를 졸업한 후, 내과나 외과, 소아과 또는 이 모든 과에서 일 년 간 인턴십을 수료한다. 그런 다음 피부과에서 3년 간 전문의 훈련을 받는다(캐나다는 4년이다). 흔히 레지던트라고 부르는 과정이다. 어떤 피부과 의사들은 추가적으로 공부를 더 하기도 하는데 부전공 과목에는 소아피부과, 피부병리학, 화학외과, 레이저 수술, 피부 성형외과 등이 있다.

가정주치의 Primary care doctor

내과, 가정의학과, 소아과 등 전공과 상관없이 전문의든 일반 개업의든 누구나 가정주치의가 될 수 있다. 가정주치의란 쉽게 말하면 자신과 가족에게 건강상 문제가 생겼을 때 제일 먼저 찾아가는 '단골 의사'다. 피부 문제가 생겼을 때도 예외는 아니다. 여드름이나 습진 같은 질환은 굳이 피부과 전문의를 찾지 않더라도 주치의의 도움을 받을 수 있다. 일반의 중에도 전신 피부 검진 시설을 갖추고 1차 검진을 통해 더욱 전문적인 생체검사가 필요한지 여부를 진단해 주는 곳도 있다. 일반의의 피부 질환 진단과 치료 수준은 해당 의사의 피부과 교육 정도와 경험, 자신감에 달렸다. 또한, 해당 의사의 일반 환자수도 피부 질환 관리에 영향을 주는데 환자가 많을수록 피부과 환자는 전문의에게 바로 보낼 가능성이 많다.

가정주치의는 환자를 피부과 전문의에게 보낼 때 환자의 기본적인 피부 상태를 언급해줌으로써 환자와 의사 모두의 시간과 노력을 절약할 수 있다. 전문분야와 상관없이 훌륭한 의사라면 피부 질환 환자를 직접 치료할 수 있는지, 전문가에게 보내야할지 금방 파악할 수 있을 것이다.

> 보조의사는 전문의사의 감독 아래 의료실무를 배우고 실행하는 전문직이다.

보조의사 Physician's assistant, PA

피부과에서 흔히 볼 수 있는 보조의사는 일반 대학 졸업 후 정식 의료 교육을 2~3년 받은 후 학교와 의료기관에서 의료실습을 마친 전문 의료진이다. 보조의사는 일반 의사와 달리 의대를 졸업하지 않았고, 전문의 수련과정 레지던트을 이수하지 않았다. 보조의사는 한 분야 또는 여러 분야의 전문과에서 경험을 쌓으며 전문의를 보조한다. 이때 보조의사를 고용한 전문의는 보조의사의 의료행위와 해당 환자의 건강 상태에 대해 전적으로 책임을 져야 한다. 따라서 전문의는 자신이 고용한 보조의사를 훈련시키는 데 최선을 다하게 마련이다. 미국 의료체계에서 보조의사는 매우 중요한 역할을 해왔다. 최근 캐나다를 포함한 다른 국가에서도 이와 비슷한 제도를 도입하고 있다.

전문간호사 Nurse practitioner, NP

전문간호사는 전 세계 어디서나 볼 수 있는 전문직으로 상급간호사라고도 하는데 일반 간호사와 달리 간호과에서 석사나 박사 학위를 취득하고 전문

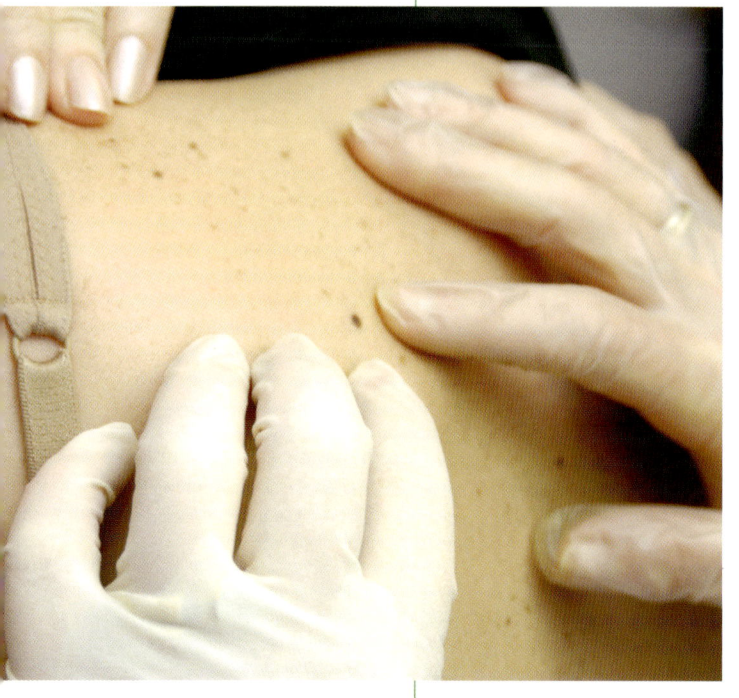

보조의사는 의사와 함께 환자를 진료하고 치료한다.

간호사 시험을 통과한 사람들이다. 보조의사와 달리 전문간호사들은 특정 의료 분야를 선택해서 전공할 수 있지만 아직 피부과 전문간호사는 없다. 전문간호사들이 완전히 독립적으로 의료행위를 수행하기도 하고 의사와 함께 협진하는 곳도 있다. 전문간호사는 환자의 병력을 파악하고, 각종 의료검사를 수행하며, 만성 피부 질환을 포함한 일반 질환을 진단하고 치료할 뿐 아니라 전문 의약품도 처방할 수 있다. 전문간호사들은 대부분 일반 내과에서 활동하지만, 피부과에서도 간혹 볼 수 있다.

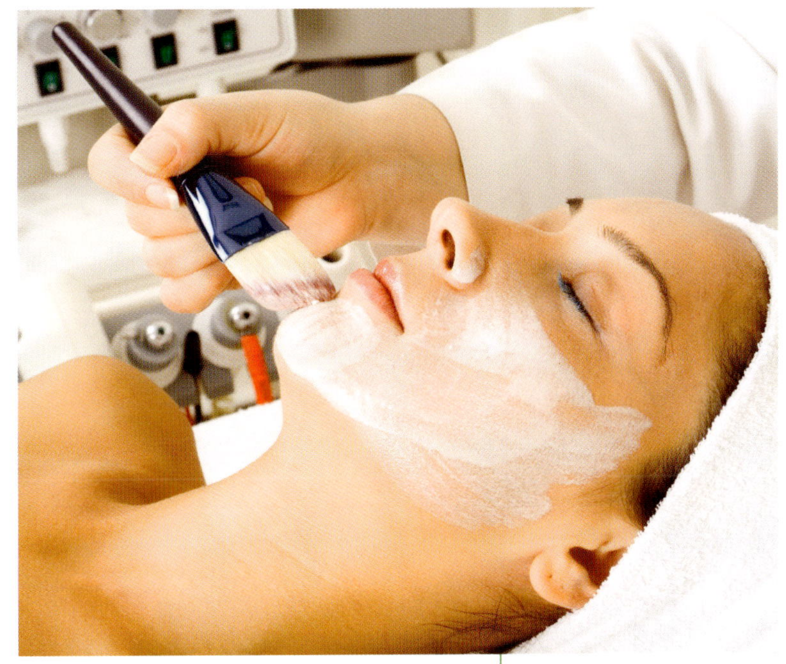

피부미용사는 전반적인 얼굴 관리를 통해 피부를 정화하고 죽은 피부 세포를 벗겨내며, 블랙헤드 및 화이트헤드, 면포comedo를 제거한다.

피부미용사Esthetician

피부미용사는 피부 관리와 화장품에 대해 전문적으로 교육받은 직업군이다. 피부미용사가 되려면 전문피부미용기관에서 이론 교육을 받고 수백 시간의 실습을 거친 후 전문자격시험도 통과해야 한다.

　피부미용사는 대개 일반 병원에서 일하지만 미용실이나 온천 같은 곳에서도 볼 수 있다. 그들의 전문 분야는 얼굴 마사지를 포함한 미안술, 화학박피술, 미세박피술, 왁스 탈모, 보디 랩body wrap 등이다. 이들은 피부 질환을 진단하거나 치료할 수는 없지만, 피부에 문제가 있을 때 가장 먼저 알아보고 조언해 줄 수 있다.

뷰티 어드바이저Beauty advisor

뷰티 어드바이저는 보통 화장품 가게나 백화점 화장품 코너에서 근무하는 영업사원을 가리킨다. 이들은 특정 브랜드의 제품 종류, 사용법, 효과 등을 집중적으로 교육받았으며, 전반적인 피부 관리와 개선에 대한 상담과 조언도 한다. 또 그들은 셀 수 없는 피부 관리 제품 중 무엇을 선택해야 할지 가이드를 해준다. 진정 프로다운 뷰티 어드바이저라면 자사 브랜드의 매출을 떠나 고객의 피부에 맞는 알짜배기 제품을 고르고 제대로 사용할 수 있도록 안내하고 가르쳐줄 것이다.

자신이 찾은 피부과 의사가 단순히 피부과 수련의board-eligible인지 전문시험까지 통과한 전문의board-certified인지 반드시 확인하자.

피부과 전문의가 어느 젊은
여성의 피부를 꼼꼼하게
진찰하고 있다.

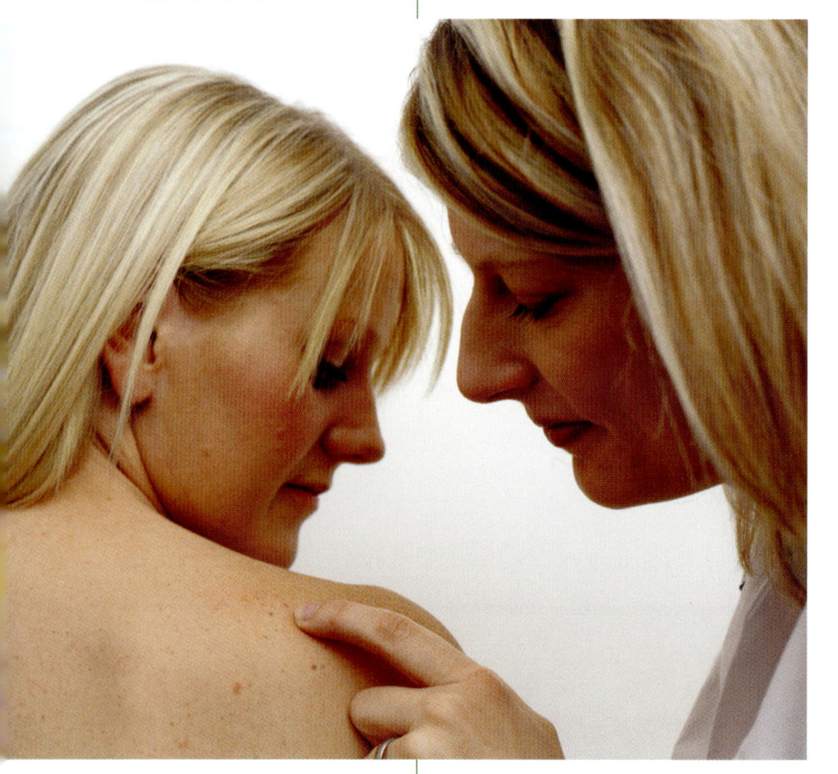

피부 검진

피부암 같은 치명적인 피부 질환을 조기에 발견하고 치료하려면 정기적인 피부 검진이 매우 중요하다. 악성 피부암도 조기에 발견하면 대체로 쉽게 치료할 수 있다.

반면 피부암이 방치되면 될수록 피부 조직은 더 많이 파괴되고 치료와 수술 과정도 더 복잡해질 뿐 아니라 치료 후 흉터도 더 크게 남는다. 물론 목숨을 잃지 않는다면 그나마 운이 좋은 경우다.

전신 피부 검사

피부과 전문의뿐 아니라 일반 가정의나 보조의사, 전문간호사 등도 전문적인 피부 검사를 할 수 있다. 모든 사람은 주치의의 다른 권고 사항이 없는 한 적어도 일 년에 한 번씩 피부 정기검진을 받는 게 좋다.

반점이 맨 눈으로 보기에도 비전형적이거나, 이전에 피부암을 앓은 적이 있을 때, 또는 가족 중에 피부암을 앓거나 앓았던 사람이 있다면 정기검진을 더 자주 받아야 한다.

여기서 피부 정기검진이라 함은 피부과 전문의가 수행하는 전신 피부 검사를 말한다. 의사는 말 그대로 전신 피부를 구석구석 자세히 살펴볼 것이다. 의사의 스타일이나 환자의 기호에 따라 옷을 모두 벗고 가운만 걸친 채 진행하거나 처음부터 나체로 검사할 수 있다.

이때 의사는 겉으로 드러나는 피부 이외에 '속 피부'도 관찰한다. 가령, 의사는 머리카락 사이를 헤쳐 두피를 꼼꼼히 살펴볼 것이다. 따라서 검진하는 날은 헤어스프레이를 뿌리지 않고 헤어스타일도 단순하게 준비한다. 가발을 착용하는 사람은 당연히 벗을 준비를 해야 한다.

입 안도 검진해야 하니 진찰이 시작되기 전에 껌 따위는 뱉어내는 게 좋다. 손톱과 발톱도 잊지 말자. 인공 손톱이나 매니큐어를 했다면 검진 전에 제거한다. 여기서 끝난 게 아니다. 민망하지만 사타구니와 항문 주변 피부도 검진 대상이다. 비교적 최근 산부인과 검진을 받은 여성에 한해서 이 과정을 건너뛰는 의사들도 있다.

피부 검사법

피부과 의사는 다양한 검사법을 통해 피부 질환을 진찰하고 진단한다. 가장 많이 쓰는 검사법은 다음과 같다.

피부확대경Dermoscopy

피부확대경은 양성 종양(단순 혹)과 악성 종양(피부암)을 구분하고 종양의 상태 변화를 관찰하기 위한 정밀 피부 검사법이다. 손 현미경을 통해 진찰할 때 관찰 부위가 더 잘 보이도록 오일을 바르기도 한다.

스킨 스크래핑Skin scraping

외과용 메스로 피부 표면을 부드럽게 긁어내는 검사법이다. 대부분 통증은 거의 없다. 의사는 스케일scale이라는 피부비늘을 유리 슬라이드에 모으고, 의심되는 병변에 따라 약물 처리한 후 현미경으로 관찰하는데 이 방법으로 다양한 감염성 질환을 진단할 수 있다. 피부 각질층 밑까지 진드기가 파고 든 것이 의심된다면 의사는 피부 표면을 보다 깊게 긁어내야 하며 이 과정은 다소 통증이 심할 수 있다. 물집이 단순포진herpes simplex이나 수두varicella 같은 헤르페스 바이러스 감염이 의심되면 의사는 물집을 터뜨리고 물집 안쪽 피부를 긁어낼 것이다. 이 과정 역시 유쾌하지는 않을 것이다.

스킨 스크래핑으로 진단할 수 있는 피부 질환 병원체는 다음과 같다.

- 진균류fungi
- 개선충scabies mites
- 모낭충demodex mites
- 헤르페스 바이러스herpes viruses

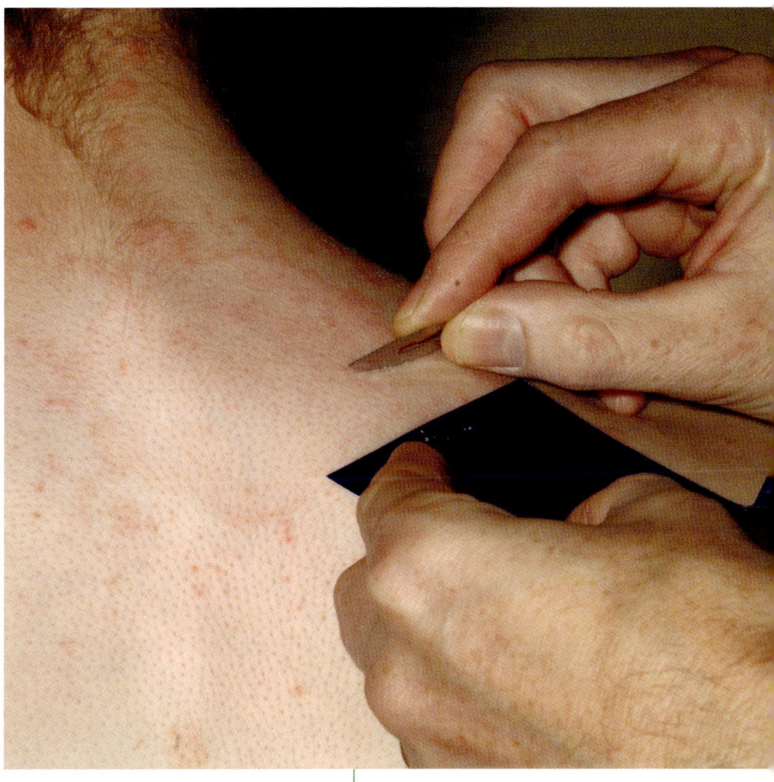

피부과 전문의는 보통 눈과 손으로 피부를 진찰하지만, 간혹 추가적인 검사가 필요할 때도 있다.

피부 생체검사는 출혈이나 감염, 흉터 등을 유발할 수 있다. 그러나 생체검사를 통한 정확한 질병 진단이 무엇보다 중요하다.

우드 램프 검사Wood's lamp examination

우드 램프 검사법은 피부 색소침착 문제와 감염성 질환을 진단한다. 검사는 진료실 전등을 끄고 검은색 우드 램프로 진행한다.

피부 생체검사

피부 질환의 원인을 육안으로 확인할 수 없거나 보다 정밀한 진찰이 필요할 때 의

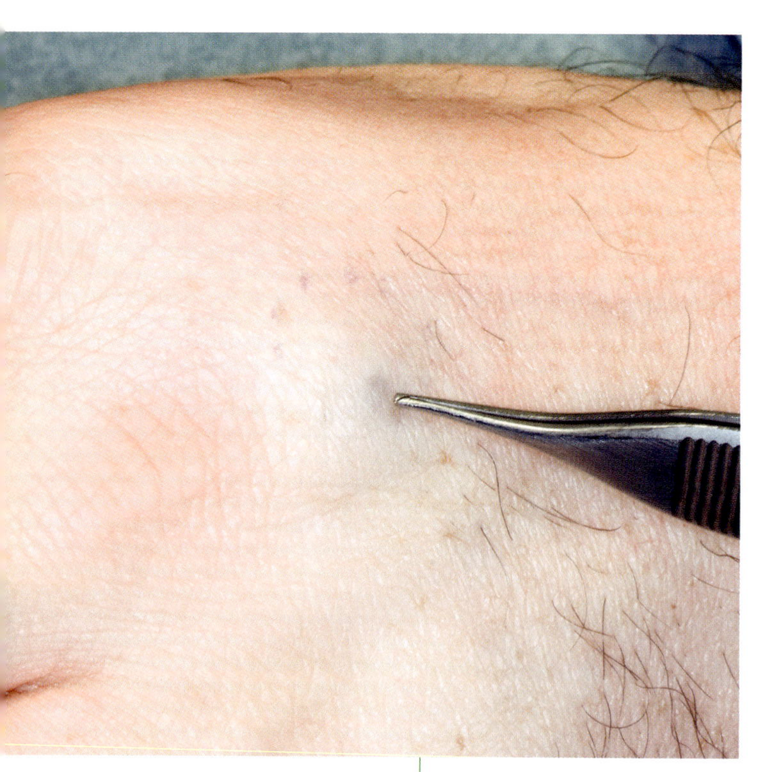

사는 피부 생체검사를 제안할 수 있다. 피부 생체검사는 피부 조직을 약간 떼어내어 현미경으로 관찰하는 것을 말한다. 생살을 뜯어낸다니 끔찍하게 들리겠지만 실제로 그렇게 아프지는 않다. 대부분 조직을 떼어낼 부위에 국부마취를 한다. 주사바늘의 따끔함과 마취약이 퍼질 때의 화끈거림을 빼면 고통은 거의 없고 마취효과도 바로 나타난다. 간혹 가슴이 답답하다고 호소하는 사람들이 있지만, 이 역시 크게 불편한 정도는 아니다. 피부 생체검사에는 여러 종류가 있으며 의사는 환자의 피부 상태에 따라 다음 중 가장 적합한 검사법을 선택할 것이다.

면도 생체검사 Shave biopsy **는** 외과용 메스나 면도날로 문제 부위의 피부를 아주 조금 도려내어 검사하며 상처를 봉합할 필요도 없다. 간혹 보다 정확한 진단을 위해 의사가 상처부위를 통째로 잘라낼 때도 있다. 이때는 당연히 피부를 더 넓고 깊게 도려낼 수밖에 없으며, 봉합수술도 불가피하다. 이런 경우를 배상성형술saucerization 또는 면도절제술shave excision 이라고 한다.

펀치 생체검사 Punch biopsy **는** 아주 작은 펀치 같은 기구를 이용한다. 펀치의 작고 둥근 면도날은 지름이 2mm~1.2cm에 불과하다. 피부과 의사들이 사용하는 펀치는 대부분 2mm, 3mm, 4mm 수준이다. 펀치 생체검사는 원기둥형으로 피부 조직을 잘라내며, 보통 한 바늘 정도 꿰맨다. 물론 더 큰 펀치를 사용할수록 상처부위도 커지고 꿰매는 바늘수도 늘어난다.

절제 생체검사 Excisional biopsy **는** 질환 부위를 완전히 제거할 때 사용한다. 보통 타원형의 외과용 메스로 문제 부위를 전부 도려낸 후 상처 부위는 완전히 꿰맨다.

"일단 마취가 풀리고 나면 엄청 아프지 않아요?" 환자들이 자주 하는 질문이다. 마취효과는 보통 한 두 시간 후 사라진다. 대부분의 사람들은 생체검사 부위가 약간 따끔거리는 수준이라 진통제를 따로 복용할 필요도 없다. 그러나 통증 정도가 심하다면 아세트아미노펜acetaminophen을 주성분으로 한 진통제를 복용할 수 있다. 이부프로펜ibuprofen을 주성분으로 한 진통제나 아스피린은 혈액을 묽게 만들어 과다 출혈을 유발할 수 있으니 복용을 삼간다.

피부 자가진단

자가진단 역시 중요한데 집에서 자신의 피부를 구석구석 자주 살펴보자. 한 달에 한 번 정도가 좋은데 처음엔 어색하고 날짜도 잊어버리기 십상이지만 조금만 노력하면 습관이 된다. 매달 하루를 피부 자가진단의 날로 정해두면 편리하다. 가령, 매달 첫째 날을 피부 자가진단의 날로 정했다면 달력이나 수첩, 전자 스케줄 프로그램 등에 등록해 둔다. 유방암 자가진단도 함께 시행하면 금상첨화다.

자가진단은 파트너가 있으면 더욱 편리하다. 동기부여도 되고, 잊고 지나칠 염려도 없다. 더구나 혼자서 관찰하기 힘든 부위도 꼼꼼히 살펴볼 수 있다. 자신의 피부 깊숙한 곳까지 보여야 하는 만큼 믿을 수 있고 편안한 사람을 선택하는 게 중요하다. 그런 파트너를 찾을 수 없다면? 그래도 문제없다. 혼자서도 얼마든지 잘할 수 있다.

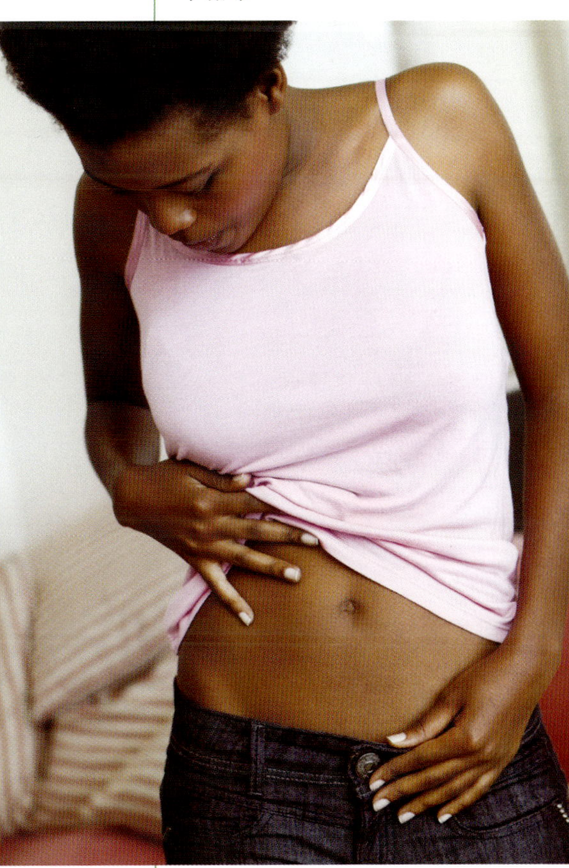

피부암은 인종이나 피부색에 상관없이 누구나 걸릴 수 있다. 매달 피부 자가진단을 하면 피부암을 조기에 발견하고 효과적으로 치료할 수 있다.

피부암 발병 위험 요소

피부암은 누구나 걸릴 수 있지만, 다음 경우는 특히 그 확률이 높다. 아래 조건에 하나라도 해당이 된다면 더욱 철저하게 피부 검진을 받아야 한다.

- 이전에 피부암을 앓았던 사람
- 가족 중에 피부암 환자가 있는 사람
- 피부가 흰 사람
- 햇볕에 민감하고 쉽게 햇볕 화상을 입는 사람
- 근래에 자외선에 심하게 노출되었거나 일광욕이나 인공 태닝 기구를 이용한 사람
- 심한 햇볕 화상을 입은 적 있거나 자주 입는 사람
- 비정형적이거나 특이한 반점이 있는 사람
- 반점이 50개 이상 있는 사람
- 엑스선X-ray 치료를 받은 적 있는 사람
- 약물이나 질병으로 면역체계가 약화된 사람

피부 자가진단, 어디를 어떻게 볼까

● 머리카락을 대략적으로 구획한 다음, 머리카락 사이를 헤집으며 두피를 관찰한다. 화장실 거울 같은 큰 거울을 사용해서 앞머리 부분을 먼저 살펴본다. 그런 다음 큰 거울을 등지고 작은 거울을 이용해 큰 거울에 비친 뒷머리 부분을 관찰한다.

● 큰 거울을 통해 얼굴과 귀, 목 앞부분을 관찰한다.

● 손전등과 손거울을 이용해 입천장과 볼 안쪽, 혀 위아래 등 입 안을 살펴본다.

● 가슴과 배, 팔, 겨드랑이, 손 등 상체를 꼼꼼히 살펴보고, 잘 안 보이는 부분은 손거울을 활용한다. 여성은 젖가슴을 들어 올려 그 아래 피부도 잊지 말자.

● 다리 앞부분과 발바닥, 발가락 사이 등 하체를 관찰한다.

● 큰 거울과 손거울을 잘 활용하여 목 뒤부터 등과 엉덩이, 뒷다리, 발꿈치까지 관찰한다.

● 마지막으로 성기와 항문 주위를 확인한다. 손거울과 손전등을 이용하면 더 잘 볼 수 있다. 꼭 그렇게까지 해야 하나 민망한 생각이 들 수도 있지만, 피부암이나 난치성 피부 질환은 신체 부위를 가리지 않고 나타난다는 것을 잊지 말자.

피부 자가진단, 무엇을 볼까

피부 자가진단의 목적은 피부 문제를 최대한 조기에 발견하고 치료하는 것이다. 피부암이나 피부암으로 발전될 가능성이 있는 경우 특히 더 그렇지만, 기타 피부 질환도 조기 발견과 치료는 매우 중요하다. 자가진단은 자신의 피부 반점이 악성인가 양성인가를 고민하고 스스로 판단하기 위한 것이 아니다. 자가진단의 목표는 몸에 새로 생긴 점이나 상태가 변한 반점을 구분하는 것이다. 조금이라도 신경 쓰이거나 확실하지 않은 부분이 있다면 의사에게 보여 정밀검사가 필요한지 의견을 물어야 한다.

자가진단의 목적을 달성하기 위해서 우선 눈에 보이는 것은 죄다 기록해야 한다. 점과 종양, 혹, 딱지, 그리고 피가 나거나 잘 낫지 않는 상처 따위 등이 대표적인 표적이다. 모든 반점은 위치나 크기, 모양, 색상, 기타 특이점을 같이 적어둔다. 이때, 인체 피부지도를 만들어 표시하면 한 눈에 보기 쉽고 다음 자가진단 때도 편리하다. 미국피부과아카데미 홈페이지에 가면 무료로 피부지도를 다운받을 수 있다.

자가진단 때마다 새로운 피부지도를 이용하고 날

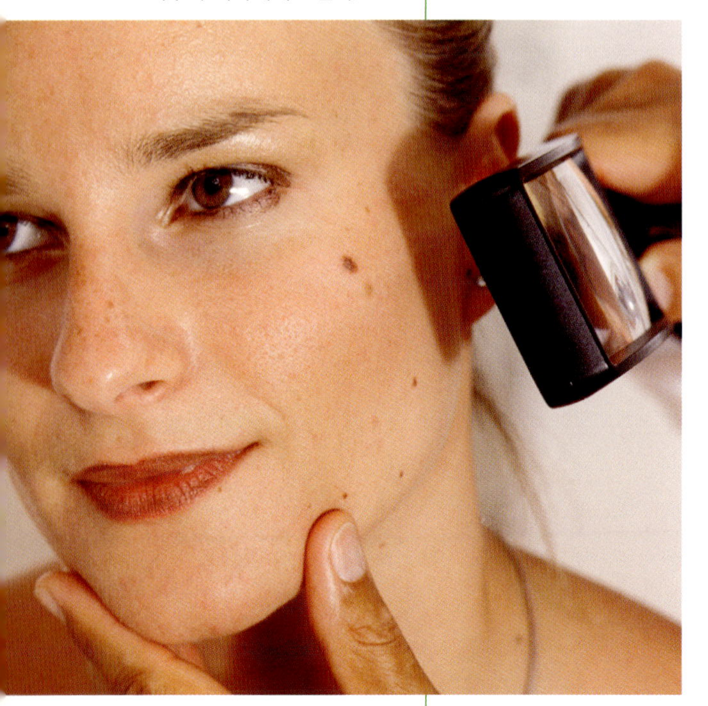

모양이나 상태, 색깔 등이 변하는 반점은 생체검사를 받아야 할지 모르니 반드시 피부과 의사에게 보인다.

짜를 기록해 모아둔다. 이런 식으로 하면 매달 피부 상태를 한 눈에 점검하고 비교할 수 있다. 새로 생겼거나 상태가 변한 점이 있다면 조금도 망설이지 말고, 다시 말해 다음 정기검진 때까지 기다리지 말고 곧장 피부과 의사를 찾도록 한다.

흑색종Melanoma 진단

피부암은 여러 종류가 있으니 보다 자세한 내용은 5장에서 다루겠다. 여기서는 자가진단 중 유의해서 살펴보아야 할 흑색종의 특성만 언급하고자 한다. 흑색종은 다른 피부암보다 훨씬 더 치명적이며 다른 신체 부위로 전이도 잘 되고 그 만큼 사망률도 높다. 그러나 흑색종은 조기에 발견하고 치료하면 향후 5년간 생존율5-year survival rate이 99%로 매우 높다.

반면, 흑색종이 방치되어 다른 장기까지 암이 전이된 경우라면 향후 5년간 생존율은 18%로 급격히 떨어진다. 그만큼 흑색종 환자의 생사를 절대적으로 좌우하는 것은 조기 진단이다.

미국피부과아카데미나 피부암재단 같은 기관은 "흑색종 진단 법칙 ABCDE"를 만들어 국민 캠페인을 벌이고 있다. 흑색종으로 의심되는 반점 특징을 다섯 가지로 정리한 것이니 자가진단 시 참고하자. 한 가지 특징이라도 일치하는 반점이 있다면 반드시 피부과 의사를 찾아야 한다. 그렇다고 지레 겁먹을 필요는 없다. 아래 특징에 해당하는 반점이 한두 개 있다고 모두 피부암은 아니다. "흑색종 진단 법칙 ABCDE"는 어디까지나 흑색종을 조기에 발견하기 위한 것으로 전문의의 진단을 필요로 한다는 뜻일 뿐이다.

아이들은 원래 흑색종에 잘 걸리지 않는다. 그러나 최근에 발병률이 높아지고 있다. 부모라면 아이들 피부도 정기적으로 꼼꼼히 살펴보자.

흑색종 진단 법칙 ABCDE		
	특징	의미
A	비대칭Asymmetry	반점의 좌우 또는 상하 모양이 비대칭이다.
B	경계선Border	반점의 경계선이 부드럽지 않고 들쭉날쭉하거나 울퉁불퉁하고 조개껍데기 같다.
C	색상Color	반점의 진하기가 다르거나 갈색, 검은색, 흰색, 빨간색, 파란색 등으로 일정하지 않다.
D	크기Diameter	반점의 가장 넓은 직경이 6mm 이상이다.
E	변형Evolving	반점의 크기와 색상, 모양 등이 전과 다르게 변했다.

2

미용과 피부 관리

건강하고 아름다운 피부는 전반적인 건강과 삶의 질에 매우 큰 역할을 한다.
자신이 아름답게 느껴질 때 자신감도 넘치고 기분도 좋은 법이다. 시중에 나와
있는 피부 관리 제품은 셀 수 없이 많다. 게다가 저마다 피부를 더 건강하고,
더 아름답고, 더 젊게 해준다고 약속한다. 도대체 피부 관리를 어디서부터
어떻게 시작해야 할까? 그런 고민을 덜 수 있도록 이번 장에서
피부 관리에 대해 알아보겠다.

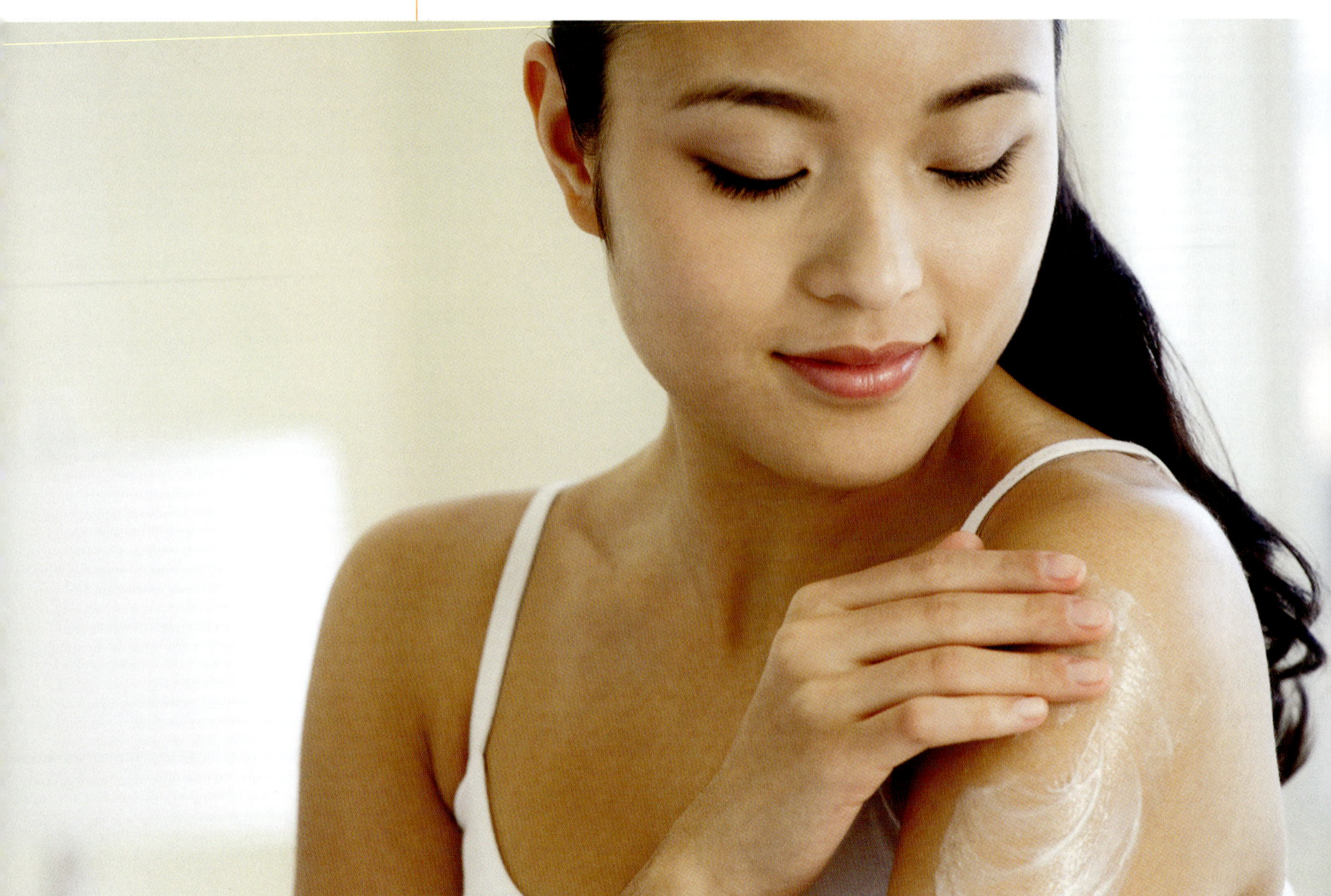

얼굴 피부 유형

얼굴 피부 유형이란 무엇인가? 사실상 '피부 유형'이란 굉장히 혼란스러운 개념이다. 전 세계에 통용되는 단일한 피부 유형 분류 체계 따위란 없다. 피부의 피지 양에 따라 건성 피부와 지성 피부로 나누는가 하면, 피부 색조나 햇빛 민감도에 따라 피부 유형을 구분하기도 한다. 의사나 학자, 심지어 화장품 기업들도 '피부 유형'을 다른 방식으로 정의하고 사용한다. 이러한 혼란에도 불구하고 넓은 의미에서 자신의 피부 유형을 아는 것은 중요하다. 피부를 제대로 관리하기 위해서는 자신의 피부 특성을 잘 파악해야 하기 때문이다. 이는 자신에게 맞는 피부 관리 제품을 고르고 만성 질환을 예방하기 위해서도 중요하다.

건성 · 지성 · 복합성 · 정상 피부

많은 피부 제품들이 피부의 피지 분비량에 따른 유형별로 생산된다. 그 중에서도 세안제와 보습 제품은 피지 분비량이 특히 중요하다. 자신의 피부가 건성인지 지성인지 또는 복합성인지 알고 있는가? 아직 모른다면 간단한 방법으로 파악할 수 있다. 순한 세안제로 얼굴을 씻은 다음 아무것도 바르지 말고 한 시간 정도 기다려보라. 피부가 여전히 땅기고 거칠다면 건성이다. 반대로 약간 번들거리면 지성이다. 피부가 조이지도 않고 번들거리지도 않으면서 건강해 보인다면 정상 피부다. 피부가 부위별로 다른 상태를 보이면 복합성이다.

민감성 피부

민감성 피부는 피부 제품에 예민하게 반응한다. 대표적인 증상으로 발갛게 달아오르거나 가렵고 따끔따끔 아프거나 화끈거린다. 어떤 제품이든 민감성 피부를 자극할 수 있다. 이는 단순히 민감한 반응이 아니라 특정 제품의 특정 성분에 대한 염증 또는 알레르기 반응인 경우도 있다.

따라서 피부가 민감한 사람들은 피부 제품을 고르는데 매우 주의해야 한다.

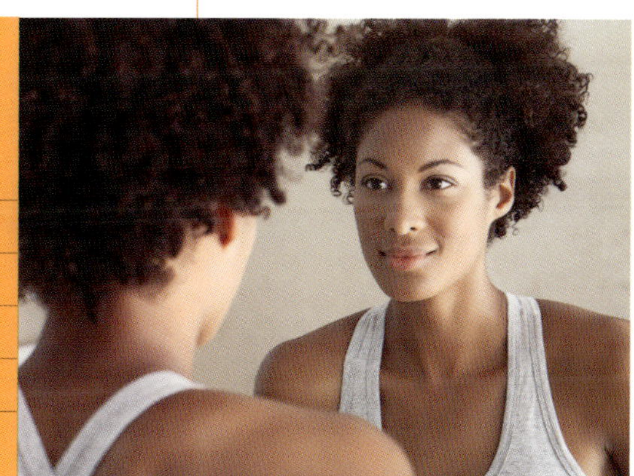

Skin Myth

Yes or No?
살다보면 피부 유형은 변할 수 있다.

Yes!
우리 피부는 나이가 들면 들수록 여드름이 덜 생기는 반면 점점 더 건조해지고, 색소침착도 더 많이 일어난다. 게다가 피부는 탄력을 잃고 처지며 노화증상도 가속화된다.

기본적으로 무알콜 무향인 순한 제품을 사용하는 것이 좋다. 피부를 자극하고 건조하게 만드는 스크럽이나 필링 제품, 강한 비누 따위는 가급적 피한다. 새 제품을 사용하기 전에는 국소부위만 먼저 사용해 알레르기 반응을 테스트한다.

여드름성 피부

얼굴에 블랙헤드나 화이트헤드, 여드름, 뾰루지 따위가 많이 생기는가? 그렇다면 여드름성 피부다. 약국에서 쉽게 구입할 수 있는 일반의약품이나 의사가 처방한 전문의약품으로 관리 및 치료할 수 있다. 여드름성 피부의 관리와 치료는 다음 장에서 보다 자세히 다루기로 한다.

이 장에서 강조하고 싶은 것은 여드름이 더 심해지지 않도록 피부 제품 선택에 특별히 더 주의해야 한다는 점이다. 여드름성 피부 전용 제품을 선택하면 대체로 무난하며 일반 화장품이나 메이크업 제품도 '여드름을 유발하지 않는non-comedogenic'이라고 표기된 제품만 구매한다.

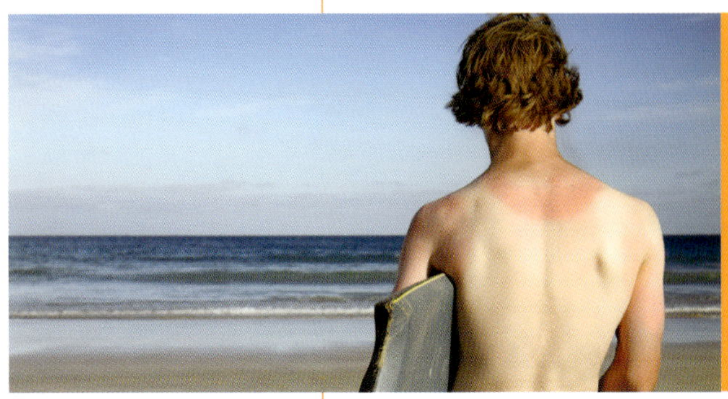

햇빛 민감성 피부

피츠패트릭 피부 유형 분류법Fitzpatrick Skin Type Classification은 햇빛 민감도에 따라 매우 쉽게 타는 1부터 거의 안 타는 6까지 피부를 나눈다. 피부색이 짙을수록 잘 안타기 때문에 사람들은 피츠패트릭 분류법을 피부색 분류법으로 오해하곤 한다. 그러나 햇빛 민감성과 피부색은 관련성은 있지만 같은 개념으로 분류할 수 없다. 피츠패트릭 분류법은 대부분 피부과 의사들이 피부 진단용으로 활용한다.

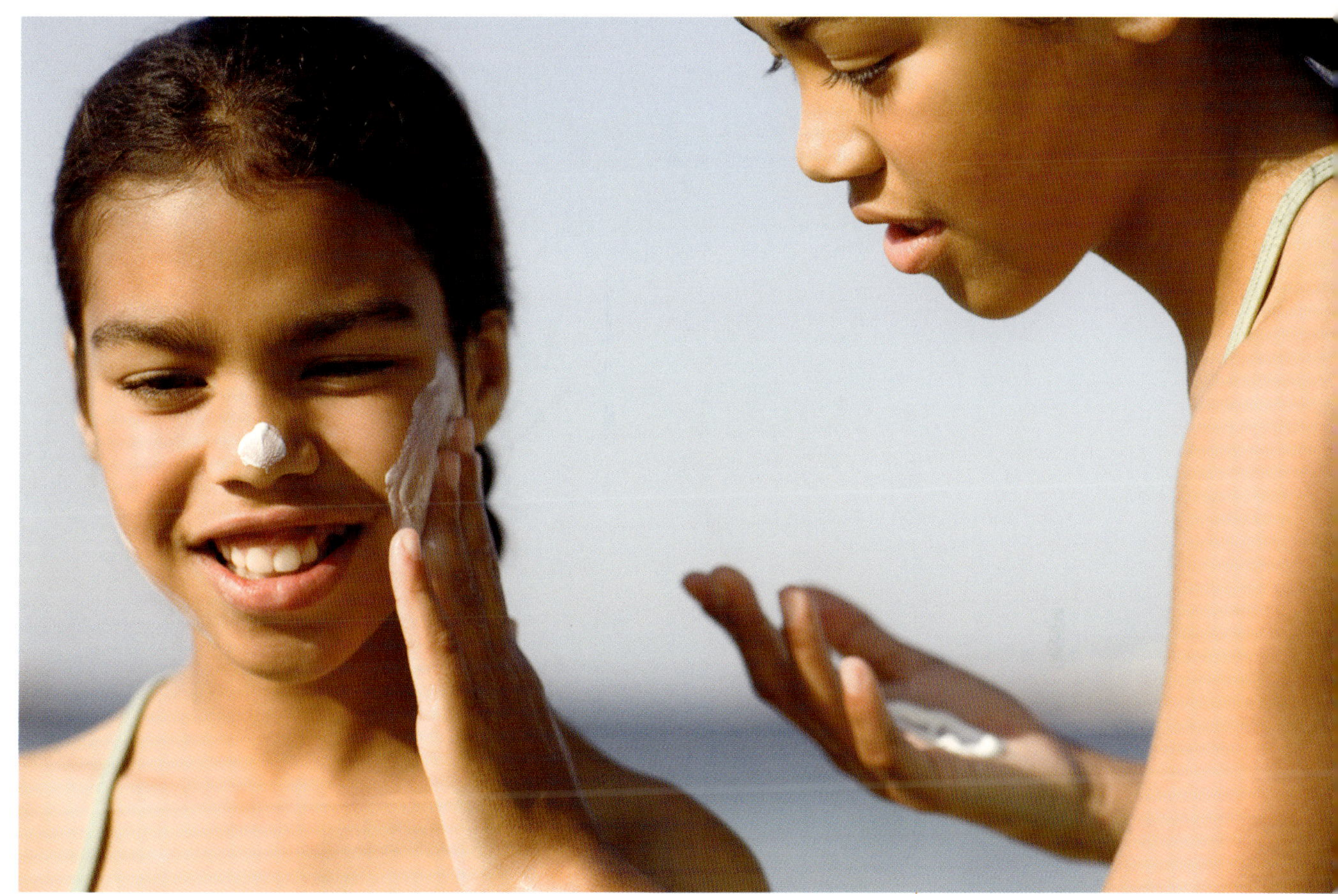

햇빛 민감성 피부

자외선차단제, 즉 흔히 말하는 선크림은 피부 유형을 불문하고 유익하다. 선크림은 피부암 발병 가능성을 낮춰줄 뿐 아니라 태양광선에 의한 광노화photoaging 도 줄여주고, 피부 색소침착도 최소화해준다. 얼마나 강한 자외선차단제를 발라야 하는가는 그날그날의 자외선 지수, 노출된 장소, 시간, 피부의 햇볕 민감도에 따라 다르다. 지금까지 한 번도 햇볕 화상을 입은 적이 없다면 일상생활에서 SPF 15 정도의 자외선 차단 기능이 포함된 일반 수분 크림 하나만으로 충분하다. 반대로 쉽게 햇볕에 타는 피부라면 SPF 30 이상의 선크림을 매일 바를 것을 권장한다.

당신의 피부는 여름철 강한 햇볕에 어떻게 반응하는가? 금방 붉게 익는가? 일단 검게 그은 다음 장시간 노출된 후에야 햇볕 화상을 입는가? 아니면 어지간해선 끄떡없는가? 이 질문들에 대한 답은

자외선차단제는 햇볕에 노출되기 30분 이전에 발라야 한다. 그리고 두 시간마다 새롭게 덧발라야 효과를 볼 수 있다. 해수욕을 할 때는 물에서 나올 때마다 다시 바른다.

과잉색소침착성 피부

다음 질문에 하나라도 '그렇다'라고 대답한다면, 과잉색소침착성 피부라고 볼 수 있다.

- 뽀루지가 생겼다하면 몇 주 또는 몇 달간 짙은 색 반점이 남는다.

- 자극적인 피부 관리 제품을 쓰고 난 후 해당 부위가 착색된 적 있다.

- 햇볕에 노출되면 부스럼투성이의 갈색 및 검은색 반점이 잘 생긴다.

피부에 얼마나 많은 색소가 있는가에 따라 다르다. 피부가 흴수록 쉽게 타는 편이고 갈색일수록 천천히 타거나 거의 타지 않는다.

과잉색소침착성 피부

과잉색소침착을 예방하려면 그 원인을 아는 것이 중요하다. 예를 들어, 여드름 때문에 색소침착이 일어난다면 기존 여드름을 치료함과 동시에 새 여드름이 생기지 않도록 최선을 다한다.

피부 노화

사람은 누구나 늙는다. 피부도 마찬가지다. 별로 달갑지 않은 사실이지만 어쩔 수 없는 현실이다. 피부 노화에는 두 가지 요소가 가장 크게 작용한다. 첫 번째는 나이가 들수록 노화가 가속되는 유전적 요소인데 나이에 비해 어려보인다면 '젊은 유전자'를 물려준 부모님께 감사할 일이다. 두 번째는 피부가 노출된 환경적 요소다. 그 중에서도 태양광선과 흡연은 노화를 일으키는 가장 큰 환경적 요인이다. 이 부분은 전적으로 자기 책임이다.

나이가 들수록 피부는 힘과 탄력을 잃고 늘어지기 시작한다. 진피의 콜라겐과 엘라스틴 양이 줄어들기 때문이다. 주름이 생기고 살이 처지는 것도 같은 이유다. 피지 생산도 줄어들어 피부는 점점 더 건조해진다. 죽은 피부 세포가 전처럼 잘 떨어져나가지 않기 때문에 피부는 더욱 생기 없고 거칠어 보인다. 게다가 표피는 더 얇아져서 피부는 종이처럼 얇고 혈관도 더욱 두드러져 보인다. 피하 지방도 줄어들어 얼굴은 더 홀쭉하고 생기 없어 보인다.

일상생활 방식은 피부 노화에 결정적인 역할을 한다. 예를 들어, 태양빛에 장시간 반복적으로 노출되는 사람들은 광노화가 생긴다. 광노화가 진행되면 얼굴에 갈색 반점과 황색 음영, 주름이 많이 생기고, 모세혈관이 파열되거나 쉽게 멍이 들며, 피부 표면은 가죽처럼 거칠어진다. 흡연 역시 노화를 가속화한다. 다시 말해, 만성적인

젊은 피부를 유지하는 가장 효과적인 방법은 의외로 간단하다. 매일 자외선차단제를 바르고 금연한다. 또 물을 많이 마시고 딸기, 토마토, 포도, 브로콜리, 녹차와 같은 항산화 성분이 풍부한 음식을 많이 먹으면 된다.

태양광선에 지속적으로 노출되면 노화가 촉진되고 피부암 발병률도 높아진다.

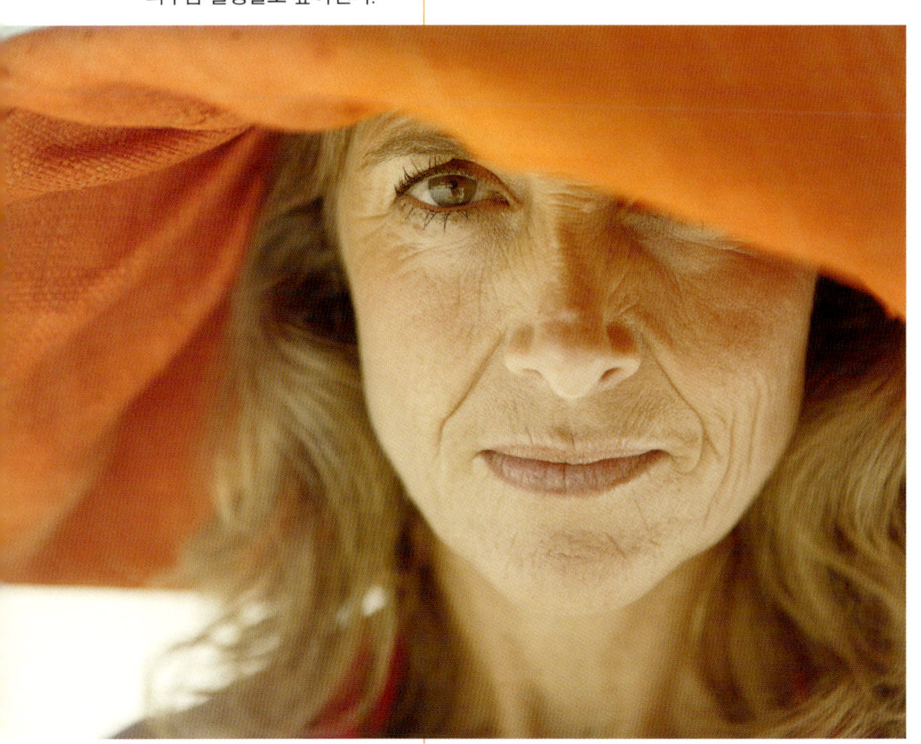

태양광 노출과 흡연은 실제 나이보다 늙어 보이게 하는 일등공신이다. 늙어 보이고 싶은 사람은 아무도 없겠지만 말이다.

얼굴 피부 관리는 계절마다 달리해야할 수도 있다. 가령, 겨울에는 극심한 건성이지만 여름에는 정상 피부인 사람도 있다. 또한, 30~40대에는 정상 피부였는데 50대에는 건성이 될 수도 있다. 따라서 계절별, 연령별로 피부 유형을 늘 파악하고 그에 맞게 관리해야 한다.

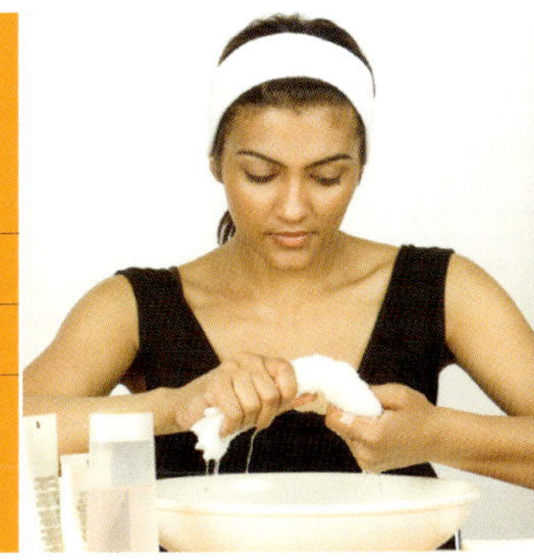

얼굴 관리의 네 단계

1. 세안
2. 치료
3. 보습
4. 보호

얼굴 피부 관리를 위한 제품들

아침저녁으로 반복해야 할 얼굴 피부 관리는 세안, 치료, 보습, 보호 이렇게 크게 네 단계로 구분할 수 있다.

첫 번째 관리 단계 : 세안

세안의 핵심은 간결함이다. 가장 좋은 방법은 자기 피부에 맞는 좋은 세안 제품을 찾아 그것만 계속 쓰는 것이다. 가격대별로 훌륭한 세안 제품이 다양하게 시판 중이며, 비싸다고 꼭 더 좋은 제품은 아니다.

세안은 피부 표면의 지방과 먼지, 메이크업, 죽은 피부 세포 등을 씻어내는 것이다. 매일 아침저녁으로 씻는 것이 기본이다. 그러나 불필요한 피부 노폐물을 제거하는 데는 물만으로는 역부족이다. 물이 든 컵에 식물성 지방을 부어보라. 물과 기름은 섞이지 않으니 지방은 물 위에 떠다닐 뿐이다. 피부 세안도 마찬가지다. 얼굴에 물만 뒤집어쓰면 지성 노폐물은 피부에 그대로 남기 마련이다.

피부 세안제의 주재료는 계면활성제인데 물에 녹는 친수성 물질과 기름에 녹는 소수성 물질이 결합된 화합물이다. 소수성 입자가 지방성 노폐물과 결합하면 친수성 입자가 물과 결합하여 노폐물과 결합한 소수성 입자와 함께 씻겨나간다. 사실상 모든 세제와 비누의 기본 원리는 계면활성제의 이러한 성질이다. 더구나 계면활성제는 피부에 물기가 골고루 퍼지고 스며드는 것을 돕기 때문에 대부분의 화장품에도 기본적으로 들어간다.

세안제로 가장 많이 쓰는 제품인 비누는 지

얼굴은 품질 좋은 전용 세안제를 쓰는 게 좋다. 물과 기름은 섞이지 않기 때문에 얼굴의 유분기나 더러움을 닦기 위해서는 세안제가 필수다.

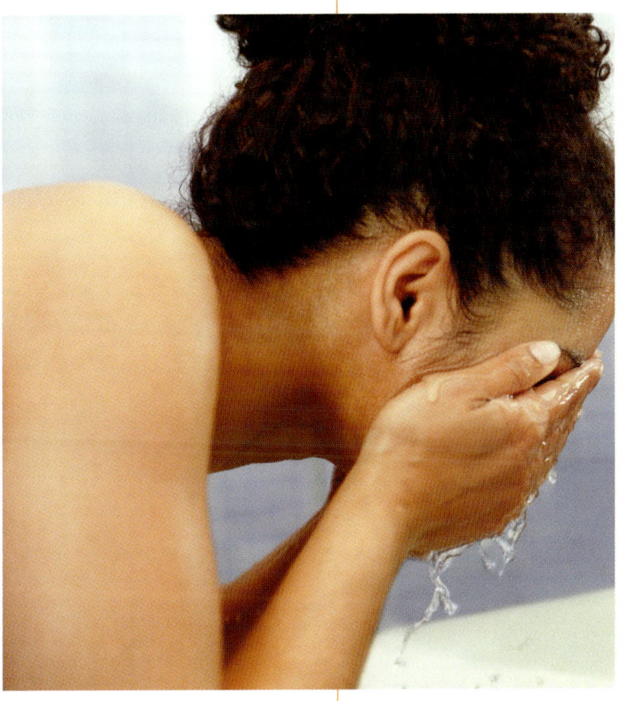

방이나 기름을 알칼리성 물질과 혼합하여 제작한다. 그러나 비누는 대체로 피부를 지나치게 건조하게 만들기 때문에 합성 세안제가 더 많이 사용된다. 여기서 말하는 합성 세안제란 다양한 기능성 재료를 혼합한 각종 세안 제품을 말하는데 주로 첨가되는 성분은 피부 보습을 돕고 거품을 더 많이 일게 하거나 좋은 향과 색을 내는 것들이다. 여기에 혼합물을 안정화시키고 세균 번식을 막기 위한 각종 화학물질도 첨가된다.

아무리 민감한 피부라도 물만으로는 제대로 씻을 수 없기 때문에 적절한 세안제를 써야한다.

피부 제품에는 주로 음이온 계면활성제를 쓴다. 가령, 라우렐 황산나트륨sodium laurel sulfate은 거품도 잘 나고 화학물질도 안정적이며 다른 물질과 혼합도 잘 되어 좋은 세안제를 만들 수 있다. 라우레스 황산나트륨sodium laureth sulfate과 황산숙신산나트륨sodium sulphosuccinate도 흔히 쓰는 음이온 계면활성제다. 그러나 이것은 민감성 피부에 자극을 일으킬 수 있다. 따라서 민감성 피부용 세안제나 화장품은 덜 자극적인 양쪽성 계면활성제amphoteric surfactant를 쓴다. 양이온과 음이온을 모두 포함한 대표적인 양쪽성 계면활성제는 라우리미노 디프로피온산나트륨sodium laurimino dipropionate과 코카마이도 프로필 베타인cocamido propyl betaine등이다. 그밖에도 세안 후 피부를 촉촉하게 해주는 글리세린glycerine이나 라놀린lanolin 같은 보습 성분이 첨가된다.

콜드 크림 Cold cream은 보습 성분이 포함된 뻑뻑한 세정 크림으로 건성 피부나 메이크업을 지울 때 유용하다. 미네랄 오일mineral oil이나 페트롤라툼petrolatum 같은 광물성 기름(광유)으로 만들기 때문에 지성 피부나 여드름성 피부에는 맞지 않다.

각질제거제Exfoliator는 피부 표면의 죽은 피부 세포를 벗겨내 그 밑에 새로 자라 나온 보드라운 피부를 드러낸다. 각질제거제는 모공을 열어주기 때문에 건성 피부

집에서 만드는 각질제거제 다섯 가지

- 건조하거나 자극 받은 피부는 오트밀과 미지근한 물을 섞어서 부드럽게 문지른다.

- 전신용 강력한 각질제거는 아몬드오일이나 올리브오일, 베이비오일 같은 오일과 바다 소금을 일대일로 섞어서 쓴다.

- 얼굴용 순한 각질제거는 베이킹소다나 옥수수 가루 1티스푼을 평소 쓰는 액체형 얼굴 세안제와 혼합하여 일주일에 한 번 정도 사용한다.

- 피부를 부드럽게 해주는 각질제거는 설탕을 꿀이나 오일과 섞어 쓴다.

- 커피 찌꺼기도 각종 오일을 섞어 사용하면 피부를 매끄럽게 해준다.

나 여드름성 피부에 좋다. 각질제거제의 기본 원리는 각질이 잘 일어나고 쉽게 벗겨지도록 하는 화학적 기법과 피부 표면을 문질러서 각질이 떨어지게 만드는 물리적 기법이 있다.

화학적 각질제거제의 주성분은 글리콜산glycolic acid이나 젖산lactic acid 같은 알파-하이드록시산alpha-hydroxy acid, AHA, 살리실산salicylic acid 같은 베타-하이드록시산beta-hydroxy acid, BHA, 그리고 레티놀retinol이다. 이런 성분들은 처방전 없이도 쉽게 구할 수 있으며, 피부과 병원에서 판매하는 피부 제품에도 상당량 포함되어 있다. 위 재료 중 일부는 화학박피 시술에도 쓰인다.

물리적 각질제거는 작게 빻은 과일 씨나 아몬드 껍질, 설탕이나 소금 같은 천연 재료를 세안 제품에 섞어서 쓰며 폴리에틸렌 구슬polyethylene bead이나 미세박피에 쓰는 산화알루미늄 크리스털aluminum oxide crystals도 자주 쓰는 재료다. 속돌은 발의 각질을 제거하는데 좋지만, 다른 부위(특히 얼굴)를 문지르기엔 너무 거친 감이 있다. 보통 목욕타월이나 수세미, 솔, 초극세사 수건 등을 이용한다.

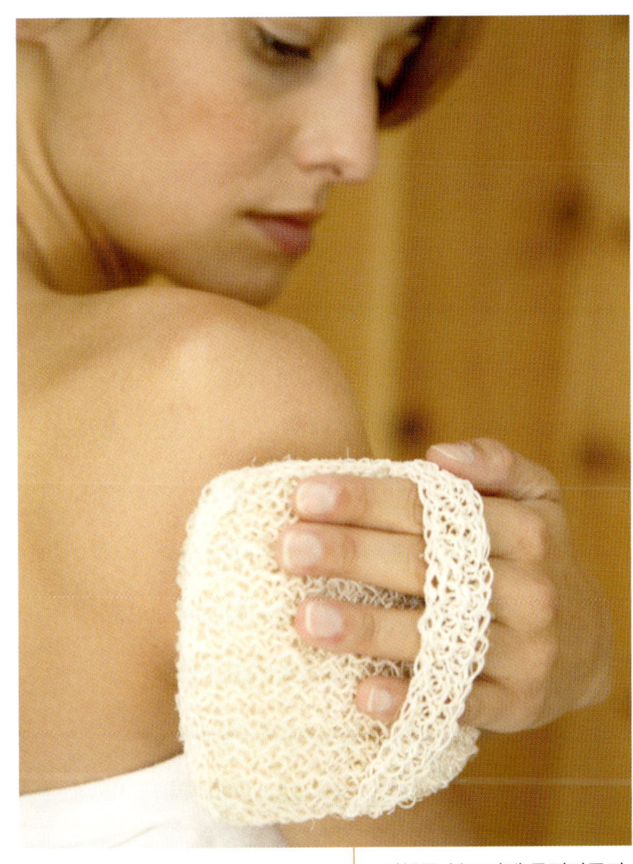

피부를 부드럽게 문질러주면 피부 표면의 죽은 피부 세포, 즉 각질을 제거하거나 부드럽게 만들 수 있다.

수렴 화장수 Toner는 비누 세안 후 보습 제품을 바르기 전에 쓰는 마무리 세안 제품이다. 흔히 '스킨'이라고 하는데 피부에 남아 있는 노폐물과 세안제를 말끔히 닦아내는 게 목적이다. 또한 추가적인 보습효과도 줄 수 있다. 지성피부를 위한 토너는 세안 후 남아 있는 피지와 노폐물을 완전히 제거하기 위해 대부분 알코올이 들어 있다. 토너 성분이 너무 강하면 지성 피부도 사용 직후 잠깐 건조해질 수 있

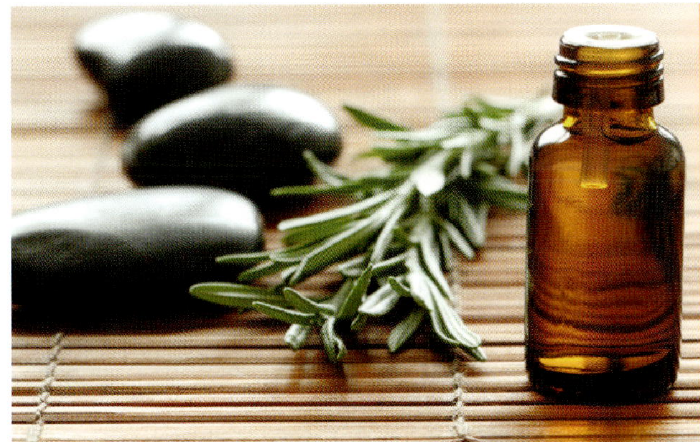

천연 수렴 화장수

집안에서 흔히 볼 수 있는 다음 재료를 이용하여 훌륭한 천연 화장수를 만들 수 있다.

- 위치 헤이즐 : 단독 사용
- 티 트리 오일 : 위치 헤이즐과 혼합 사용
- 레몬즙 : 물에 희석해서 사용
- 장미 꽃잎 : 끓는 물에 담갔다가 식혀서 사용
- 사과즙발효식초 : 물에 희석해서 사용

다. 하지만, 지성 피부답게 몇 시간 이내에 다시 번들거리기 시작할 테니 크게 걱정할 필요는 없다. 건성 피부용 토너는 알코올이 들어 있지 않다. 대신 물기를 머금어 보습을 도와주는 습윤제, 글리세린이 들어 있는 경우가 많다.

두 번째 관리 단계 : 치료

여드름, 피부 착색, 홍조 등 연령에 따라 관리가 필요한 부분도 달라진다. 그러나 어떤 피부 문제든 치료 단계는 세안 후 보습하기 전이다. 그래야만 치료제가 피부에 직접 닿고 빠르게 흡수된다. 보습 제품을 먼저 바르면 치료제 흡수가 지연되거나 방해받을 수 있다. 여드름이나 주사코, 지루성 피부염 등에 처방된 전문의약품도 세안 직후 맨 얼굴에 제일 먼저 바르는 게 원칙이다. 흔히 말하는 '기능성 화장품'도 이 단계에 바른다.

미백 크림Fade cream은 보기 싫은 색소침착을 완화하거나 전반적인 피부 색조를 화사하게 만들기 위해 전 세계에서 수백만 명이 사용하고 있다. 짙은 반점이나 전체 안색을 밝게 하기 위해 사용하는 미백 크림은 라이트닝 크림lightening cream, 이브닝 크림evening cream, 페이드 크림fade cream 등 다양하게 불린다. 한국을 포함한 일부 국가에서 '화이트닝 크림whitening cream'이란 명칭을 즐겨 쓰지만, 미국 같은 나라는 이를 인종주의적인 표현으로 받아들여 쓰지 않는다. 한편, 미국에서 '표백 크림bleaching cream'이란 표현은 하이드로퀴논이 들어 있는 제품에만 한정적으로 쓴다.

하이드로퀴논hydroquinone은 피부 착색을 감소시키는데 효과가 있는 화학물질이다. 그동안 미백 제품의 주성분으로 많이 쓰였는데, 최근 몇 년간 화장품 업계와 의약계에서 그 안정성에 대한 논란이 거세지고 있다. 일부 동물실험에서 하이드로퀴논이 암을 유발한다는 증거가 나왔기 때문이다. 하지만 지난 수십 년 간 하이드로퀴논이 인간에게 암을 유발한 사례는 없다. 하이드로퀴논의 주된 부작용은 외인성 갈색증exogenous ochronosis이라는 피부착색이다. 피부에 회색, 갈색, 푸른 색 또는 검은색으로 색소침착이 일어나는데, 아이러니하게도 미백 제품이 피부를 오히려 검게 만드는 꼴이다. 갈색증 발생률은 미백 제품의 하이드로퀴논 농도가 높을수록, 그리고 해당 제품을 오래 사용할수록 높아진다. 미국에서는 하이드로퀴논 함유량이 2% 미만인 제품은 처방전 없이 구매할 수 있으며, 그 이상의 경우는 피부과 의사의 처방전이 필요하다.

하이드로퀴논의 발암성질이 논란이 되자 화장품 업계는 미백 효과가 있는

하이드로퀴논의 안정성은 최근 의학계에서 큰 논란이 되고 있다.

대체 물질을 찾아왔다. 하이드로퀴논 이외에 효과 있고 가장 널리 쓰이는 미백 성분은 알부틴arbutin이다. 알부틴은 월귤, 오디, 크랜베리, 블루베리의 추출물에서 나온다. 감초 추출물에서 나오는 글라브리딘glabridin도 미백 효과가 뛰어나다. 비타민 C도 피부 착색을 감소시키는 효과가 있으며, 알파-하이드록시산과 레티놀은 피부 재생 속도를 높여 착색 부위가 빨리 회복되도록 도와준다. 메퀴놀mequi-nol과 레티노이드 트레티노인retinoid tretinoin를 혼합하여 처방받아도 미백 효과가 있다. 한편, 효과나 안정성이 검증되지 않은 성분도 더러 있다. 가령, 일부 국가에서 글루타티온glutathione을 많이 쓰지만 그 효과는 아직 검증되지 않았다. 코직산kojic acid도 미백 효과가 있다고 알려져 있지만 잠재적인 발암물질로 간주되어 사용되는 양은 매우 제한적이다. 게다가 화학적으로도 불안정하다는 논란이 있어 코직산 사용을 금한 나라들도 있다.

세럼Serum은 특정한 피부 문제를 향상시키기 위해 고안된 기능성 화장품으로 매우 가볍고 얇게 바를 수 있는 게 특징이다. 그래서 필요에 따라 여러 가지 다른 기능성 세럼을 동시에 사용하면 보습 크림이나 메이크업을 덧바르기도 쉽다. 세럼은 신속하고 확실한 효과를 보기 위해 만들어진 기능성 제품인 만큼 세럼 판매 전략의 핵심 열쇠는 활성성분(주성분)이다. 가령, 수분 세럼은 피부 보습 기능을 강화하고 노화 방지 세럼은 잔주름을 최소화하는 활성성분이 들어 있다. 각질제거 세럼의 대표적인 활성성분은 글리콜산이며, 노화방지 세럼의 활성성분은 항산화제다. 콜라겐과 펩티드peptide 역시 기능성 세럼에 많이 들어간다.

아이 크림 Eye cream은 민감한 눈 주변 피부에 충분한 수분을 공급하고, 눈의 붓기나 다크서클, 눈주름을 개선하는 게 목적이다. 솔직히 말하자면, 이러한 기능성 아이 크림은 일반 크림에 비해 효과가 조금 낮다는 것일 뿐이지 즉각적이고 마술 같은 결과를 기대하면 곤란하다. 아이 크림의 주성분은 얼굴용 수분 크림과 거의 같다. 다만, 민감한 눈 주변 피부를 최소한 덜 자극하기 위해 함유 농도를 낮췄을 뿐이다. 가장 많이 쓰이는 아이 크림 성분은 비타민 C 같은 항산화제, 글리콜산 같은 각질제거제, 레티놀이나 펩티드 같은 피부 재생 물질이다.

입술 관리 제품 Lip Treatment은 부드럽고 촉촉한 입술을 선사해준다. 어떻게 하면 키스하고 싶은 입술을 유지할 수 있을까? 다른 피부 부위처럼 입술도 각질제거

많은 사람이 눈 주변이 부었을 때 치질 연고를 바른다. 그러나 치질 연고는 눈 주변 피부를 쉽게 자극할 수 있으며 예기치 못한 부작용을 초래할 수 있다. 치질 연고는 원래 목적된 부위에만 사용하는 게 바람직하다.

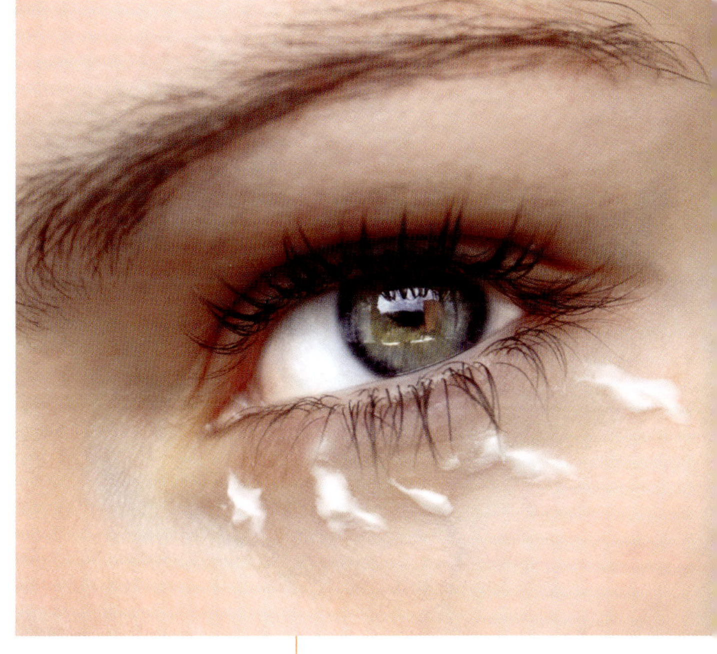

한 눈에 보는 노화 방지 관리법

젊고 아름다운 피부를 유지하는 자신만의 비법이 있는가? 그저 세안과 보습이라는 기본에 충실한 사람들도 있고, 좋다는 건 일단 다 써보고, 다 해보는 사람들도 있다. 이번 장에서 피부 노화를 조금이라도 늦출 수 있는 실용적인 고갱이만 정리해 보았다. 최종적으로 어떤 제품을 구매할 것인가는 각자의 라이프스타일과 예산에 달렸다.

행동 지침

- 태양에 피부가 노출될 때는 항상 모자를 쓰고 자외선차단제를 바른다. 의복도 자외선차단 기능이 있는 것을 고르면 좋다.
- 노화 방지는 담배를 끊는 것부터 시작하라. 비흡연자라면 아예 시작하지 않는 게 최선이다.
- 매일 아침저녁 규칙적인 피부 관리 시간을 갖는다.

영양 지침

- 매일 적어도 2리터 이상의 생수를 마신다.
- 월귤류와 포도, 토마토, 브로콜리, 시금치, 당근 같은 항산화성분이 풍부한 식품을 많이 먹는다.
- 음식이나 영양제를 통해 비타민 D를 충분히 섭취한다.

일반 피부 관리 제품

- 각자 피부에 맞는 순하고 효과적인 세안 제품을 찾아라.
- 피부 질환이 생기면 즉각 치료한다.
- 수분 크림을 충분히 바른다.
- SPF 30 이상의 UVA/UVB 차단제를 바른다.

처방 의약품

- 트레티노인, 아다팔렌 adapalene, 타자로텐 tazarotene 같은 레티놀 제품은 피부를 두껍게 만들고 콜라겐 합성을 증진시키며 피부 표면을 부드럽게 해준다. 그 효과와 안정성도 이미 널리 증명된 바 있다. 의약품 처방은 피부과 의사에게 문의한다.

노화 방지 의료 시술

- 피부 표면을 매끄럽게 해주는 화학박피술은 유색인종도 문제없이 사용할 수 있다.
- 보톡스 주사는 얼굴 표정으로 형성된 잔주름을 펴는데 효과적이다.
- 깊이 팬 주름은 필러로 개선할 수 있다.
- 레이저 시술로 피부 감촉이나 착색을 개선하고 탄력까지 회복시킬 수 있다.

성형수술

- 눈꺼풀의 늘어진 살과 지방을 제거하는 안검성형술은 생기 있고 편안한 눈매를 선사한다.
- 주름살 제거술은 깊은 주름과 축 처진 살을 극적으로 개선할 수 있는 가장 효과적인 성형수술법이다.

 스킨케어

로 시작한다. 예를 들면, 이를 닦을 때 칫솔로 부드럽게 문질러 입술의 죽은 피부
세포를 제거하면 좋다. 일단 각질이 제거된 입술은 어떤 입술 제품이든 받아들일
준비가 되어 있다. 대부분의 립 플럼퍼lip plumper는 입술에 혈액순환이 잘 되
도록 입술을 약간 자극한다. 바를 때 약간 따끔하거나 찌르는 느낌이
올 수도 있다. 립 밤lip balm은 입술의 수분이 마르는 것을 방지해
준다. 자외선차단제 기능이 첨가된 제품도 있다.

세 번째 관리 단계 : 보습

보습 제품은 피부를 촉촉하게 유지하는 게 목적이다. 따라서
보습 제품은 세안 후 치료제나 기능성 세럼을 먼저 바르고 피
부의 물기가 마르기 전에 골고루 펴 발라준다. 수분 크림의 효
과를 극대화하려면 피부에 남아 있는 수분부터 잡아야 하기 때문
이다. 보습 제품에 쓰이는 세 가지 주성분은 다음과 같다.

습윤제humectant는 외부 환경이나 진피에서 표피로 수분을 끌어 모은다.
수분차단제occlusive는 피부를 코팅하여 수분이 증발하는 것을 막아준다.
연화제emollient는 피부를 부드럽고 촉촉하게 유지시켜준다.

보습 제품에 주로 쓰는 성분 중에는 습윤
제인 동시에 수분차단제이며 연화제인 경
우도 있다. 시판되는 수분 크림은 보습 효
과를 극대화하기 위해 대체로 두 가지 이
상의 보습 성분을 섞어서 쓴다. 지성 피부
용 수분 크림은 사이클로메티콘cyclomethi-
cone과 다이메티콘dimethicone을 주성분으로
하는데 이들은 실리콘 기반이라 번들거리
지 않는다. 건성 피부용 진한 수분 크림은
미네랄 오일과 페트롤라툼, 파라핀paraffin
등이 주성분이다. 라놀린도 종종 들어가는
데 민감성 피부를 자극하는 단점이 있다.

네 번째 관리 단계 : 보호

유해한 태양광선으로부터 피부를 보호하는
일은 아무리 강조해도 지나침이 없다. 거친
피부결과 주름, 색소침착을 개선하고, 무엇
보다도 피부암을 예방하려면 계절에 상관

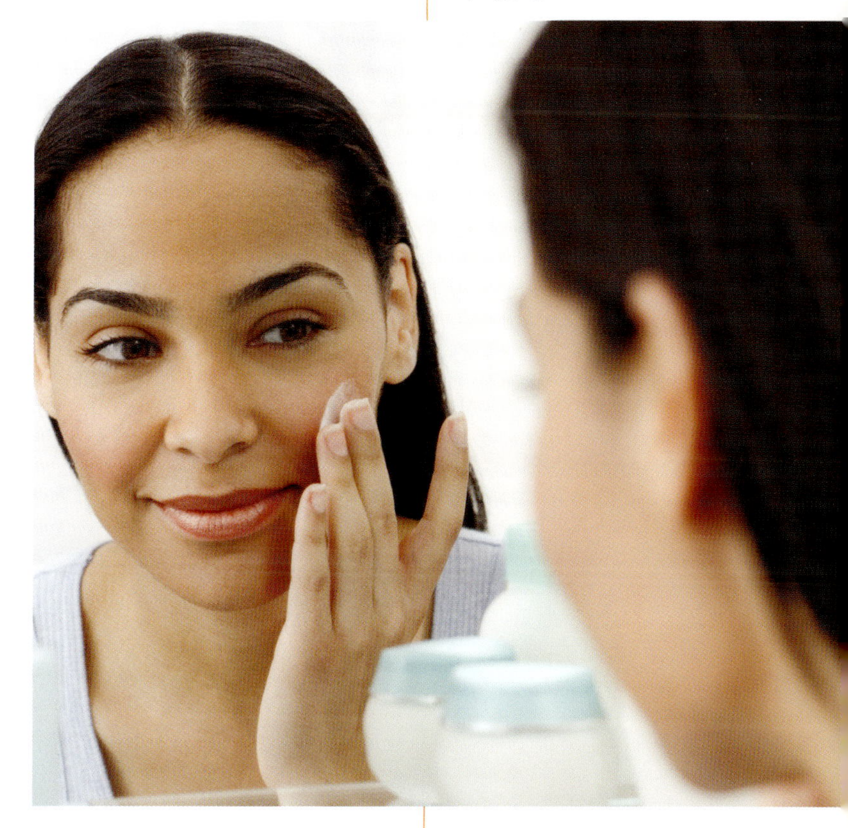

수분 크림은 피부 유형에
따라 하루에 한번 이상
꼭 바른다.

가시광선은 파장이 380~750nm로 전자기 스펙트럼에서 중간 부분을 차지한다. 가시광선보다 더 짧은 파장(왼쪽)은 감마선gamma rays과 엑스선X-rays, 자외선이다. 가시광선보다 더 긴 파장(오른쪽)은 적외선과 극초단파microwave, 전파radio waves다.

Skin Myth

Yes or No?
피부에 해로운 태양 광선은 자외선 B다.

No!
최근 연구에 따르면 자외선 A도 피부암을 유발한다고 밝혀졌다. 따라서 자외선차단제는 반드시 UVA와 UVB를 동시에 차단하는 제품을 선택한다.

없이 매일 자외선차단제를 발라야 한다.

자외선차단제는 자외선이 피부에 침투하는 것을 차단하거나 감소시켜 준다. 자외선은 파장에 따라 320~400nm로 파장이 긴 자외선 A UVA와 290~320nm로 파장이 짧은 자외선 B UVB로 구분한다. 자외선 C도 있지만 오존층을 뚫지 못하기 때문에 인체에는 영향을 주지 않는다.

자외선차단제(선크림)의 자외선차단지수SPF는 자외선 B를 얼마나 차단할 수 있는지 보여준다. 다시 말해, 자외선차단제를 바르지 않았을 때보다 얼마나 더 오랫동안 햇볕 화상을 입지 않고 햇볕에 노출될 수 있는지 보여주는 상대적 시간이다. 예를 들어, 보통 10분 정도 태양빛에 노출되어도 아무 문제없는 사람은 SPF 30의 자외선차단제를 발랐을 때 이론적으로는 300분(5시간) 정도 햇볕에 노출되어도 화상을 입지 않는다. 물론 이런 계산법은 모든 조건이 통제된 실험실의 결과다. 실생활에서는 자외선차단제를 두 시간마다 다시 발라야 하고, 물놀이를 할 때는 물에서 나올 때마다 다시 바를 것을 권장한다. 방수 기능이 있는 차단제도 마찬가지다.

최근에는 자외선 A 차단지수를 측정하는 기준도 널리 쓰이고 있다. 시판 중인 자외선차단제는 대부분 UVA 차단지수를 함께 표시한다. 햇볕으로부터 피부를 보호하는 활성성분은 여러 가지다. 가장 대표적인 성분은 태양광선을 반사시키고 흩어버리는 티타늄 디옥사이드titanium dioxide와 징크 옥사이드zinc oxide다. 이 두 성분은 '물리적 차단제'라고 한다. 이들은 UVA와 UVB를 동시에 차단할 뿐 아니라, 자외선을 흡수하는 '화학적 차단제'와 비교해 피부 자극도 덜해 민감성 피부에 적합하다. 물리적 차단제의 가장 큰 단점은 피부에 바르면 분필 덩어리처럼 하얗게 뜬다는 점이다. 자외선 A를 흡수하는 화학적 차단제 성분은 아보벤존avobenzone, 에캄슐ecamsule, 디옥시벤존dioxybenzone, 옥시벤존oxybenzone, 그리고 멘틸 안트라닐레이트menthyl anthranilate로 알려졌던 메라디메이트meradimate가 있다.

UVB를 차단하는 성분은 파라아미노벤조익산paba, para-aminobenzoic acid, 호모살레이트homosalate, 옥틸 메톡시신나메이트octyl methoxycinnamate, 옥틸 살리실레이트otyl salicylate, 파디메이트 오padimate o, 페닐벤지미다졸 설포닉산penylbenzimidazole sulfonic acid, 트롤라민 살리실레이트trolamine salicylate가 있다.

UVA와 UVB를 동시에 차단하는 성분은 오토크릴렌 에스카롤 597octocrylene escalol 597과 시녹세이트cinoxate, 설리소벤존sulisobenzone이 있다. 자외선차단제는 제품 브랜드에 상관없이 제대로 바르는 게 가장 중요하다.

몸 피부 유형

사람들은 얼굴 피부에는 많은 시간과 노력, 비용을 투자한다. 하지만, 사실상 피부의 대부분을 차지하는 것은 목 아래의 몸이다. 몸 역시 얼굴 못지않은 피부 관리가 필요한데 깨끗이 씻고 보습하는 것은 기본이다. 몸 피부도 그 유형이 다양하다. 쉽게 건조해지는 피부도 있고 땀을 심하게 흘리는 경우도 있다. 특정 성분에 민감하거나 알레르기를 일으키기도 한다. 심지어 가슴이나 등, 엉덩이에도 여드름이 날 수 있다. 색소침착은 물론 피부 노화도 피할 수 없다. 흔히 판매되는 '바디 제품' 역시 얼굴 제품과 동일한 기본 원칙을 따른다. 여기서는 몇몇 대표적인 제품군에 대해 논의하겠다.

몸을 위한 화장품

오늘날 경쟁이 치열한 화장품 시장은 온갖 다양한 목적의 제품들을 선보인다. 땀을 적게 흘리게 하는 지한제부터 피부를 갈색으로 선탠하는 제품, 셀룰라이트 같은 체형 교정 제품까지 가지각색이다.

탈취제와 지한제

겨드랑이 땀은 아포크린샘과 에크린샘

효과적인 지한제는 에어로졸, 롤온, 겔, 막대형 등 여러 가지 형태로 출시된다.

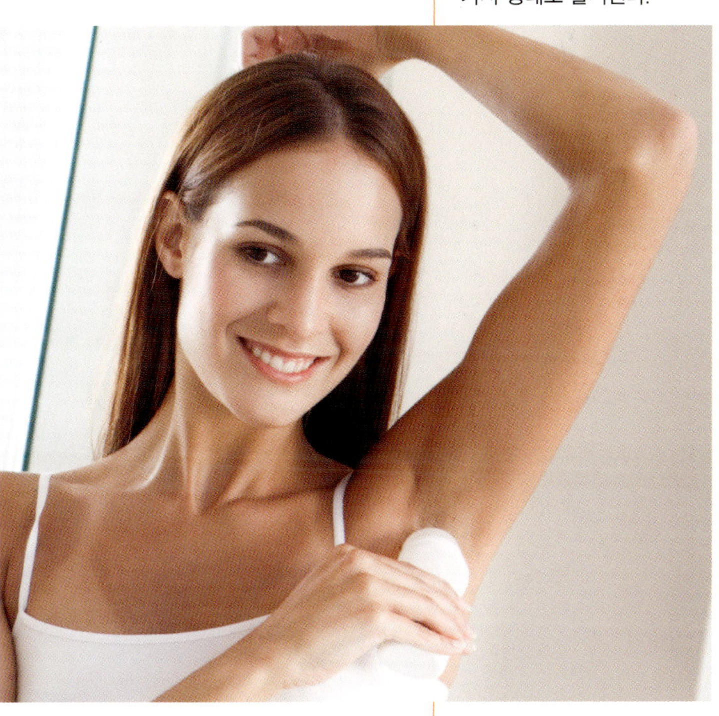

셀프태닝 제품으로 매끄럽고 고른
선탠 효과를 보려면 먼저 각질제거를
하는 게 좋다.

모두에서 분비된다. 땀 양은 주로 인체의 체온조절 정도에 따라 결정되는데 당연히 체온이 높을수록 땀을 많이 흘린다. 땀을 흘림으로써 인체는 열을 발산하고 몸을 식힐 수 있기 때문이다. 또 사람은 긴장하면 땀을 더 많이 흘리게 되는데, 감정적인 요소도 땀의 양에 영향을 준다.

흔히 '땀내'라고 하지만 사실상 땀 자체는 아무 냄새가 없다. 그러나 땀은 세균이 기식하고 번식할 수 있는 최적화된 환경을 제공해준다. 이러한 세균은 인체에는 대체로 무해하지만 땀을 지방산으로 분해하면서 독특한 냄새를 발산한다. 겨드랑이 털은 땀과 세균이 증발하지 못하고 오래 머물 수 있는 추가적인 '친세균' 조건이 된다. 따라서 겨드랑이에 털이 많을수록 땀도 많이 흘리고 냄새도 많이 난다.

땀과 체취를 관리하는데 효과적인 제품은 크게 두 종류다. 탈취제인 데오도란트 deodorant 는 땀내를 숨기거나 감소시킨다. 그리고 지한제 또는 발한 억제제 antiperspirant 는 땀샘을 막음으로써 땀의 발생량을 줄여준다. 시중에 판매되는 대부분의 제품은 땀 자체와 땀내를 감소시키는 두 가지 기능을 모두 갖고 있다.

이런 제품들이 어떻게 효과를 발휘하는지 이해하려면 주성분을 살펴보면 된다. 우선 탈취제는 땀내를 향긋하게 덮어줄 향수를 포함하는데 성분 목록에 '방향제 fragrance'라고 되어있다. 탈취제의 주성분은 피부에 기생하는 세균의 양을 줄여주는 항생 물질이다. 세균이 적을수록 지방산 생산도 줄어들고 냄새도 덜 난다. 트라이클로산 triclosan, 트라이클로카르본 triclocarbon, 염화벤제토늄 benzethonium chloride, 클로르헥시딘 chlorhexidine 등이 대표적인 주성분이다.

발한 억제제는 금속염 metal salt 이 들어간다. 금속염으로 땀샘 입구를 막아 땀이 적게 나도록 하는 원리다. 금속염은 주로 염화알루미늄 aluminum chloride, 염화수산화알루미늄 aluminum chlorohydrate, 이염화수산화알루미늄 aluminum dichlorohydrate, 세스퀴-염화수산화알루미늄 aluminum sesquichlorohydrate, 염화수산화지르코늄알루미늄 aluminum zirconium chlorohydrate, 약화된 황산알루미늄 aluminum sulfate 을 쓴다. 지한제의 제품 설명서를 보면 이런 성분들이 활성성분으로 표시되어 있다.

겨드랑이 피부는 민감해서 아무 탈취제나 쓸 수 없는 사람들도 있다. 이때 방향성분이 알레르기 반응을 일으키는 주범인 경우가 많다. 따라서 민감성 피부는 늘 무향 제품을 선택하는 게 좋고 발한을 억제하는 돌을 써보는 것도 방법이다. 이런 돌은 알룸 alum 이라는 성분이 든 천연소금으로 만든다. 경험자들에 따르면 알룸은 땀과 땀내를 줄여 주면서도 기존 화학제품보다 훨씬 자극이 덜하다고 한다.

태양 없는 선탠
많은 사람들이 피부를 태양광선으로부터 보호하려고 악착같이 선크림을 바른다.

그럼에도 여전히 갈색으로 그은 까무잡잡한 피부의 인기는 가실 줄 모른다. 여기서는 피부암 발생률을 높이거나 노화를 촉진하지 않고도 안전하고 효과적으로 선탠할 수 있는 방법을 소개한다.

브론저Bronzer는 햇볕에 그을린 피부 효과를 내는 화장품이다. 보통 갈색 색소가 든 파우더나 로션 형태로 나온다. 브론저는 피부에 바른 즉시 선탠 효과를 볼 수 있으며 물로 씻어낼 수 있고, 피부착색도 일어나지 않는다.

셀프 태너 Self-tanner 는 디하이드록시아세톤dihydroxyacetone, DHA 이 활성성분이다. 당의 일종인데 피부 맨 위층인 각질층의 케라틴(각질)과 반응한다. 이 때 피부의 천연 멜라닌과 구별되는 멜라노이딘melanoi-din 이라는 갈색 색소가 합성되는데 멜라노이딘은 단순히 물로는 씻어낼 수 없고, 각질 세포가 떨어질 때 같이 제거된다. DHA 색소는 보통 5일에서 7일 정도 피부에 남는다. 고른 선탠 효과를 유지하기 위해서는 대부분 셀프 태너를 3일마다 덧발라야 한다.

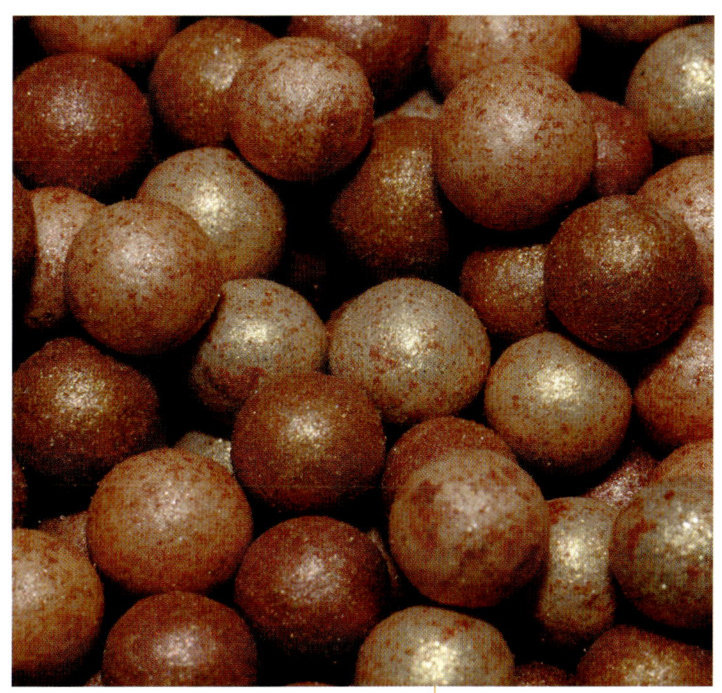

피부 건강을 해치지 않고 자연스러운 갈색 피부를 갖고 싶다면 브론저가 가장 안전하고 간편하다.

DHA로 합성된 멜라노이드melanoid도 천연 멜라닌처럼 자외선차단 기능이 있다. 하지만 샐프 태너를 이용한 선탠은 대략 SPF 3의 효과만 있어 피부를 자외선으로부터 보호하기에는 한참 역부족이다. 따라서 샐프 태너로 만든 갈색 피부도 여전히 자외선차단제를 발라야 한다.

피부과협회와 미국 식약청은 브론저와 DHA 샐프 태너 제품 모두 안전하다고 여긴다. 특히 피부과 전문의들은 검게 그을린 피부를 원하는 사람들에게 자연 선탠보다 브론저와 샐프 태너를 이용한 인공 선탠을 권장한다.

태닝 필tanning pills, 즉 먹는 선탠 약의 활성성분은 카로티노이드carotenoid 와 타이로신tyrosine 이다. 당근 등에서 발견되는 카로티노이드는 천연 주황색 색소다. 태닝 필에 들어가는 카로티노이드는 칸타크산틴canthaxanthine, 베타-카로틴beta-carotene, 리코펜lycopene 이 대표적이다.

칸타크산틴은 주로 음식 색깔을 내는데 소량 사용되며 미국 식약청도 그 안정성을 인정하였다. 하지만 칸타크산틴으로 피부에 색을 내려면 많은 양을 섭취

SKIN SOLUTION

태닝 필은 몇몇 국가에서 강력하게 규제하고 있지만, 여전히 인터넷에서 폭넓게 판매되고 있다. 미국 식약청은 어떤 먹는 선탠 약도 그 효과와 안정성을 승인하지 않았다. 안전한 선탠을 원한다면 브론저와 셀프 태너 제품이 무난하다.

해야 하는데 이것을 다량 섭취하면 간과 시력이 손상되거나 두드러기가 생길 수 있다고 알려져 있다. 따라서 칸타크산틴이 다량 포함된 먹는 선탠 약은 미국 식약청도 승인하지 않았고 미국 내 반입도 제한된다.

타이로신이 들어 있는 태닝 필은 선탠 촉진제tan accelerator라고도 한다. 타이로신은 인체에서 자연적으로 합성되는 아미노산이다. 일부 제품은 멜라닌 합성을 증가시킨다고 주장하지만 유효한 과학적 증거가 없을 뿐더러, 오히려 효과가 없다는 연구 결과가 더 많다.

건강하게 그을린 갈색 피부를 원한다면, 일시적이지만 가장 안전한 방법인 브론저와 DHA 성분이 든 셀프 태너 제품을 바르는 것이다. 태닝 필은 미국 식약청에서 인증하지도 않았으며 의사들도 대부분 추천하지 않는다.

셀룰라이트 크림Cellulite cream

얼굴 보조개는 대부분 매력적이라고 좋아한다. 그러나 허벅지나 엉덩이에 '보조개'가 생기면? 전혀 달갑지 않다. 셀룰라이트는 피부 아래 지방이 과다 축적되면서 피부를 지탱하는 연결조직에 정체되어 볼록볼록한 덩어리를 형성하는 증상이다. 피부 밖에서 보면 군데군데 보조개가 팬 것처럼 보이며 남성보다 여성에게 압도적으로 많이 생긴다. 그밖에도 셀룰라이트 형성에 영향을 주는 요소는 유전적 요소와 몸무게, 연령과 피부 두께 등이다.

셀룰라이트를 피할 수 없는 삶의 한 부분으로 여기고 체념한 사람들도 있지만, 어떤 사람들은 진시황제가 불로장생약을 찾아다니듯 절실하게 셀룰라이트를 없애고 싶어 한다. 다양한 활성성분으로 합성한 다양한 셀룰라이트 크림이 시판되고 있지만, 한 번 생긴 셀룰라이트를 없애기란 좀처럼 쉽지 않다. 어떤 제품도 셀룰라이트를 치료한다는 증거는 없으며, 그나마 상태를 호전시킬 수 있는지도 논쟁거리다. 일부 활성성분은 이론적으로 효과가 있지만, 이론은 이론일 뿐 실제 효과는 과학자들도 장담하지 못한다. 그럼에도, 많은 사람들이 셀룰라이트 크림을 일상적으로 사용하고 있으며, 또 효과가 있다고 믿는다.

그렇다면 어떤 활성성분이 효과가 있을까? 각기 다른 성분은 각기 다른 방식으로 효과가 있다. 가령, 가장 흔히 쓰는 카페인caffeine과 아미노필린aminophylline은 피부 내 유동물질 함량을 줄여준다. 엘-카르니틴L-carnitine과 멧미나리bupleurun falcatum 같은 성분은 지방을 분해하는데 효과가

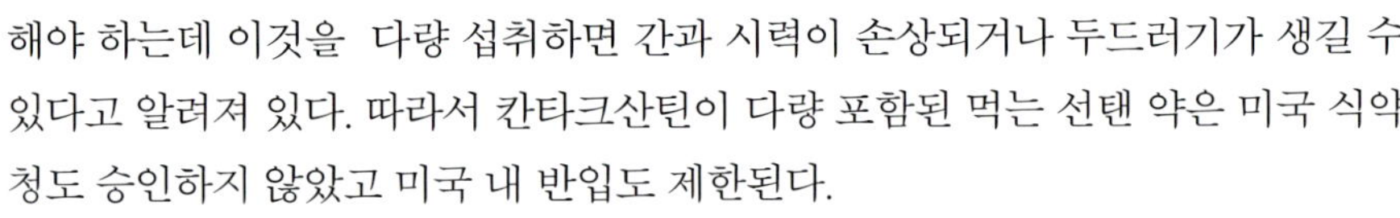

셀룰라이트는 피하 지방
세포가 피부 바깥층에
보조개 같은 현상을
일으키는 것이다.

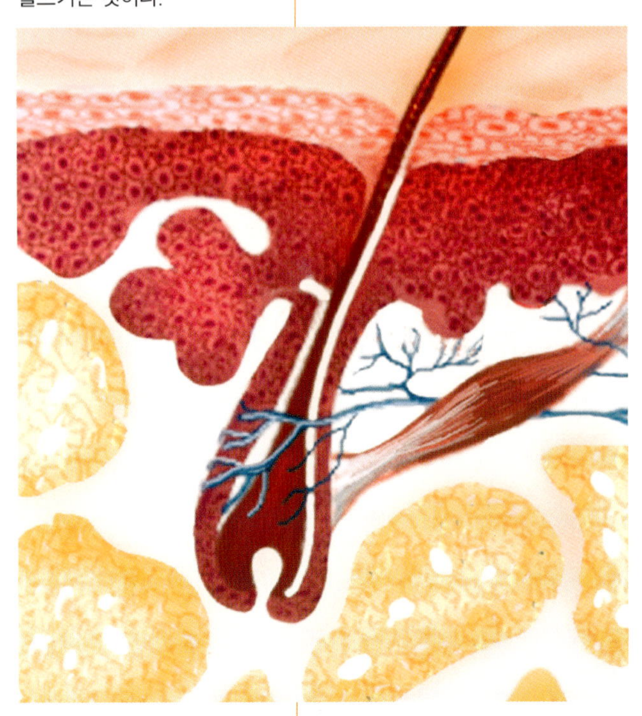

있으며 녹차는 체내 지방분해를 자극한다고 알려져 있다. 레티놀은 피부 세포의 재생을 촉진함으로써 셀룰라이트를 개선하고 펩티드는 콜라겐 생성을 촉진하여 올록볼록한 피부를 매끄럽게 당겨준다. 이런 성분들을 하나 이상 혼합한 제품들도 많고 무엇보다 좋은 소식은 모두 안전한 성분이라 얼마든지 써볼 수 있다는 점이다. 해당 부위를 하루에 두어 번씩 마사지하는 것도 셀룰라이트 개선에 큰 도움이 된다.

일반적인 얼굴 피부 문제

넓고 넓은 피부 중에서도 사람들은 얼굴 피부에 유독 관심이 많다. 그도 그럴 것이 얼굴은 우리 몸 중에서 늘 우리를 대표해 세상과 만나는 부분이기 때문이다. 얼굴은 한 개인의 아름다움은 물론 정체성과 생명력을 반영한다. 우리가 그토록 얼굴 착색이나 반점, 홍조 따위에 신경을 쓰고, 매끈하고 깨끗한 얼굴 피부에 연연하는 것도 무리는 아니다.

누구나 결점 없는 얼굴 피부를 꿈꾸지만 안타깝게도 현실은 그 반대다. 달갑지 않은 혹이나 뾰루지, 반점이나 자국 등이 수시로 괴롭힌다. 이런 종양의 대부분은 낭종이나 모반nevi으로 자라며, 심지어 지방샘이 지나치게 팽창한 피지선 과오종sebaceous hyperplasia이나 양성 종양인 흑색 구진성 피부병dermatosis papulosa nigra으로 발전하기도 한다. 게다가 모공은 점점 더 커지고, 눈 아래 다크서클도 점점 더 진해져만 간다.

모공과 다크서클을 개선하려면 각질제거나 미백 크림 같은 간단한 피부 관리만 정기적으로 해도 효과를 볼 수 있다. 그러나 피부 종양이나 반점이 사라지지 않고 심지어 새로 돋아나거나 형태가 변할 때는 즉시 피부과 검진을 받아야 한다. 무해한 양성 종양인지, 또는 악성 종양(피부암)으로 발전될 가능성이 있는지 등을 밝히는 게 급선무다. 앞서 설명했듯이 일 년에 한 번은 머리끝부터 발끝까지 피부과 정기검진을 받는 게 좋다. 그리고 종양의 모양이나 크기, 색깔이 변할 때는 즉시 알려야 한다.

얼굴에 뭐가 나면 직접 해결하려는 사람이 있는데, 언뜻 보기에 문제를 해결한 것 같아도 실제로는 피부를 더욱 상하게 하는 경우가 대부분이다. 더구나 감염 위험성도 높고 흉터가 남을 가능성도 커 의사에게 맡기는 것이 가장 안전하고 후유증이

표피 낭종이든 여드름이든 손으로 짜거나 자극하면 감염을 일으키고 흉터를 남기게 된다.

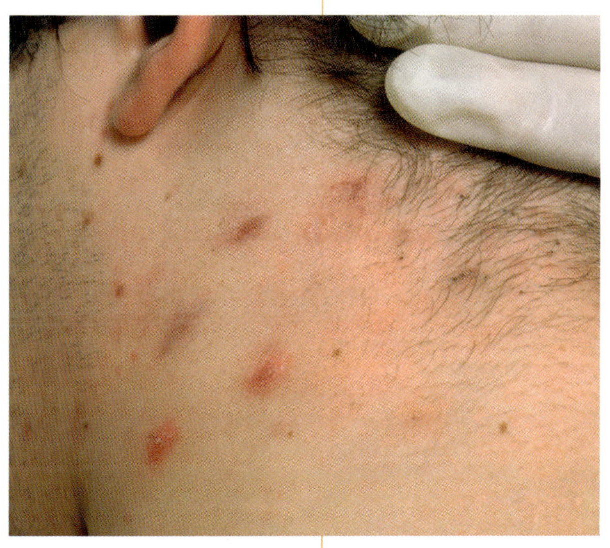

적다. 제때에 적절히 치료하기만 하면 얼굴 피부 문제는 대부분 만족스럽게 해결된다.

여드름

여드름은 10대부터 40대, 심지어 더 나이 들어서까지 귀찮게 따라다닌다. 뿌리가 깊은 낭포성 여드름cystic acne은 매우 고통스럽기까지 하다. 여드름은 났을 때만 신경 쓰이는 게 아니다. 여드름 자리에 생긴 분홍색 또는 갈색 반점은 몇 주 이상 없어지지 않으며, 얼음송곳 모양의 여드름 흉터ice-pick scar는 평생 사라지지 않는다. 여드름과 그 관리법에 대해서는 제3장 만성질환에서 보다 자세히 다루겠다.

낭종

낭종은 몸 어디라도 생길 수 있지만, 얼굴만 아니면 대부분 별로 신경을 쓰지 않는다. 하지만, 일단 얼굴에 단단하고 둥글둥글한 덩어리가 생겼거나, 심지어 피부 밖으로 튀어 나오고 또 좀체 없어질 기미가 보이지 않는다면 보통 심각한 일이 아니다. 이런 낭종 대부분은 무해한 표피 낭종epidermoid cyst이며 특이한 악취가 나는 케라틴이란 물질로 가득 차 있다. 낭종은 케라틴 양에 따라 크기가 커질 수도 있고 작아질 수도 있으며, 간혹 낭종 중앙에 부드러운 크림치즈 같은 이물질이 스며 나올 수도 있다.

이런 낭종은 손으로 직접 짜지 않는 한 크게 문제될 건 없다. 치료도 효과적이다. 하지만 일단 손으로 건드리거나 짜면 염증과 감염을 악화시킬 수 있다.

표피 낭종이 생겼을 때 치료 방법은 다음의 세 가지다.

1. 낭종을 절제한 뒤 케라틴을 뽑아낸다.
2. 코르티손cortisone을 주입하여 낭종이 오그라들게 만든다.
3. 낭종을 통째로 도려내고 꿰맨다.

처음 두 방법은 피부 손상이 적지만, 낭종이 재발할 수 있다. 낭종 제거 수술은 재발은 막을 수 있지만 수술 흉터가 남는다.

모반

얼굴에서 가장 흔한 '혹'은 점 또는 모반이다. 점은 이마나 볼, 코, 턱 안 생기는 데가 없다. 색깔도 피부 색조에 따라 살색, 분홍색, 갈색, 검정색, 심지어 파란색까지 가지각색이다. 피부색이 짙은 사람일수록 대체로 점의 색깔도 짙다. 가령, 동인도 출신 사람은 북유럽 출신 사람보다 점의 색이 훨씬 더 진하다. 점은 납작하고 평평할 수도 있고 볼록 튀어나올 수도 있다. 처음엔 납작했는데 시간이 지나면서 튀어나오는 경우도 있다. 일부 국가는 얼굴에 난 납작하고 진한 점을 '미인점'이라고 좋아하며 마릴린 먼로나 신디 크로포드는 독특한 미인점으로 사랑받았던 대표적인 연예인이다. 반면, 일본에서는 얼굴의 어떤 점도 미의 상징으로 환영받지 못한다.

　　대부분의 점은 양성이며 치료할 필요가 없다. 자신의 점이 양성인지 악성인지는 1장의 AB-CDE 법칙을 통해 쉽게 판별할 수 있다. 미용 목적으로 점을 없애고 싶다면, 피부과나 성형외과에서 특수 기구로 쉽게 제거할 수 있다. 예후는 상당히 좋은 편이지만 간혹 흉터가 생길 수 있다. 점은 전기바늘로 태우거나 레이저로 제거하면 안 된다. 점의 일부가 피부 속에 남아 있다가 모르는 사이 피부암으로 발전할 수 있기 때문이다. 점 제거에 대해 궁금한 것이 있다면 의사에게 문의하는 것이 최선이다.

확장된 모공

모공은 피부에 난 미세한 구멍 그 이상이다. 모공은 모낭의 모발과 피지가 피부 표면으로 나오는 입구이며 사람마다 그 크기는 조금씩 다르다. 지성 피부는 피지 양이 많아서 모공이 더 커 보인다. 모공은 매일 떨어져 나가는 죽은 피부 세포로 둘러싸여 있고 그로 인해 피부 노폐물이나 각질이 엉겨 붙어 모공을 막으면 피지 배출이 잘 안 된다. 이 경우 모공은 보통보다 더 커 보이고, 화이트헤드white head, 즉 폐쇄성 면포closed comedone라고 하는 여드름이 생긴다. 모공이 지나치게 확장되면 모공 속 노폐물은 공기 중 산소와 접촉하여 산화되고 검게 변한다. 이것을 블랙헤드blackhead, 즉 개방성 면포open comedone라고 한다. 블랙헤드와 화이트헤드는 특히 여드름성 피부의 골칫거리다.

　　모공 관리는 국부용 크림이나 연고, 또는 모공의 죽은 피부 세포와 노폐물을 제거하는 필링(박피)이 좋다. 또한, 병원에서 면포 제거기라는 기구로 막힌 모공 속 노폐물을 뽑아낼 수 있다. 이때 피부를 손상하거나 여드름을 악화시키지 않으려면 피부 미용사나 의사가 조심스럽게 시술해야 한다.

　　면포를 뽑기 전에 막힌 면포를 부드럽게 녹이는 연고를 바르기도 한다. 이런 연고의 주성분은 글리콜산, 젖산, 구연산citric acid, 말산malic acid, 타르타르산tartaric acid 등 알파-하이드록시산 계열이다. 트레티노인, 레틴 Aretin A, 아다팔렌, 타자라텐tazaratene 등과 같은 레티놀 제품과 살리실산, 베타-하이드록시산 등도 많이 쓴다. 이러한 연고는 막힌 모공 속 노폐물 제거를 촉진한다. 알파-하이드록시산이나 베타-하이드록시산으로 각질 제거를 하거나, 화학박피술 및 미세박피술을 받으면 깨끗하고 작은 모공으

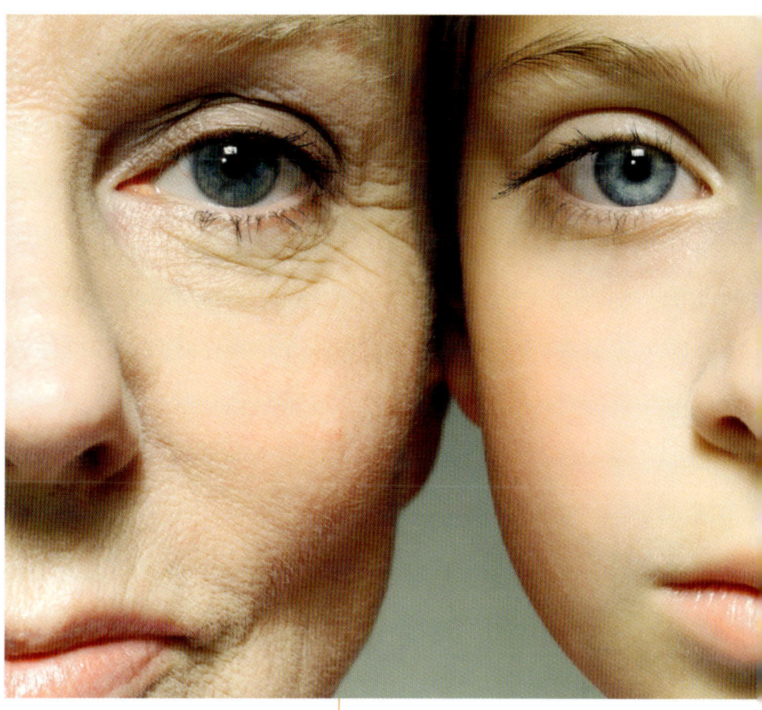

모공 크기는 유전적 요소로 결정되기 때문에 사실상 타고난 모공 크기를 축소할 수는 없다.

모공은 근육이 없기 때문에 열렸다 닫혔다 할 수 없지만 노폐물이 쌓여 모공을 막을 수 있다. 평소 모공이 막히지 않도록 세안에 신경쓰자.

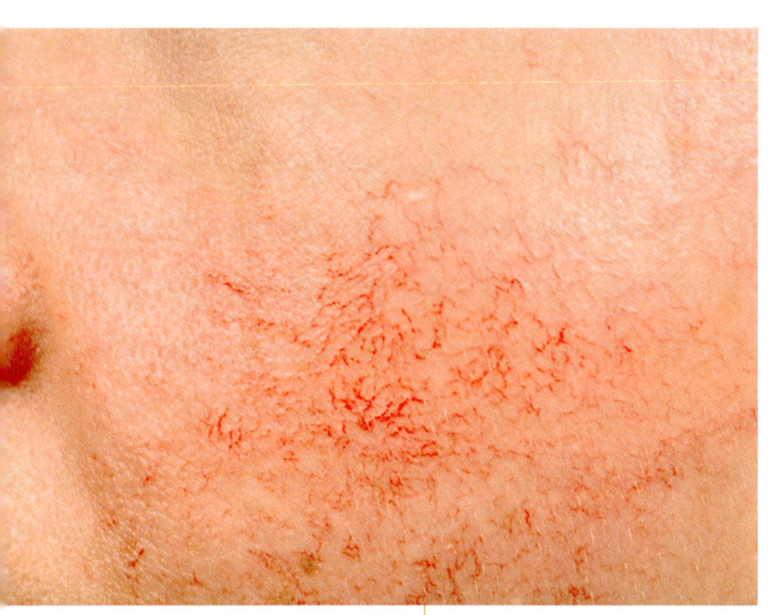

안면홍조는 심각한 질병은
아니지만, 당사자에겐
당혹스러운 골칫거리다.

로 돌아갈 수 있다.

안면홍조

안면홍조 또는 조홍潮紅은 피부가 부분적으로 붉어지는 증상이다. 누구에게나 흔히 볼 수 있지만 피부색이 하얗고 창백한 사람일수록 그 증상이 심하다. 홍조를 유발하는 요인은 화장품이나 피부 관리 제품, 국부 연고제나 거친 날씨 등 매우 다양하다. 홍조는 혈관이 확장되어 피부 표면으로 혈액이 많이 흐를 때도 발생한다. 피부 표면의 모세혈관확장증telangiectasis 역시 홍조를 유발한다. 빨간코(주사코)나 전신성 홍반성 낭창(루푸스) 같은 특정 피부 질환도 안면홍조를 일으킨다. 피부색이 짙은 사람도 홍조가 생기지만 멜라닌 색소 때문에 눈에 잘 띄지 않는다. 주사코나 루푸스는 다음 장에서 보다 자세히 다루겠다.

안면홍조를 완화하기 위한 첫 번째 대책은 순한 피부 관리 제품을 쓰는 것이다. 녹차나 백차white tea, 감초, 화란국화 같이 피부를 자극하지 않고 진정효과가 있는 성분이 좋다. 알파-하이드록시산AHA 이나 베타-하이드록시산BHA, 레티놀 제품은 자극이 심하니 피한다. 두 번째 방법은 피부에 자극을 주지 않고 잘 씻는 것이다. 하루에 두 번 순한 세정제로 손끝만 이용해 부드럽게 씻고, 부드러운 면 수건으로 살짝 두드려 말린다. 홍조를 악화시키지 않으려면 어떤 경우라도 피부를 문지르면 안 된다. 현재 사용 중인 연고나 약물이 홍조를 일으킨다면 의사와 상의해 대체 약물을 찾는다. 모세혈관확장증과 같은 경우는 병원에서 전기 바늘(전기소작기)로 모세혈관을 태우거나, 진동 염료 레이저pulsed dye laser나 빛을 이용한 IPLintense-pulsed-light 시술을 받을 수 있다.

그러나 이러한 시술은 비용도 많이 들고 시간도 많이 걸린다. 안면홍조를 없애는 가장 빠르고 저렴한 방법은 컨실러concealer 같은 화장품으로 가리는 것이다. 컨실러를 고를 때는 붉은색을 중화할 수 있는 엷은 초록색이 가미된 제품이 좋다. 컨실러 위에 파운데이션까지 바르면 홍조를 감쪽같이 감출 수 있다. 각자 피부에 맞는 메이크업 제품은 해당 전문가에게 조언을 구한다.

칙칙한 안색

누구나 화사하고 생기 넘치는 안색을 갖고 싶어 한다. 그러나 겨울의 건조하고 추

운 날씨나 여름의 뜨거운 태양과 모래, 파도에 혹
사당한 피부는 늘 칙칙하기 마련이다. 피부는 30,
40대가 지나면 더욱 칙칙해진다. 죽은 피부 세포가
떨어져 나가지 않고 피부 표면에 들러붙는 현상이
더욱 심해지기 때문이다. 따라서 피부의 화사함을
되찾는 최고의 방법은 뭐니 뭐니 해도 각질제거다.
각질제거용 결정이나 낱알, 설탕, 소금 등을 부분적
으로 부드럽게 문지르면 좋다. 이때 부드러운 수세
미나 스펀지, 천 등을 이용할 수도 있다. 한국인들
의 전통적인 '때밀이'가 바로 물리적 각질제거다.

전문 피부 미용사나 의사가 시술하는 미세박
피술microdermabrasion은 수정이나 다이아몬드를 이
용해 칙칙한 피부층을 벗겨낸다. 최근에는 글리콜
산이나 살리실산, 트라이클로로아세트산trichloroacetic acid, TCA 같은 다양한 화학약
품을 이용하는 화학박피술도 각광받고 있다. 피부 연마제나 박피술은 피부를 지
나치게 자극할 수 있는데, 특히 피부가 민감하거나 까무잡잡한 사람들은 착색이
생길 수 있으므로 신중해야 한다. 또한, 미세박피술이나 화학박피술을 받는 도중
불편하거나 아프면 즉시 의사나 시술자에게 알려야 한다.

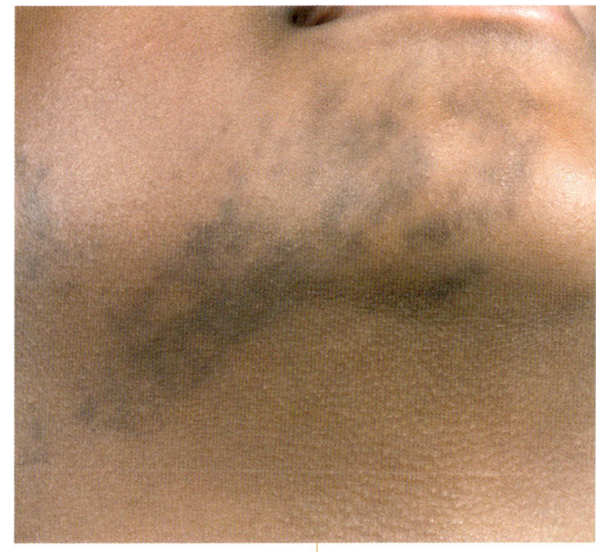

일단 피부에 짙은
색소침착이 생기면 몇 달에서
심지어 몇 년까지 남는다.
과잉색소침착증은 평소
자외선을 차단하고 증상이
생기면 신속하게 대처하는
것만이 최선의 치료법이다.

과잉색소침착증

과잉색소침착은 피부 유형과 상관없이 누구에게나 생길 수 있다. 하지만 아시아
나 아프리카, 라틴, 인디언 민족처럼 피부색이 짙으면 특히 심하다. 피부색을 결
정하는 멜라닌이 많을수록 피부색도 짙어진다. 그런데 멜라닌 합성 세포는 쉽게
손상되거나 자극받는다. 가령, 발진이나 여드름, 뽀루지, 심지어 햇볕까지 멜라닌
합성 세포를 과잉 활성화시킬 수 있다. 그 결과 피부에
멜라닌 색소가 너무 많이 만들어지고, 착색이 일어나 짙
은 색 반점이나 얼룩이 생긴다.

과잉색소침착증을 치료하려면 최우선적으로 피부
를 태양광선에서 보호한다. SPF 30 이상의 자외선차단
제를 매일 바르는 건 기본이다. 직사광선에 노출되지 않
도록 가급적 그늘에서 생활하고, 챙이 넓은 모자나 알이
큰 선글라스를 써야 한다. 하이드로퀴논이나 아젤라익산azelaic acid, 코직산, 월귤,
감초, 레티노이드 등이 포함된 국부용 의약품도 색소침착을 완화하는 데 도움이
된다. 화학박피술이나 미세박피술도 효과가 있다.

눈꺼풀의 붓기를 가라앉히려면
차가운 물에 헹군 홍차 또는
카밀레 티백을 10분 정도 눈꺼풀에
올려놓는다.

다크서클

다크서클이 생기면 사람들은 십중팔구 피곤하냐고 묻는다. 그러나 다크서클의 주원인은 다른데 있다. 가장 흔한 원인 중 하나는 눈 밑 혈관에서 코 혈관으로 피가 잘 안 통하기 때문이다. 감기나 알레르기성 비염 때문에 코가 막힐 때마다 문제가 된다. 다크서클은 피부 유형이나 피부색에 상관없이 생기지만, 유전적인 다크서클은 유색인종, 특히 아프리카 출신과 동남아시아, 지중해 지방 사람들에게 잘 생긴다. 또한 나이가 들수록 피부는 얇아지고 눈 밑 다크서클은 짙어진다.

다크서클 치료는 눈 밑 피부에 볼륨을 주거나 착색을 완화하는데 초점을 둔다. 레티노이드나 알파–하이드록시산은 콜라겐 생성을 촉진해 피부 볼륨을 개선할 수 있다. 색소침착을 최소화하거나 감소시키는 성분은 비타민 K 크림과 코직산, 항산화물질인 비타민 C 등이 대표적이다.

일반적인 몸 피부 문제

누구나 자기 몸 중에 마음에 안 드는 부분이 있을 것이다. 새까만 팔꿈치나 거친 발바닥 같이 말이다. 이런 외관상 문제는 신체건강에 무관할지 모르지만 자신감이나 정체성 같은 정신건강에 큰 영향을 줄 수 있다. 피부에 어떤 문제가 있더라도 항상 주의해야 할 점은 절대로 문지르거나 긁어서는 안 된다는 점이다. 특정 부위를 무자비하게 씻어내는 행위는 문제를 해결하기는커녕 더욱 악화시킬 뿐이다. 피부 관리의 기본은 간단하다. 언제나 부드럽게 씻고 말끔히 헹군 다음 가볍게 두드려 말리는 것이다.

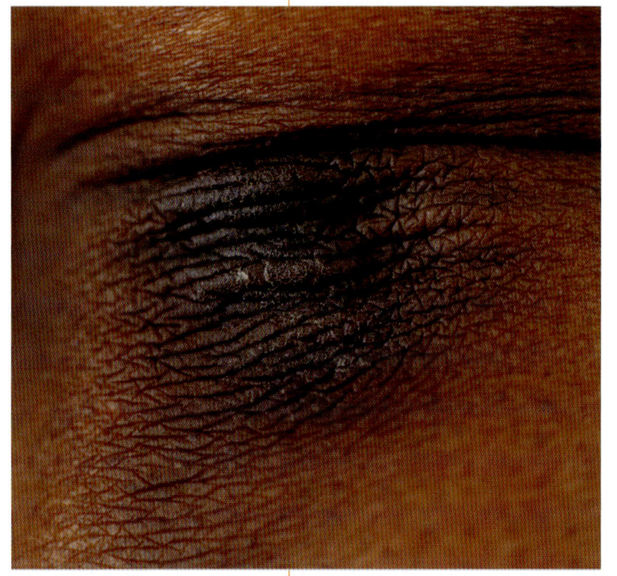

오랜 시간 반복적으로 팔꿈치를 괴는 습관은 팔꿈치 착색을 유발할 수 있다.

팔꿈치와 무릎 색소침착

새까만 팔꿈치와 무릎은 흔히 볼 수 있는 색소침착이다. 팔꿈치와 무릎은 지속적인 마찰과 압력으로 착색도 쉽게 일어나고 피부 두께마저 두꺼워질 수 있다. 일상생활에서 자주 팔꿈치를 괴거나 무릎으로 기어 다니는가? 해당 부위를 아무 생각 없이 긁거나 문지르거나 비비지는 않는가? 만일 그렇다면 색소침착에 부채질하는 셈이다. 각 부위의 피부가 두꺼워지고 거칠어지는 것은 말할 것도 없다. 색이 짙어지고 피부 결이 거칠어지면 사람들은 해당 부위를 수세미나 때타월로 더욱 심하게 문지르는 경향이 있다. 그러나 이런 행위는 색소침착을 더욱 악화시키고 피부를 두껍고 거칠게 만들 뿐이다. 팔꿈치와 무릎 색소침착을 관리하는 첫 번째 핵심은 '부드러움'이다. 거친 수세미나 때타월은 당장 갖다버리자. 해당 부위에 마찰과 자극을 최소화하며 팔꿈치를 괴거나 무릎을 꿇거나 기는 행위도 이젠 작별이다.

부드럽고 매끄러우며 고른 색상의 팔꿈치와 무릎을 원한다면 올바른 의약품과 관리 제품을 선택해야 한다. 레몬주스나 코코아 버터, 녹차가 도움이 된다는 말은 많지만, 이런 민간요법의 효과는 입증되지 않았다. 색소침착에 효과가 증명된 것은 미백 크림뿐이다. 북미에서 시판되는 미백 크림은 대부분 하이드로퀴논이 주성분이다. 하이드로퀴논 사용이 금지된 유럽이나 아시아에서는 코직산이나 알부틴, 감초 같은 성분을 쓴다. 젖산 암모늄ammonium lactate이나 요소, 살리실산이 포함된 각질제거 제품을 먼저 쓰면 두꺼워진 거친 피부를 얇고 부드럽게 만들 수 있으며, 미백 크림도 잘 스며들어 미백 효과를 극대화할 수 있다. 각질제거 로션과 미백 크림으로 매일 두 번씩 꾸준히 관리하면 4주에서 8주 후 뚜렷한 효과를 볼 수 있다.

발바닥 굳은살

피부는 어느 부위나 거칠어지고 굳은살이 생길 수 있다. 그런데 발바닥은 유독 심하다. 거칠어진 발바닥은 쉽게 벗겨지고 갈라져 매우 불편하고 아프기까지 하다. 더구나 여름철에 샌들 밖으로 드러난 거친 발꿈치는 얼마나 흉하고 민망한가. 발바닥이나 발꿈치가 거칠어지고 굳은살이 생기는 원인은 주로 맨발로 걷거나 꽉 조이는 신발을 신어서 지속적인 마찰이 생긴 경우다. 건조한 날씨나 진균에 의한 발 무좀도 잦은 원인이다.

부드럽고 매끈한 발을 갖고 싶다면 각질제거와 충분한 보습이 우선이다. 발바닥은 인체에서 피부가 가장 두꺼운 부위지만 그렇다고 각질제거를 막 해도 되는 건 아니다. 발바닥도 너무 심하게 문지르면 쉽게 자극받고 통증이 생길 수 있다. 피부는 문지르지 않고도 얼마든지 효과적으로 각질을 제거할 수 있다.

우선, 발전용 각질제거 크림을 쓸 수 있

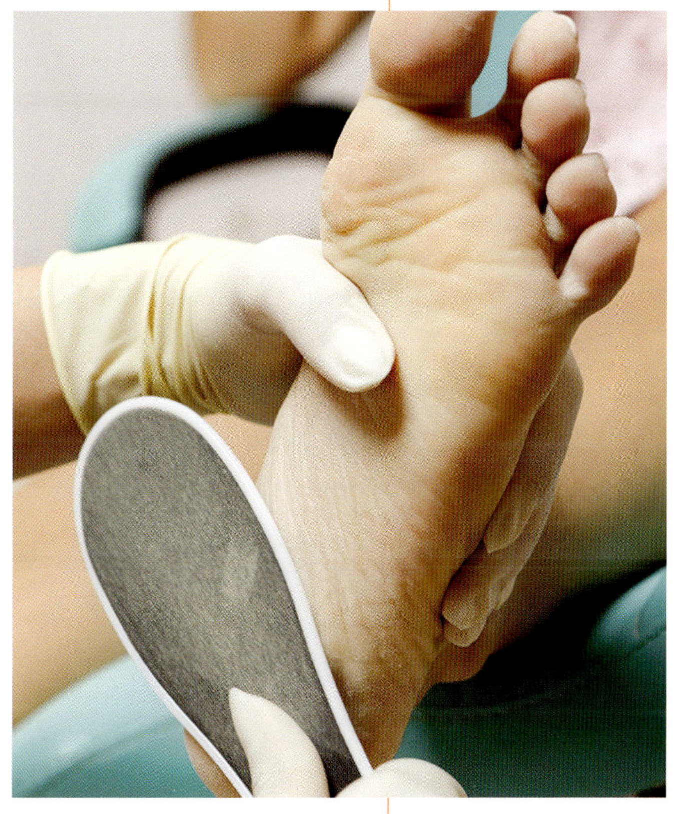

건조한 발 피부는 두껍고 거칠어지다가 급기야 갈라지고 찢어질 수 있다. 이때 **통증**은 말로 할 수 없다.

튼살은 보통 체구가 급격히
성장하는 사춘기에 처음
나타난다. 유감스럽게도 이런
튼살은 예방할 방법이 없다.

레티노이드 크림은 튼살을
관리하는데 효과적이지만
임신한 여성은 사용할 수
없다. 임신선을 예방하고
싶다면 출산까지는 일반 수분
크림으로 만족해야 한다.
임산부용 튼살 방지 크림이나
오일도 시판되고 있다.

다. 물리적 각질제거 제품에는 소금이나 설탕, 각종 씨앗이나 알갱이, 낟알 같은
것이 들어 있다. 표면이 까슬까슬한 스펀지나 수건, 속돌 같은 연마재도 두터워진
발 각질을 벗겨내는 데 효과적이다. 연마재는 피부에 쓰는 사
포라고 생각하면 되는데 지나친 자극과 부상 및 통증을 피하기
위해 부드럽게 조금씩 천천히 사용해야 한다. 예를 들어 속돌
로 발바닥 각질을 제거하려면 2주 정도 간격을 두고 매일 몇 분
씩만 사용한다.

효과적인 각질제거 풋크림은 다른 화학적 각질제거 크림
처럼 살리실산, 요산 등의 활성성분이 들어 있다. 매일 한 번씩
몇 주 동안 각질제거 크림을 쓰다보면 부드러운 속살이 서서히
드러날 것이다. 그러나 화학적 각질제거 크림은 갈라지거나 상처가 생긴 피부에
는 절대 사용하지 않는다. 수분공급과 보습도 매우 중요하다. 평소 진한 보습 크
림이나 바셀린 같은 저렴한 흰색 광유petroleum jelly 제품을 이용해 발을 하루 두어
번씩 마사지한다. 잠자리에 들기 전 발에 수분 크림을 발라 식품용 랩이나 비닐
봉지로 감싸는 것도 효과적이다(면양말을 신고 자도 무방하다). 이처럼 약간의 시간
과 관심만 투자해도 거친 발바닥 및 발꿈치는 금방 부드럽고 매끄럽게 새로 태어
난다.

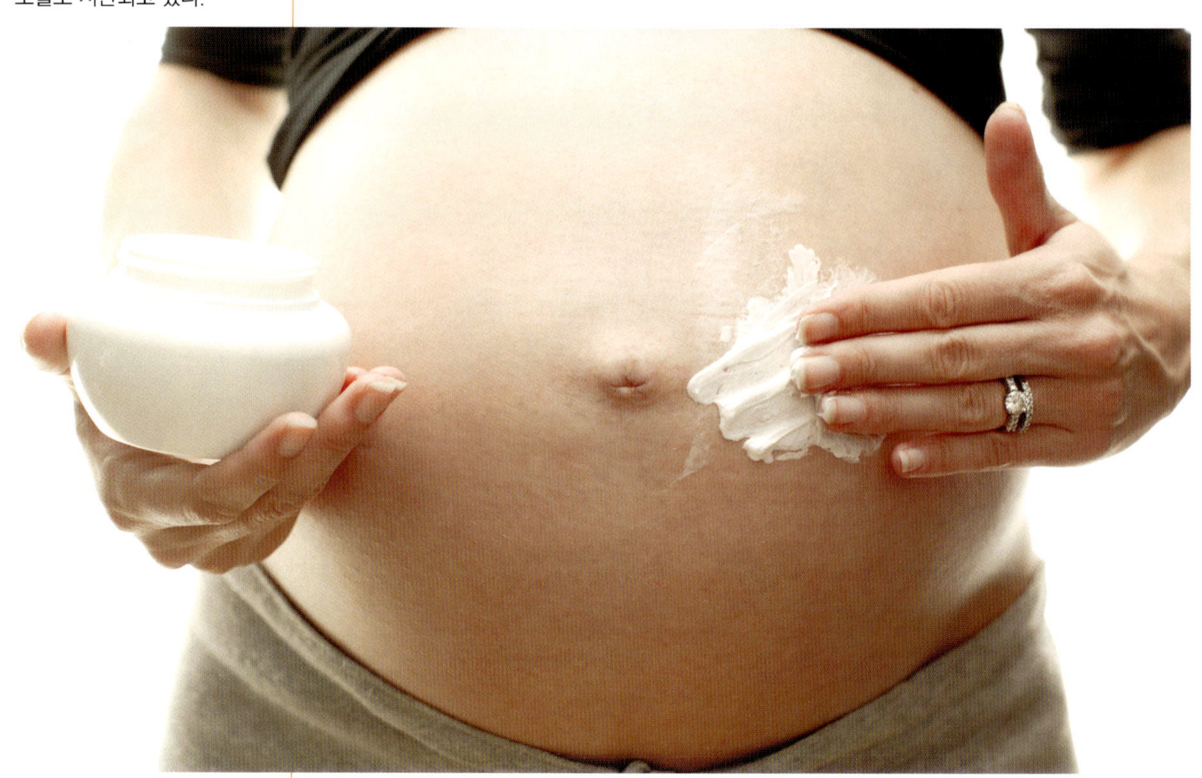

고무줄을 힘껏 잡아당기면 어떻게 될까. 고무줄
은 최대한 늘어나다가 어느 순간 끊어지게 마련
이다. 그리고 이렇게 끊어진 고무줄은 다시 이어
붙일 수 없다. 피부도 마찬가지다. 피부가 급격히
팽창하거나 늘어나면 피부의 탄력 섬유가 끊어지
고 자국이 남게 된다. 바로 튼살이다. 게다가 피부
의 콜라겐 섬유가 소실되어 튼살 피부는 더욱 얇
아진다. 튼살은 임신한 여성의 복부나 가슴에 많
이 생기기 때문에 흔히 '임신선'이라고 한다. 또
갑자기 살이 찌거나 빠졌을 때 엉덩이나 가슴, 다
리 등에도 잘 생긴다. 역도 같은 근육 운동을 하면
팔에도 불쑥 튀어나온 근육 때문에 튼살이 생길
수 있다.

옛말에 "작은 예방은 큰 치료와 맞먹는다"고
했다. 이는 튼살도 마찬가지다. 가장 효과적이고
간단한 튼살 예방법은 항상 적정 체중을 유지하
고 무리한 근육 운동을 삼가는 것이다.

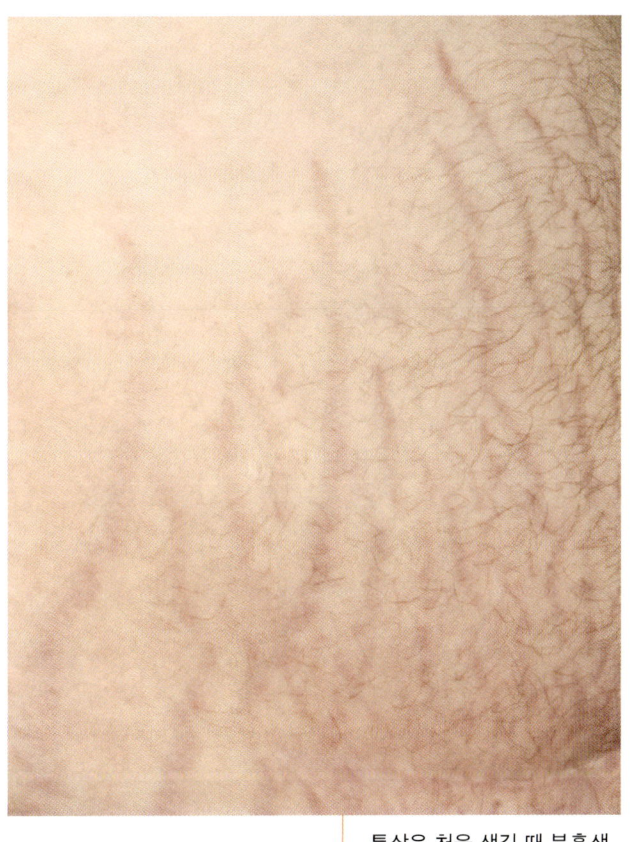

튼살은 처음 생길 때 분홍색
또는 붉은색을 띠다가
시간이 지닐수록 색이
옅어진다.

처음 튼살은 붉거나 갈색 선으로 나타났다가
시간이 지날수록 색이 옅어져 흰색이나 은빛으로 남는다. 피부의 탄력 섬유가 끊
어지고 콜라겐 섬유가 소실되었기 때문에 튼살을 완전히 되돌리는 것은 불가능
하다. 다만, 좀 덜 두드러지게 만들어주는 방법이 있을 뿐이다. 이런 방법은 튼살
이 생긴 지 얼마 안 되었거나 아직 짙은 색일 때 가장 효과적이다.

온라인과 오프라인 매장, 홈쇼핑 등에서 다양한 튼살 크림과 로션
을 광고한다. 대부분 감쪽같이 효과가 있다고 주장하지만 과대광
고가 많으니 주의한다. 유일하게 효과가 입증된 크림은 비타민
A의 일종인 트레티노인 또는 레틴 A 성분이 든 제품이다. 트
레티노인 크림(함유량 0.1%)을 밤마다 새로 생긴 튼살에 직
접 바르면 효과가 있다고 한다. 트레티노인이 콜라겐 생성
을 촉진하고 피부 탄력을 증가시키는 한편, 착색을 완화하
기 때문이다. 실제로 현미경으로 관찰하면 트레티노인을 바
른 튼살에 새로운 탄력 섬유가 생성된 것을 확인할 수 있다고
한다.

SKIN SOLUTION

튼살을 완전히 제거할 방법은 없지만,
좀 더 보기 좋게 만들 수는 있다.
레이저 수술과 화학박피술,
미세박피술은 가장 효과적이지만
비용이 너무 많이 들며 보다 저렴한
방법은 튼살 전용 크림을
처방받는 것이다.

튼살에 효과가 있는 또 다른 성분은 글리콜산이다. 아침에 글리
콜산 20%를 함유한 크림을 바르고 밤에는 트레티노인 0.05% 크림이나 비타민
C의 일종인 L-아스코르빅산 L-ascorbic acid 10% 세럼을 바르면 이미 옅은 색으로

변한 튼살에도 효과가 있다. 트레티노인을 발랐을 때 생길 수 있는 부작용은 해당 부위의 가려움증, 건성화, 벗겨짐, 홍조, 물집 등이다. 피부색이 까무잡잡한 사람은 특히 더 주의해야 한다. 트레티노인이 색소침착을 유발할 수 있고, 이렇게 생긴 착색은 거의 안 없어지기 때문이다. 트레티노인은 미국과 캐나다를 포함한 많은 나라에서 처방 받아야하는 전문 의약품이다.

진동 염료 레이저pulsed dye laser를 이용한 수술은 튼살 깊이를 감소시키는 데 효과가 있다. 튼살 제거 레이저 수술은 약 15분 정도 걸리며, 한 번만 시술하면 된다. 수술 중 불편함이나 통증은 미미하나 수술 후 튼살 개선 효과를 금방 확인할 수 있으며, 향후 12개월까지 튼살 증상이 계속해서 호전된다고 한다. 그것은 레이저 수술로 피부 속 탄력 섬유가 증가했기 때문이다. 그러나 비용이 만만치 않고 그 성공여부도 장담할 수 없다. 레이저 수술은 반드시 피부과 전문의나 성형외과 의사, 또는 그들의 감독 아래 훈련받은 전문 시술자들에게서 받아야 한다. 피부색이 짙은 사람은 착색 염려가 있으니 자신의 피부 유형에 익숙한 숙련된 의사에게만 시술받는 게 좋다. 영구적인 색소침착이나 빗자국 흉터 같은 부작용이 생길 수 있기 때문에 본격적인 수술 이전에 극히 작은 피부 부위에 테스트를 먼저 하는 게 좋다. 테스트 부위가 치유되는 경과를 지켜보면서 그 결과에 만족한다면 본격적인 레이저 치료에 들어가도 늦지 않다.

> 햇볕에 탄 피부는 화상이나 색소침착이 일어날 수 있기 때문에 레이저 치료를 받지 않는 게 좋다. 레이저 시술은 탄 피부가 완전히 원상태로 돌아올 때까지 기다려야 한다.

지루성 각화증Seborrheic keratoses

지루성 각화증은 노인층에 가장 흔한 양성 종양이다. 인종에 상관없이 발병하며 피부색에 따라 분홍색, 갈색, 검정색 등 다양한 색을 띤다. 지루성 각화증의 원인은 알려지지 않았으나 이따금 가족력이 있는 것으로 보아 유전적 성향이 있다고 추정할 뿐이다.

지루성 각화증은 단단하고 볼록하며 브로콜리 같은 표면이 특징이다. 전신 어디에나 생길 수 있지만 주로 몸통이나 머리에 가장 많이 생긴다. 크기는 보통 0.5~1cm이지만 2.5cm 이상 자라는 경우도 있다. 심한 자극을 받거나 염증이 생기면 뚝 떨어져 나가기도 하는데 암으로 발전될 가능성은 전혀 없지만, 미관상 좋지

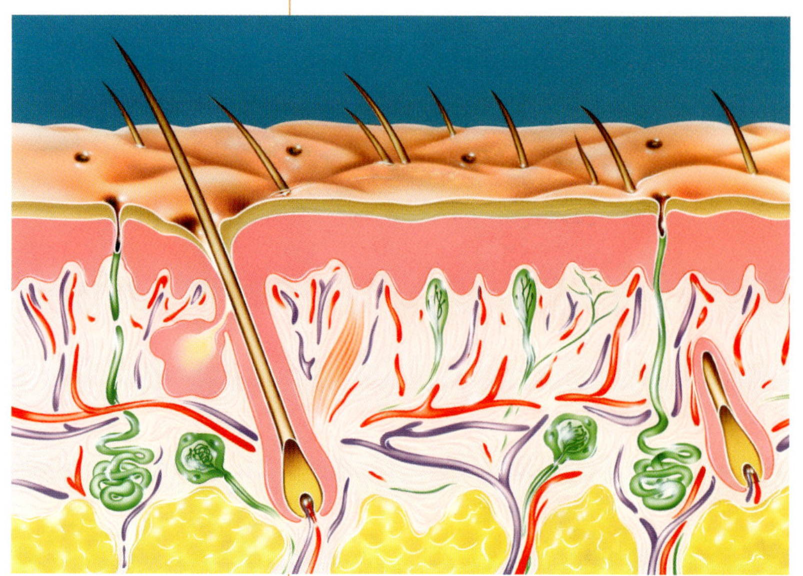

진피 안에 땀샘(초록색)과 신경(초록색), 혈관(붉은색과 보라색)이 마구 엉겨 있다.

않고 여기저기 거치적거리는 게 문제다.

　　지루성 각화증은 건강상의 문제보다는 대부분 미용상의 이유로 병변을 없애버리고 싶어 한다. 이때는 종양 아래 신경을 마취한 다음 수술용 가위나 면도칼로 도려낼 수 있다.

다한증 Hyperhidrosis

평소 긴장했을 때 손바닥에 땀이 흥건하거나 겨드랑이에 땀이 차서 옷이 젖을 정도라면 다한증을 의심할 수 있다. 다한증은 비정상적으로 땀이 많이 나는 증상이 6개월 이상 일주일에 적어도 한 번 이상 발생하면 진단받을 수 있다. 과하게 땀이 나는 부위는 주로 겨드랑이, 얼굴, 손바닥, 발바닥이다. 다한증상은 대부분 수면 중에 멈추는 게 특징이나 간혹 취침 중에만 땀을 과하게 흘리는 사람도 있는데, 이를 도한盜汗 또는 야간발한이라 한다.

　　땀 좀 많이 흘린다고 죽나? 물론 아니다. 그러나 다한증은 일상 활동에 끊임없이 지장을 주기 때문에 겪어보지 않으면 그 괴로움을 모른다. 악수도 마음 놓고 할 수 없으며, 운동이나 사회활동 참여에도 제약이 많다. 유리컵 같이 미끄러운 물체나 악기를 다루는 것도 힘들다. 중요한 서류나 지폐 등 종이류는 만지기만 하면 젖어버린다. 게다가 전기 제품을 만질 때 땀 때문에 누전이라도 되면 치명적인 전기쇼크를 받을수도 있다. 이처럼 다한증은 단순히 옷을 자주 갈아입어야 하는 귀찮은 문제로만 끝나지 않는다.

　　다한증을 촉발하는 요인은 스트레스, 불안, 사회관계, 열기나 습기 같은 환경적 요소 등 다양하다. 다한증을 겪는 사람들은 대부분 가족력이 있는 것으로 보아 유전적인 원인도 있는 듯하다. 다한증 이외에 특별한 질병 없이 건강한 사람들은 1차 다한증으로 진단받는다. 이 경우 다한증의 원인은 신경계의 과잉 활동으로 에크린 땀샘에서 너무 많은 땀이 생산되기 때문이다. 또 흔하진 않지만 다한증이 다른 심각한 질병의 증상으로 나타날 때도 있다. 이를 2차 다한증이라고 하는데 대표적인 다한증 동반 가능 질환은 고열, 척수 부상, 당뇨병, 마약 중독, 감염, 암, 심장질환, 폐질환, 뇌질환 등이다. 우선 심각하지 않은 경우, 국부용 지한제를 처방한다. 예를 들어 염화알루미늄 헥사히드레이트 aluminum chloride hexahyrate 를 잠자기 전 발한 부위에 발라주면 땀샘 관이 막혀 땀이 피부 밖으로 배출되지 못한다. 간혹 염화알루미늄 헥사히드레이트를 바르면 피부가 따끔거리거나 화끈거리는 과민반응을 보이는 사람들이 있다. 이런 사람들은 잠들기 전에 발랐다가 다음 날 아침 바로 씻어내는 식으로 자극을 최소화할 수 있다.

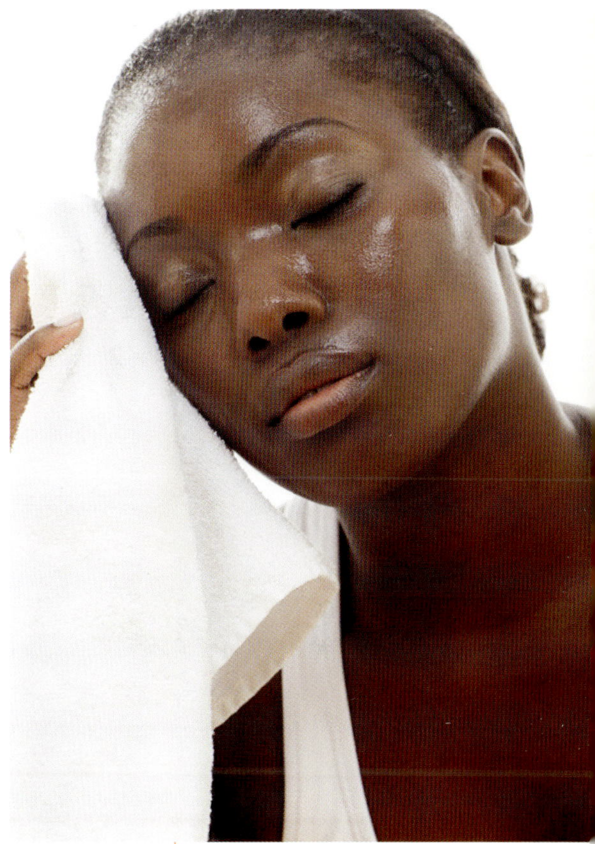

힘든 운동을 한 후 땀이 과하게 흐르는 것은 체온을 내리기 위한 인체의 자동체온조절기능으로 지극히 정상이다.

발한증의 치료법은 지난 몇 년간 꾸준히 향상되었다. 혼자서 괴로워하지 말고 병원을 찾도록 하자.

다한증hyperhidrosis의 'hidrosis'는
그리스어로 '땀을 흘림'을
뜻한다. 액취증bromhidrosis은
'냄새나는 땀을 흘린다'는 뜻이며,
색땀증chromhidrosis은 땀에 색이
묻어나는 것을 말한다.

이온치료기iontophoresis도 다한증 치료에 효과적이다. 다한증 부위에 전류를 흘려 땀샘 관을 막는 방법이다. 손바닥이나 발바닥을 금속판 위에 올려놓고 30분 정도 전류를 흘리는데, 매주 4~5회 반복 시술한다. 지한 효과는 다섯 번에서 열 번 정도 시술하면 나타나기 시작한다. 잠재적인 부작용은 피부 자극과 건조화, 피부 벗겨짐이다.

이와 같은 국소 처방이 효과가 없다면 보툴리누스 신경독소botulinum toxin를 겨드랑이나 손바닥 발바닥 등에 주입한다. 효과가 매우 극적이며 최장 9개월까지 지속되는데 신경독소가 땀샘에서 땀이 배출되는 것을 원천 봉쇄하기 때문이다. 시술도 간단한 편이다. 보통 진료실에서 보툴리누스 신경독소를 작은 주사바늘로 주입하며 시술은 총 20분 정도 소요된다. 효과는 빠른 경우 일주일 만에 나타난다. 주사는 꽤 아프지만 원한다면 부분마취를 통해 불편함을 줄일 수 있다. 드물긴 하지만 부작용도 있는데 빗자국 흉터가 생기거나 피부가 약하고 민감해질 수 있으며, 손바닥에 주사를 맞는 경우 손아귀 힘이 줄어들 수도 있다.

위의 방법으로도 다한증이 개선되지 않는다면 수술을 할 수 있다. 수술 대상은 땀샘의 땀 생성을 관장하는 교감신경절의 신경 자체다. 손바닥과 발바닥, 얼굴, 겨드랑이 등의 신경을 자르거나 죄거나 태워서 땀을 극적으로 감소시킬 수 있지만 심각한 부작용이 보고된 바 있으니 보다 자세한 내용은 전문의와 상의하자.

체취

액취증bromhidrosis이라고 들어봤는가? '암내'라고 하면 모두 고개를 끄덕일 것이다. 사실상 아포크린 땀샘에서 분비되는 땀 자체는 냄새가 없지만 피부 표면에 정상적으로 기생하는 세균이 땀을 분해하는 화학 과정에서 불쾌한 냄새가 발생한다. 따라서 몸에서 냄새가 나지 않는 사람은 없으며, 특정 질병 때문에 체취가 갑자기 변하지 않는 한 걱정할 문제는 아니다.

몸에서 냄새가 강한 부위일수록 아포크린 땀샘도 많이 분포한다. 체취에 대한 민감도는 사람마다 다르고, 문화와 위생 습관에 따라 다르다. 또한, 식습관, 성, 인종, 건강상태, 복용약품 등 다양한 요소가 체취에 영향을 준다. 가령, 동아시아(한국, 중국, 일본) 사람들은 다른 지역 인종보다 아포크린 땀샘 수가 대체로 적다. 다시 말해, 동아시아 사람들은 땀도 적게 흘리고 암내도 훨씬 덜한 편이다.

액취증의 치료는 당연히 제대로 씻는 데서 시작한다. 매일 물과 비누로 땀은 물론 피부에 기생하는 세균까지 잘 씻어내야 한다. 탈취전용 비누를 쓰면 효과가 더 좋은데, 땀을 많이 흘리는 여름철엔 특히 유용하다. 암내가 심한 부위는 털을 면도하면 땀과 세균 양을 줄일 수 있다. 지한제 역시 땀을 적게 흘리게 함으로 체취를 감소시키는 데 도움이 된다. 의복은 땀과 함께 세균과 냄새를 흡수하고 저장하는 만큼, 자주 갈아입고 세탁에도 신경 써야 한다.

몸 액세서리

몸을 치장하기 위해 착용하는 다양한 액세서리는 단순히 재미를 위한 것일 수도 있지만, 자신만의 개성과 가치관, 철학을 표현하는 수단이기도 하다. 액세서리는 다양한 방식으로 우리의 정체성을 표현하며 우리가 누구인지 대변하기도 한다. 인도 여성이 결혼식 때 손등에 새겨 넣는 헤나 타투henna tattoo는 일시적이고 씻어낼 수 있는 반면, 피부를 잉크로 염색한 타투는 영구적이다. 물론 잉크 타투도 수술이나 레이저로 제거할 수 있지만 시간과 비용이 꽤 많이 든다. 보디 피어싱의 경우, 더 이상 원치 않을 경우 구멍은 막힐 수 있지만 흉터는 피할 수 없다. 타투나 피어싱에 관해 겁부터 주려는 게 아니다. 무엇이든 시술 전에 그 부작용에 대해 충분히 검토하라는 뜻이다. 피어싱과 타투 시술 모두 꽤 아프고 비용도 적지 않다. 나중에 후회한다면 안 하느니만 못하다. 단순히 겉모습에만 치중한 판단은 자제하고, 감염이나 안정성 문제는 없는지, 또는 일상 활동이나 업무 능력에 악영향을 끼치진 않을지 여러 관점에서 숙고하길 바란다.

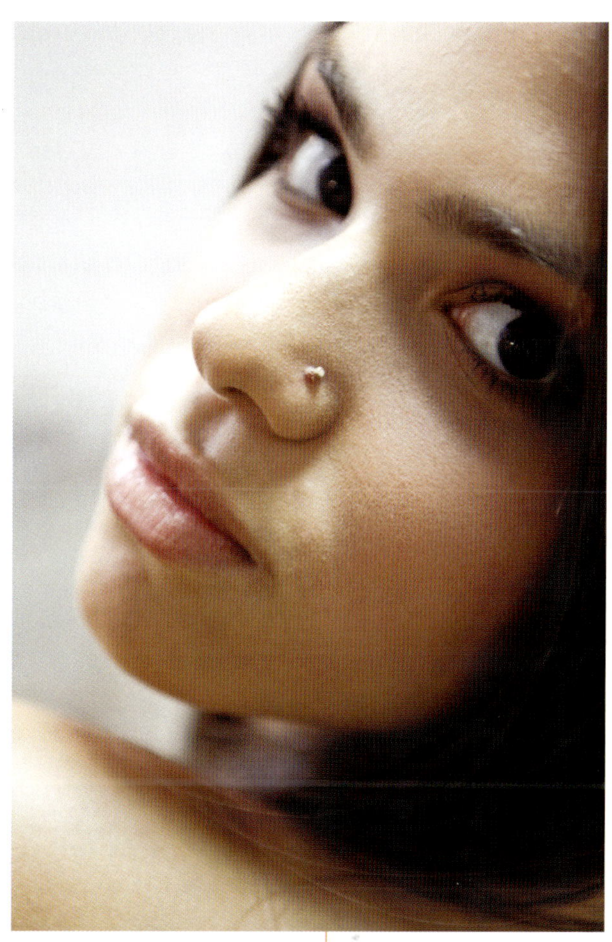

피어싱으로 인해 감염이나 흉터가 생기는 걸 막고 싶다면 피어싱 시술자와 관리법에 대해 충분히 상의한다.

보디 피어싱 Body piercing

독특한 개성을 표현하고 남다르게 몸을 장식하고 싶다면 보디 피어싱만한 게 없다. 보디 피어싱은 거의 모든 나라와 민족에서 각양각색으로 꽃피운 문화 중 하나다. 특히 인기가 많은 피어싱 부위는 귀와 코, 혀, 배꼽, 유두와 성기 주변이다. 피어싱은 반드시 위생적인 조건에서 위생관념이 철저한 전문가에게 시술받아야 한다. 귓불을 제외한 모든 부위는 피어싱 시술 전에 알코올로 소독해야 하고 반드시 소독한 기구나 피어싱 전용 일회용 바늘을 사용해야 한다.

　　피어싱 시술은 어떻게 진행될까? 대체로 시술자가 가운데 구멍이 뚫린 바늘로 원하는 부위에 구멍을 뚫은 다음, 그 안으로 선택한 피어싱 보석을 집어넣는다. 이때 따끔한 정도의 통증과 약간의 출혈이 있다. 평소 아스피린이나 이부프로

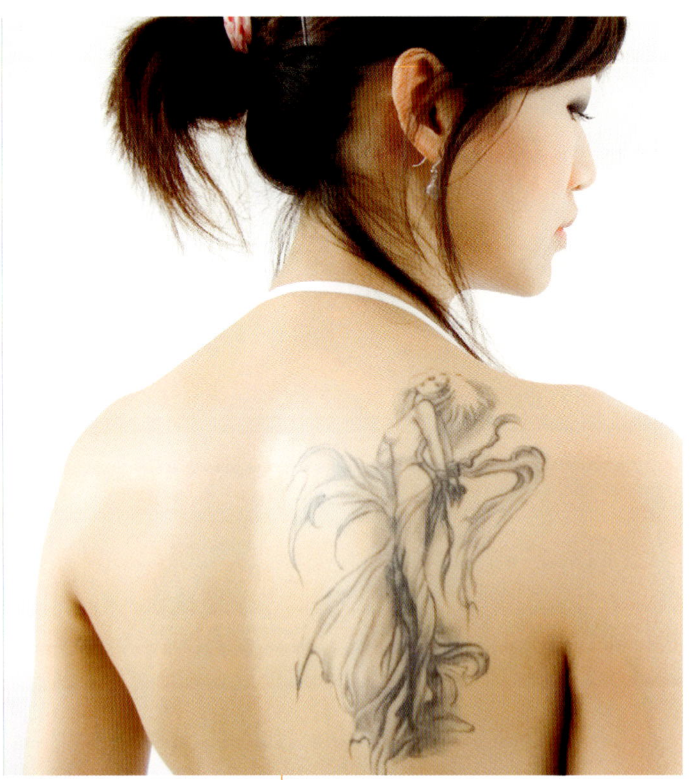

인간은 기원전 4000년부터
몸을 타투로 장식했다.

펜 14ibuprofen 14 같은 비스테로이드성 항염제를 복용하고 있다면 피어싱 시술 전에 의사와 상의해서 가능하면 복용을 중단해야 한다. 이러한 의약품은 외상이 생겼을 때 과다 출혈을 유발할 수 있기 때문이다. 피어싱 구멍이 지나치게 늘어나는 것을 방지하려면 너무 크고 무거운 피어싱 보석은 피한다. 총기형 피어싱 기구는 귓불을 뚫을 때만 사용하도록 고안되었다. 피어싱 기구는 반드시 일회용이나 소독된 것이어야 한다. 피어싱 액세서리 재질은 외과수술용 스테인리스 스틸이나 티타늄, 18K에서 24K 금과 같은 녹슬지 않는 금속이어야 한다. 니켈이 함유된 액세서리는 알레르기 반응을 일으킬 수 있으니 피한다.

새로 피어싱을 한 부분은 부드럽게 씻고 알코올로 소독하거나 항생제 연고를 바른다. 피어싱의 대표적인 부작용은 시술 도중의 감염이나 액세서리 금속에 대한 알레르기 반응이다. 또 피어싱 부위 피부가 늘어나거나 찢어지고, 켈로이드성 흉터가 생길 수도 있다. 64~65쪽에 피어싱 종류별로 해당 부위와 평균적으로 살이 아무는 시간, 시작용 추천 액세서리 등 일반적인 정보를 정리해 두었으니 참고하기 바란다. 그러나 본 책은 피어싱의 안정성을 전면 인정하지 않았으며, 독자들에게 피어싱을 권장하려는 의도는 없다.

피어싱 관리

피어싱을 다루기 전에는 항상 손을 깨끗이 씻는다. 특히 피어싱을 한 지 얼마 되지 않았거나 합병증을 앓은 경험이 있다면 위생에 더욱 신경을 쓴다. 피어싱 부위는 식염수로 씻으면 무난하다. 멸균된 물이 99퍼센트, 염화나트륨이 1퍼센트 들어 있는 식염수는 가장 간단하고도 좋은 세척액이다. 동네 약국이나 편의점에서 쉽게 구매할 수 있지만, 집에서도 간편하게 만들 수 있다. 직접 만들어 쓰고 싶다면 일단 깨끗한 냄비에 물을 끓인 후 뚜껑이 있는 용기에 담는다. 그 다음 순수 바다 소금이나 천연 소금을 찻숟갈로 최대 1/4 정도 섞으면 된다. 피어싱 부위를 씻거나 분비물과 딱지 등을 닦아 낼 때는 면봉을 이용하면 편리하다. 마지막으로 피어싱 부위는 잘 말려야 하며, 평소에도

타투의 잉크 색깔과 원료	
타투 잉크	원료
검정색	탄소
빨간색	수은
노란색	카드뮴
파란색	코발트
초록색	크롬
흰색	티타늄
자주색	망간
갈색	산화물

습하지 않도록 관리한다.

타투

타투의 역사는 피라미드가 세워지기 2000년 전 고대 이집트 시대까지 거슬러 올라간다. 남아메리카의 아스텍과 잉카, 마야 민족도 타투를 했다고 한다. 전하는 바에 따르면, 현재의 타투 기법은 폴리네시아Polynesia 민족이 동남아시아에 전파하였고, 동남아시아를 거쳐 갔던 뱃사람들이 다시 전 세계로 전파하였다고 한다.

펜에 손을 찔려본 적 있는가? 피부 아래 꽤 깊숙이 펜 잉크가 배어든 경험이 있을지도 모른다. 그게 바로 일종의 검정색(탄소/흑연) 타투다. 타투는 미용과 성형 목적으로 행하는 보디 아트body art의 일종이다. 타투는 '피부를 찌른다'는 뜻으로, 말 그대로 피부 표면을 찔러서 진피에 물감을 주입하여 완성한다. 타투의 종류는 일시적인 헤나 타투에서 영구적인 눈썹 메이크업, 보기 싫은 흉터를 가리거나 대체하는 성형 타투 등이 있다. 염료 또는 잉크는 대부분 전기 바늘이나 타투용 총으로 진피에 주입한다. 염료나 잉크의 종류도 다양해서 다채로운 표현도 가능하다. 그 많은 원료를 생각하면 타투 부위에 발진이나 뾰루지 같은 알레르기 반응이 일어나는 것도 놀랄 일은 아니다.

타투를 할 때는 정식으로 허가 받은 타투 시술소에서 경험 많고 위생에 철저한 타투 아티스트에게 시술받는 게 좋다. 피부에 잉크를 주입할 때는 바로 개봉한 일회용 또는 무균 소독한 기구를 사용하는지 반드시 확인한다. 타투를 새기는 작업은 통증을 동반하는데(피 뽑을 때 통증과 비슷하다) 살이 많은 부위보다 뼈에 인접한 부위일수록 통증이 심하다. 타투는 바늘로 시술하는 만큼 보기 싫은 흉터나 켈로이드가 생길 수도 있다. 완성되면 타투 부위는 부드럽게 씻고 항생제 연고를 바르는 등 타투 시술자가 지시한대로 조심스럽게 관리한다. 타투 색이 빛에 바래는 것을 방지하려면 직사광선은 피하는 게 좋다.

타투 제거

타투 제작의 인기가 높아질수록 타투 제거도 '인기'가 높아지고 있다. 한때 열렬했던 관계가 지금은 과거형일수도 있으며(애인 이름은 웬만하면 새기지 말자), 보수적인 분야에서 새 일자리를 구해야 할지도 모른다(옷으로 가릴 수 있으면 다행). 나이가 들면서 체형도 변하고 그에 따라 타투 모양도 처음과 달리 일그러지고 흉해질 수 있다. 또는 타투 디자인이 더 이상 마음에 안 들 수도 있다. 이처럼 타투를 제거하려는 이유야 수도 없이 많다. 매년 수천만 명의 사람들이 타투 제거술을 받고자 한다. 그런데 타투 제거술도 타투를 새기는 것만큼 간단하면 얼마나 좋을까

피어싱 부위	일반 정보
연골 없는 귓불	귓불은 몸에서 피어싱하기 가장 쉽고, 가장 인기 많으며 또 가장 부작용이 적은 부위다. 피부도 잘 아물고 다양한 스타일의 귀걸이와 액세서리가 두루 어울린다. 그러나 귓불은 켈로이드가 잘 생기며, 피어싱 구멍이 잘 늘어나는 게 단점이다.
귓불 궤도	매우 드문 형태로 경험 많은 전문 피어싱 아티스트만 시술한다. 일반 피어싱은 보통 앞뒤로 꽂는데, 귓불 궤도 피어싱은 행성 궤도처럼 양 옆으로 꽂는 게 특징이다.
귓바퀴helix	둥글게 말려 있는 귓바퀴 연골을 뚫는다. 통증이 심하고 더디게 아문다.
귓바퀴 궤도와 대이륜antihelix	귓바퀴에 구멍을 두 개 뚫어 앞뒤가 아니라 행성 궤도처럼 양 옆으로 액세서리를 낀다.
루크rook	이주tragus 윗부분 연골을 뚫는 피어싱. 이주가 두꺼울수록 시술 난이도가 높아진다. 경험 많은 전문 피어싱 아티스트에게 받는 게 좋다. 통증도 심하고 감염 위험도 크다.

피어싱 부위	일반 정보
다이스daith	이주 위의 두터운 연골 부분을 뚫는다. 뚫는 부위가 두꺼운 만큼 아무는데 시간이 오래 걸리고 감염 확률도 높은 편이다.
이주tragus	루크 바로 아랫부분의 두꺼운 연골을 뚫는다. 기술적 난이도가 높고, 감염도 잘 된다.
인더스트리얼 industrial	매우 긴 바벨barbell(역기 모양의 액세서리)로 연결하는 피어싱.
외이concha	조개껍데기 같이 생긴 외이에 하는 피어싱. 역시 연골을 뚫는 만큼 통증과 감염 확률이 높다.
외이 궤도	외이 연골을 수직으로 두 군데 뚫어 궤도처럼 액세서리를 착용한다.

보디 피어싱 차트	
피어싱 부위	**일반 정보**
눈썹	눈썹 선을 따라 뚫는다. 감염되지 않도록 세심한 관리가 필요하다.
콧날	콧날 표피를 수평으로 뚫는다. 기술적 난이도가 높다. 시간이 지나면서 피어싱 구멍이 이동하는 증상이 나타날 수 있다.
윗입술(미인점)	윗입술 윗부분을 뚫어서 안팎으로 연결한다. 미인점과 닮았다고 '먼로 피어싱' 또는 '마돈나 피어싱'이라고도 한다.
혀	혀 앞쪽을 뚫는 피어싱. 입 안의 습기와 세균 때문에 아무는 속도가 더디다. 혀가 잘 붓는다.
볼	볼 보조개처럼 뚫는 피어싱. 볼 안쪽과 바깥쪽 모두 세심하게 관리해야 한다. 아무는 동안 얼굴 제모는 삼간다.
레이브레트 labret	'입술장식'이란 뜻으로 아랫입술 중앙 아래를 뚫는 것을 일컫는다. 세심한 관리가 필요하며 피어싱 주위로 살이 돋는 것을 주의해야 한다.
메두사 medusa	윗입술 중앙 위를 뚫는 피어싱이다.

보디 피어싱 차트	
피어싱 부위	**일반 정보**
코중격 nasal septum	양쪽 콧구멍 가운데 중격 연골을 뚫는 피어싱으로 세심한 관리를 요한다.
정글 jungle	코중격을 통과해 코끝 중앙 아래쪽을 뚫고 나오는 피어싱. 코중격 피어싱을 이미 한 상태에서 구멍이 충분히 늘어났을 때만 가능하다.
코	코 바깥쪽 피부를 뚫는 피어싱. 코 안의 세균 때문에 아무는 속도가 더디다.
배꼽	배꼽 주변의 피부 표면을 뚫는 피어싱. 볼록 튀어나온 배꼽은 움푹 들어간 배꼽보다 시술하기 어렵다.
젖꼭지	젖꼭지 아래 유륜을 뚫는다.
성기	성기 피어싱은 시술 전에 반드시 산부인과 의사나 비뇨기과 의사, 피부과 의사 등과 상의한다.
웹 스페이스 web space	보통 엄지와 검지 사이 피륙에 하는 피어싱. 특수 제작한 전용 액세서리가 필요할 수도 있다.

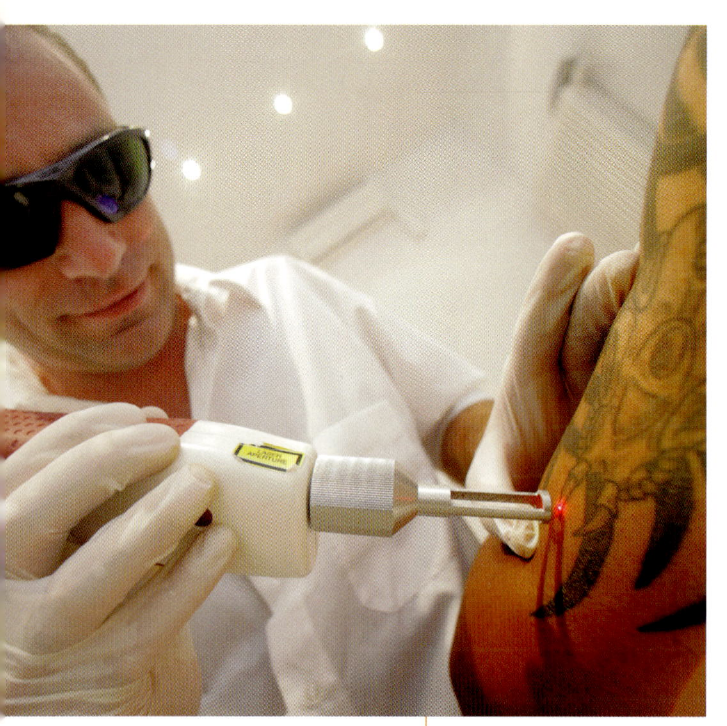

다양한 레이저를 이용해
타투 색소를 제거한다.

마는 문제는 타투 잉크가 반영구적이라는 점이다.

　몇 년 전까지만 해도 타투 제거술은 타투가 새겨진 피부를 외과수술로 오려내고 꿰매거나, 타투 부위를 피부찰상을 유도해 '갈아내는' 시술이었다. 두 경우 모두 타투를 지운 흔적과 흉터가 분명히 남았다. 다행히 요즘은 거의 쓰지 않는 방식이다.

　오늘날은 대부분 레이저로 타투를 제거한다. 이때 레이저가 공략하는 대상은 피부가 아니라 타투 염료다. 더 정확히 말하자면 선택적 광열분해selective photothermolysis 기법으로 발색단chromophore을 제거하는 것이다. 레이저가 피부 조직이 아닌 타투 염료에만 흡수되는 특정한 파장의 빛을 쏘면 피부에 착색 타투 염료만 가열되어 파괴되고 주변 피부는 거의 손상을 입지 않는다. 피부에 남아 있는 색소 잔해는 인체의 청소 세포라 할 수 있는 대식세포macrophage가 먹어치울 것이다.

　타투 색이 하나 이상인 경우는 디자인과 색에 따라 각기 다른 레이저 기계가 필요다. 가령, 푸른색과 검정색 타투는 큐 스위치드 루비 레이저Q-Switched Ruby Laser를 이용해 제거한다. 큐 스위치드 알렉산드라이트 레이저Q-Switched Alexandrite Laser는 푸른색과 검정색은 물론 초록색까지 제거할 수 있다. 큐 스위치드 엔디 야그 레이저Q-switched Nd: YAG는 푸른색과 검정색, 붉은색을 제거할 수 있다. 따라서 경우에 따라 각기 다른 기계로 여러 번 시술해야 할 수도 있다.

　레이저 시술은 특별히 아프진 않다. 대부분 시술 전에 해당 부위에 국부마취 크림을 바르며, 레이저 자체도 불편함을 최소화하기 위해 냉각 시스템을 가동한다. 그러나 타투 디자인과 색에 따라 시술을 여러 번 받아야한다면, 통증이나 불편함은 증가될 수밖에 없다. 게다가 시술 비용도 만만치 않다. 또, 일부 염료는 레이저에 잘 반응하지 않아 반영구적인 흉터를 남길 수 있다. 시술 횟수와 성공여부는 타투의 크기와 깊이, 사용된 염료의 종류와 양에 따라 다르다. 보통은 타투가 최대한 제거될 때까지 6주에서 8주마다 재시술을 받는다.

　레이저 기술은 지난 수십 년간 놀라운 속도로 발전했다. 하지만 여전히 어떤 타투라도 감쪽같이 제거할 수 있는 기계와 기술은 없다. 타투를 할 때 한 번 더 고민해보자. 지금 한 타투가 10년, 20년 후에도 여전히 매력적이고 마음에 들까? 조금이라도 의심의 여지가 있다면 미루는 게 좋다.

제모

누구나 학생 때 생물시간에 배웠을 것이다. 인간은 포유동물이며, 포유동물만 털이 자란다는 사실을. 대부분의 사람들은 머리에 자라는 털, 즉 머리카락은 좋아한다. 가르고, 땋고, 꼬고, 당기고, 자르고, 기르고, 올리는 등 가꾸는 재미도 쏠쏠하다. 빠지거나 손상될까 애지중지 관리하는 것도 잊지 않는다. 그러나 얼굴이나 몸에 나는 털은 어떤가. 남녀의 모발에 대한 인식은 사회나 문화에 따라 다르다. 청소년기 남학생이라면 하루라도 빨리 콧수염이나 턱수염을 기르고 싶어 안달할 것이고, 여자라면 입술 위나 턱에 족집게를 갖다 대야 할 날이 하루라도 늦게 오길 바랄 것이다.

　　머리털은 너무 적어서 문제지만, 다른 부위는 너무 많아서 문제다. 그러나 아무래도 제모에 신경을 더 많이 쓰는 쪽은 여성들이다. 눈썹부터 겨드랑이 털, 다리털을 미는 경우는 매우 흔하고, 비키니 라인(팬티선) 제모까지 유행이다. 다양한 제모법에 대해 보다 자세하게 살펴보자.

면도 Shaving

남녀 할 것 없이 면도는 가장 쉽고 저렴하며 통증이 거의 없는 제모 방식이다. 또한 인체 어느 부위라도 가능하다. 면도날은 피부 표면과 같은 높이에서 모발을 잘라내는 것이라 모발이 다시 피부 표면 위로 자라나오는 데 시간이 얼마 걸리지 않는다. 심지어 하루나 이틀이면 금세 모발이 눈에 띄거나 만져진다. 더구나 자라나오기 시작한 짧은 털은 흔히 더 거칠고 뻣뻣하게 느껴진다.

　　손면도기는 피부에 충분히 수분을 공급한 뒤에 사용한다(습식 면도). 면도크림을 이용하면 모발과 피부가 매끄러워져 힘들이지 않고도 면도가 잘 되며 더구나 면도날로부터 피부를 보호할 수 있다. 손면도기는 면도날이 보통 한 개나 두 개인데, 면도날이 네 개까지 장착된 면도기도 나온다. 손면도기의 가장 큰 장점은 구석구석 꼼꼼하게 골고루 면도할 수 있다는 점이다. 이때 면도날이 많을수록 모발을 더욱 깊이 깎을 수 있다. 전기면도기는 물기 없는 피부에 쓴다(건식 면도). 회전식 전기면도기는 두 개 또는 세 개의 면도날이 회전하면서 털을 깎는다. 직선 왕복식 전기면도기는 면도날이 좌우로 움직이는데 피부를 보호하기 위해 면도날 위에 보호망이 씌워져 있다. 따라서 손면도기만큼 구석구석 깊숙이 깎지는 못한다. 그만큼 피부 자극이 적고 이용이 간편한 게 장점이다. 특히 레이저 범프razor bump(면도로 인한 노폐물이 모공을 막아

가장 간단하고 저렴하게 모발을 제거하는 방법은 면도다. 그러나 그 효과가 며칠밖에 지속되지 않는 게 문제다.

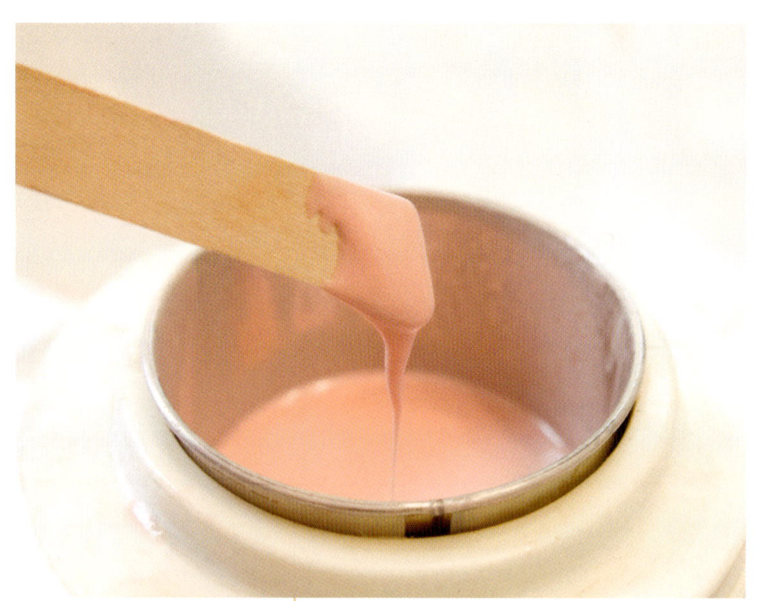

왁스 제모법은 고통스럽지만 다시 털이 자라나오기까지 몇 주를 벌 수 있다.

혹처럼 올라오는 현상)가 잘 생기는 남자들은 전기면도기를 쓰면 훨씬 좋아진다고 한다. 애프터셰이브after-shave 화장품은 면도 후 확장된 모공을 닫기 위해 바른다. 대부분 보습 성분과 향을 포함하고 있으며, 면도로 인한 상처 감염을 최소화하기 위해 알코올이 들어 있다.

왁스 제모 Waxing

왁스 제모(왁싱)는 원하는 부위에 왁스를 바른 뒤 모발과 함께 왁스를 떼어내는 제모 방식이다. 왁스 제품 대부분은 밀랍이나 파라핀이 주성분이다. 왁스 제모는 크게 뜨거운 왁스법과 차가운 왁스법으로 구분한다. 우선 뜨거운 왁스법은 따뜻하게 녹인 왁스를 모발 위에 바로 바르고 그 위에 천 조각을 덮는다. 왁스가 식으면 털과 천 모두 왁스에 들러붙는다. 이때 천 조각을 재빨리 뜯어내면 모발이 단단하게 굳은 왁스와 함께 제거된다. 차가운 왁스법은 이미 왁스가 묻어 있는 천 조각을 피부 위에 붙이는 게 다를 뿐, 기본 원리는 같다. 역시 천 조각을 뜯어낼 때 왁스와 털이 함께 빠진다. 차가운 왁스법은 뜨거운 왁스법보다 통증이 덜 하다. 그러나 그만큼 효과도 덜하고 여러 번 반복해야 할 수도 있다.

왁스 제모는 모간까지 제거하기 때문에 제모 효과가 몇 주간 지속된다. 콧수염 같은 작은 부위나 비키니 라인을 위한 넓은 부위 모두 효과적이지만 특히 뜨거운 왁스법은 왁스를 뜯어낼 때 통증이 심하다. 피부 자극도 심한 편이므로 민감성 피부는 뜨거운 왁스법 이전에 차가운 왁스법부터 시도해 보는 게 좋다. 트레티노인이나 아다팔렌 같은 자극적인 여드름 약을 쓰는 사람은 3~4일 정도 약을 끊고 왁스 제모를 한다.

SKIN SOLUTION

코털이나 귀털은 전용 트리머trimmer로 자르는 게 가장 편리하고 통증 없이 안전하다. 다른 제모법과 대체 또는 보완해서 사용할 수 있는 안면모발전용 트리머도 있다.

실 제모 Threading

실 제모(스래딩)는 전 세계에서 사용하는 가장 오래된 제모 기술 중 하나다. 숙련된 시술자는 다른 기구 없이 일반 면실만 가지고 쉽고 빠르게 제모할 수 있다. 일반인도 충분히 연습하면 가능하다. 면실을 적당히 잘라 양쪽 끝을 이어 매듭을 짓는다. 양손에 실을 낀 채 가운데 부분을 여러 번 꼰다. 꼬인 부분을 제모할 부위에 놓고 부드럽게 밀면서 실을 양쪽으로 번갈아 잡아당긴다. 이때 실의 꼬인 부분이 좌우로 이동하면

서 털을 뽑는다. 실 제모는 주로 안면모발에 쓰지
만 다른 부위에도 얼마든지 사용할 수 있다. 실
제모는 자극이 적기 때문에 민감한 피부에 특히
유용하다. 또한, 여드름 치료를 받는 중이거나 왁
스 제모의 통증을 견딜 수 없는 사람에게도 적합
하다.

족집게 제모 Tweezing

족집게로 모근에서 모발을 하나하나 뽑아내는 방
법이다. 이때 털이 자란 방향으로 당겨야 잘 빠진
다. 눈썹 같은 국소부위나 입술 위, 턱, 목 등에 몇
가닥 삐져나온 털을 제거하는데 효과적이다. 족
집게 제모는 모간 전체를 뽑아내기 때문에 다음
제모까지 시간을 더 많이 벌 수 있다.

제모제 Depilatory

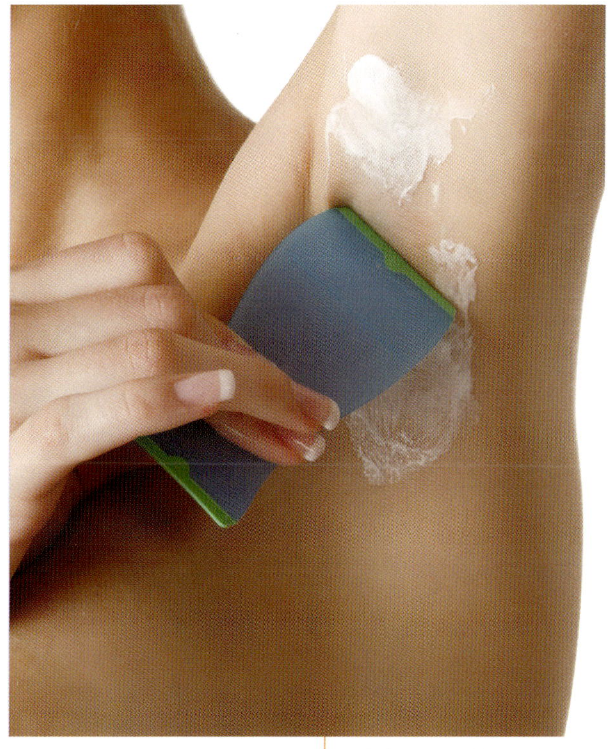

어떤 피부는 제모제가
너무 자극적일 수도 있기
때문에 민감성 피부는
반드시 민감성 전용
제모제만 사용한다.

제모제는 화학물질을 이용해 모간을 부풀리거나
모발에 힘을 주는 이황화물 결합을 깨뜨린다. 이렇게 약화된 모발은 물리적으로
문질러 닦아내면 된다. 면도처럼 제모제도 피부 표면 위로 올라온 모발만 제거하
기 때문에 금방 새로 자라 올라온다. 다만, 면도칼로 잘라낸 모발은 끝이 날카로
운 반면 제모제로 잘라낸 모발 끝은 화학작용 때문에 뭉툭하다. 이렇게 무딘 모발
끝은 레이저 범프 같은 면도 트러블을 적게 유발한다.

　　제모제의 주요 활성성분은 티오글리콜산 칼슘calcium thioglycolate, 황화바륨bari-
um sulfide, 수산화나트륨sodium hydroxide, 수산화칼륨potassium hydroxide이다. 제모제는
크림형, 로션형, 가루형 등 다양한 형태로 출시된다. 얼
굴 피부는 몸 보다 민감하기 때문에 얼굴용 제모제는
훨씬 순한 편이지만 모든 제모제는 알레르기 반응을 일
으키거나 피부를 심하게 자극할 수 있다. 처음 쓰는 제
품은 국소 부위에 먼저 시범 사용을 해볼 것을 권한다.
가령, 팔 안쪽에 제모제를 발라 5분에서 10분 정도 발진
이나 자극이 일어나는지 지켜보면 된다.

면도와 제모제는 모발을 피부 표면
수준에서만 제거할 뿐, 피부 안의
모간이나 모근을 뽑는 것은 아니다.
당장 다음 날부터 모발이 자라
올라오는 것은 바로 이 때문이다.

연마제 Abrasive

주로 사용하는 연마제는 고운 사포나 속돌, 산화알루미늄 크리스털 같은 재료다.
피부에 먼저 비누나 물을 묻히고 연마제로 부드럽게 문질러 모발을 제거한다. 장
갑 형태로 사용이 편리한 제품도 있다. 그러나 자극이 심하기 때문에 연마제는 제

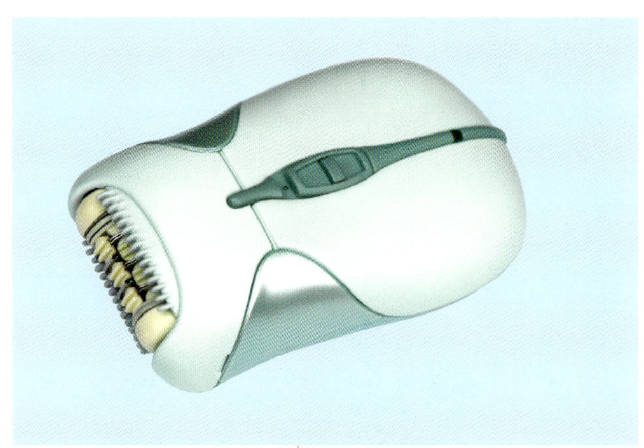

제모기는 일련의 족집게가
돌아가면서 털을 뽑는
원리다.

모를 목적으로 너무 자주 쓰지 않는 게 좋다. 주로 다리에 사용하는데, 어떤 경우라도 얼굴처럼 민감한 부위는 피한다.

제모기 Epilator

제모기는 모발을 뽑는 기구다. 구형 제모기는 스프링이 회전하면서 모발을 뽑았다. 신형 제모기는 금속판 사이에 모발을 잡아 채 뽑는 전기 족집게라 할 수 있는데 제모기 애용자들은 제모기가 면도기보다 모발이 피부 안쪽으로 자라 들어가는 현상 ingrown hair 을 줄여준다고 한다. 제모기의 단점은 왁스 못지않게 아프다는 점이다.

전기분해술 Electrolysis

전기분해술은 영구적으로 모발을 제거하는 방법이다. 가느다란 바늘 같은 탐침을 성장기 모낭에 주입한다. 직류나 교류, 또는 둘 다 이용하는 전기분해술은 갈바니 전기분해 galvanic electrolysis, 열분해 thermolysis, 혼합분해라고 한다. 어떤 경우든 전류가 모낭을 파괴하여 모발이 더 이상 자라지 못한다. 갈바니 전기분해는 가장 효과적으로 모낭을 파괴하지만, 모낭 하나하나 시술해야 하기 때문에 시간이 많이 걸린다. 모발을 확실히 제거한다는 점에서 장기적으로 보면 이득이다. 그에 비하면 열분해법은 시술이 매우 빠르고 간편하다.

에플로니틴 크림 Eflornithine cream

에를로니틴 크림은 처방전이 필요한 전문의약품이다. 주로 안면모발 성장을 억제하기 위해 하루 두 번 얼굴에 바른다. 크림을 바르기 시작한지 한 두 달 만에 효과를 보는 사람도 있지만 대체로 더 오래 걸린다. 그러나 적어도 6개월 안에는 효과를 볼 수 있고 다른 제모 방법과 혼합해서 사용해도 안전하다. 사실상 에플로니틴 효과가 극대화되기까지 처음 몇 개월은 기존의 제모 방식을 유지할 수밖에 없다. 일단 모발 성장이 효과적으로 억제되고 제모 효과가 나타나면 에플로니틴 크림만 계속 바르면 된다. 사람에 따라 다른 제모 방식을 병행해야 하는 경우도 있지만, 제모 빈도와 제모로 인한 피부 트러블은 확연히 줄어든다.

에플로니틴 크림은 피부를 자극해 부분적으로 따끔거림이나 화끈거림, 가려움증, 건조, 여드름 등을 유발할 수 있다. 크림 사용 중 이런 증상이 나타나면 의

에플로니틴 크림은 모발 성장을
늦추는 처방의약품이다.
제모 효과를 유지하려면 지속적으로
사용해야 한다.

사와 상의한다. 부작용의 증상이나 심각성에 따라 크림 사용을 하루 한 번으로 줄이거나 아예 중단할 수도 있다. 에플로니틴 크림으로 제모 효과를 보았고, 또 그 효과를 유지하고 싶다면 무기한 지속적으로 써야 한다. 크림을 중단하면 일정 시간이 지난 후 성장이 억제되었던 모발이 다시 자라기 시작하기 때문이다. 그러나 크림을 중단했다고 전보다 모발이 더 많이 자라는 건 아니다.

에플로니틴 크림은 주로 여성들이 안면모발 제거용으로 쓰지만, 민감한 피부를 가진 남성들도 많이 쓴다. 남자들의 경우 여자들만큼 크림 효과가 빠르고 극적으로 나타나지는 않지만, 레이저 범프 같은 면도 트러블은 확실히 개선할 수 있다.

레이저 제모는 하얀 피부에 짙은 색 모발을 가진 사람에게 효과가 가장 좋다. 까무잡잡한 피부는 레이저 시술로 착색이 일어날 수 있으니 주의를 요한다. 이때 의사나 시술자의 숙련도나 경험도가 매우 중요하다.

레이저 제모

레이저 제모는 지난 10년 동안 그 인기가 폭발적으로 증가했다. 레이저 기술의 혁신, 다년간의 연구와 노하우 덕분에 레이저 수술은 안전하고 효과 좋은 제모 방식이 되었다.

레이저 제모 역시 선택적 광열분해를 이용한다. 다시 말해, 타투 염료를 공략하듯이 피부의 멜라닌 색소를 선별해 가열하고 파괴한다. 피부 멜라닌 색소는 주로 모발과 새 모발이 자라는 모낭 주변에 분포한다. 따라서 레이저가 기존 모발은 물론 모낭까지 파괴하여 새 모발이 자라는 것도 방지해준다.

사실상 모발의 멜라닌 색소는 갈색과 흑색을 내는 유멜라닌과 금발과 붉은 색을 내는 페오멜라닌 두 종류다. 레이저는 주로 유멜라닌의 짙은 색소를 대상으로 하기 때문에 금발이나 붉은 모발, 흰회색 모발은 짙은 색 모발에 비해 레이저 시술이 훨씬 어렵다. 또한, 모발 색깔은 피부 색과도 관계가 있음을 유의해야 한다. 다시 말해, 레이저가 짙은 색 모발을 선별적으로 파괴할 때 짙은 색 피부 색소도 동시에 파괴할 수 있다. 따라서 갈색 피부에 갈색 모발이라면 레이저 제모에 각별히 주의를 쏟아야 한다. 각자의 피부색에 맞는 레이저 설비와 경험 많은 의사를 찾는 것도 중요하다.

제모에 쓰는 레이저 기계 종류는 여러 가지다. 레이저 제모를 하기 전에 시술자가 자신의 모발과 피부색에 맞는 레이저 설비를 갖추었는지 반드시 확인하도록 한다. 시술 전에는 국소 부위에 시범 시술을 해보는 게

레이저 제모는 보통 한 달에 한 번 4회에서 8회 시술하면 되지만, 일단 시술이 끝나도 정기적으로 재시술을 받아야 할 수도 있다.

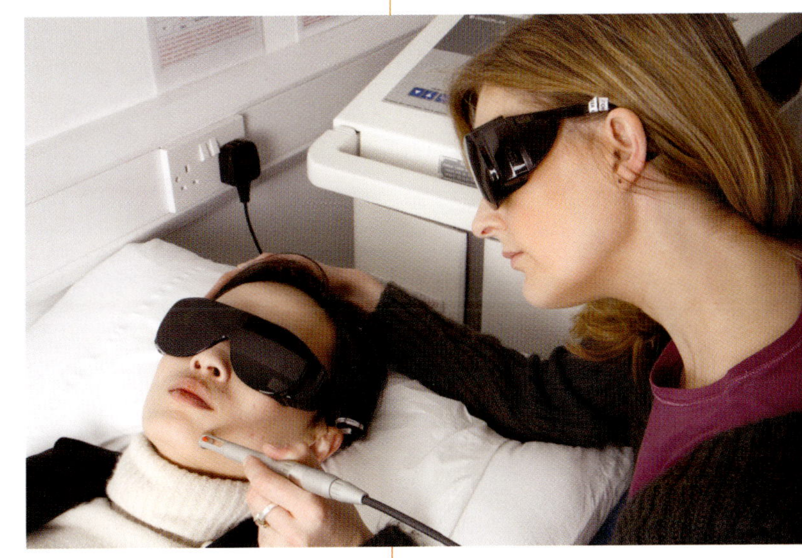

레이저	특징
알렉산드라이트	매우 효과적이지만 흰 피부만 적합하다.
디오드 Diode	흰 피부에서 중간 피부 톤까지 적합하다.
엔디 야그	모든 피부색에 쓸 수 있다.

바람직하다. 제모 효과는 물론 피부 착색 여부와 알레르기, 기타 부작용 여부를 미리 확인할 수 있다.

일단 레이저 시술이 시작되면 본격적인 제모 효과를 보기 위해 몇 차례 반복해서 시술한다. 사람마다 다르지만 보통 적어도 5회에서 8회 정도고 보통은 몇 주 간격으로 시술한다. 레이저 치료 전후로 약을 처방해주는 경우도 있다. 레이저 제모는 효과가 오래가긴 하지만 영구적인 것은 아니라 시술이 완전히 끝나도 정기적으로 재시술을 받아야 한다. 간혹 일 년에 한 번씩 시술하는 경우도 있다.

부작용 없는 시술은 없는데 가장 흔한 부작용은 짙거나 옅은 색으로 피부 착색이 되고 흉터가 남거나 멍이 드는 경우다. 이러한 부작용은 시술 전에 의사와 충분히 상의하도록 한다.

메이크업 Makeup

어떻게 하면 내게 꼭 맞는 메이크업 화장품을 고를 수 있을까. 내가 찾는 색조화장품을 판매하는 브랜드는 뭘까. 메이크업 제품을 고르는데 의외로 고려할 사항이 많다. 내가 원하는 방식으로 효과가 나는지, 쓰기는 편한지, 내 예산에 적합한지, 피부 트러블이나 알레르기를 유발하지는 않는지 등등.

결론부터 말하자면, 단 하나의 절대적인 '최고' 제품은 없다. 원하는 효과가 나는 마음에 드는 제품이 있고 알레르기나 피부 문제를 일으키지 않는다면 그게 바로 당신에게 맞는 최고의 화장품이다.

메이크업 화장품 관리

화장품으로 인한 피부 트러블을 피하는 첫 단계는 화장품과 화장 도구를 제대로 관리하는 것이다. 메이크업 화장품은 언제나 구입할 때 주어진 뚜껑이나 덮개로 밀봉한 상태에서 건조하고 시원한 장소에 보관한다. 그래야 세균 증식을 최대한 줄일 수 있다. 메이크업 화장품도 유통기한과 사용기한이 있다. 보기에는 멀쩡해 보여도 개봉 후 사용기한이 지나면 폐기해야 한다. 새 화장품을 뜯을 때마다 화장품 통에 개봉한 날짜를 유성팬으로 써두면 기억하기 쉽고 편리하다. 여기 제시한 화장품 사용기한은 참고사항일 뿐 절대 기준은 아니다. 유통기한이나 사용기한이

지나지 않아도 화장품에서 냄새가 나거나 색과 농도가 변했다면 바로 폐기한다.

　　메이크업 브러시는 2~4주마다 세척해야 한다. 메이크업 브러시 전용 샴푸도 있지만 일반 샴푸를 써도 무방하다. 머리 감듯이 브러시를 미지근한 물에 적셔 약간의 샴푸로 거품을 내서 헹구면 된다. 저녁에 씻어 두면 밤새 공기 중에 건조되어 다음 날 아침 바로 사용할 수 있다. 액체나 크림 메이크업, 또는 파우더를 바를 때 스펀지나 퍼프를 선호한다면 저렴한 일회용 제품을 사서 몇 번 쓰고 버리는 게 낫다. 수분을 흡수하는 스펀지 특성상 세균이 쉽게 번식하기 때문이다. 또는 같은 스펀지나 퍼프를 2~3일 이상 연속 사용한다면 정기적으로 비누와 물로 깨끗이 씻어 공기 중에 건조시킨다.

메이크업 화장품의 개봉 후 사용기한	
액체형 눈 화장품 : 마스카라, 아이라이너	3 개월
액체형 파운데이션, 컨실러	1 년
매니큐어 제품	1 년
크림 제품 : 아이섀도, 볼터치, 파운데이션	1.5 년
립스틱, 립글로스	2 년
펜슬 제품 : 눈썹, 아이라이너, 립 펜슬	2 년
파우더 제품 : 아이섀도, 볼터치, 브론저	2 년

메이크업 지우기

오늘날 메이크업은 지속적으로 덧바르지 않아도 메이크업 효과를 꽤 오랫동안 유지할 수 있어 편리하다. 하지만 적어도 잠자리에 들기 전에는 메이크업을 말끔히 지워야 한다. 그래야 뾰루지나 여드름 같은 피부 트러블도 방지하고 건강한 피부로 가꿀 수 있다. 메이크업은 하는 것 보다 지우는 게 더 중요하다고 하지 않던가.

　　얼굴 세정제는 순한 게 이상적이지만 메이크업을 완전히 지우기에는 아무래도 역부족이다. 마스카라나 아이라이너처럼 방수 기능이 있는 아이 메이크업은 더욱 그렇다. 게다가 눈 주변 피부는 약하고 민감해서 계속해서 문지르거나 자극을 주면 안 좋다. 파운데이션이나 페이스 파우더도 신경 써서 꼼꼼히 씻어내야 한다. 따라서 색조 화장을 하는 사람들에게 전용 메이크업 리무버make-up remover는 필수품이다. 물이나 일반 비누로 잘 씻기지 않는 메이크업도 깨끗이 닦아주기 때문이다. 메이크업 리무버는 보통 액체형으로 화장솜이나 전용 패드에 묻혀 사용

편리한 메이크업을 위한 다양한 브러시가 시판되고 있는데 메이크업 브러시는 천연 또는 합성 섬유로 만든다.

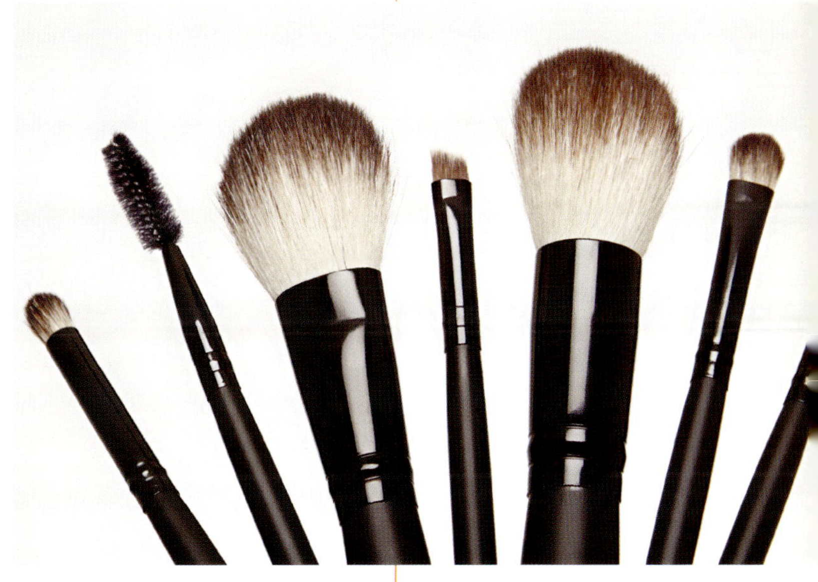

한다. 또는 패드형 제품도 있는데 특히 여행 중이나 갑작스럽게 외박할 경우 편리하다. 메이크업 리무버는 보통 얼굴 전체에 쓸 수 있지만, 아이 메이크업 전용 리무버도 있다. 자신의 피부 유형과 즐겨 하는 메이크업 종류에 맞게 리무버를 선택하고 리무버로 메이크업을 제거한 후에는 기존에 하던 대로 세안하고 보습한다.

> 패드형 메이크업 리무버는 메이크업과 먼지, 노폐물과 피지 등을 부드럽게 닦아내기 좋다. 특히 여행 중일 때 편리하다.

메이크업 트러블을 피하는 방법

메이크업을 한 뒤 얼굴이 붉어지거나 가렵고 발진이 생기면 해당 화장품에 알레르기 반응을 일으킨 것일 수도 있다. 특정 화장품이나 성분에 알레르기가 있는 것으로 의심이 되면 피부과 의사를 찾아 알레르기 반응 테스트를 받는 게 좋다. 운이 좋다면 알레르기 반응을 일으킨 특정 성분을 밝혀낼 수도 있다. 메이크업 제품의 알레르기 반응은 주로 방향 성분이나 방부제가 원인이다. 자신이 알레르기가 있는 성분을 안다면 화장품을 고를 때 유용하며 알레르기를 일으킨 성분을 모를 경우는 '저자극성 hypoallergenic'으로 표기된 제품을 선택하면 무난하다.

메이크업 제품은 더러 모공을 막아 블랙헤드나 화이트헤드를 유발하기도 한다. 파운데이션 제품이 특히 그렇다. 여드름성 피부나 현재 사용 중인 화장품 때문에 뾰루지가 생긴다면 '비면포 유발성 noncomedogenic' 제품을 선택한다. 말 그대로 여드름 유발 성분이 들어있지 않다는 뜻이다. 지방이 들어있지 않은 '오일 프리 oil free' 제품도 피부 트러블을 감소시켜준다.

아이 메이크업은 절대 다른 사람과 나눠 쓰면 안 된다. 특히 마스카라나 아이라이너 펜슬은 안구 표면과 점막에 직접 닿기 때문에 세균과 바이러스가 쉽게 전염된다. 대표적인 부작용으로 유행성 결막염이 발생할 수 있다.

반영구화장 Permanent makeup

원형 탈모 alopecia areata 나 화학치료 때문에 눈썹이나 속눈썹이 빠져 본 적 있

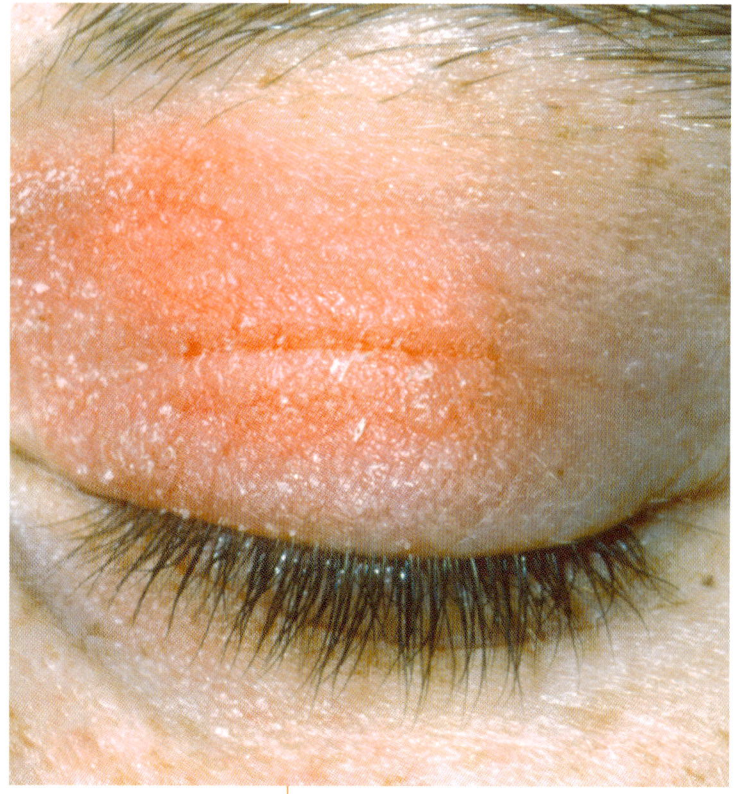

눈꺼풀 피부는 매우 예민하고 약하기 때문에 화장품에 쉽게 자극 받을 수 있다.

는가? 감추고 싶은 흉터는 없는가? 또는 매일 화장을 하고 지우는 게 지긋지긋하지 않은가? 만일 그렇다면 반영구화장을 고려할만하다.

　　반영구화장은 타투용 색소를 진피에 주입하여 메이크업 효과를 내는 것이다. 타투 색소는 아이라이너, 눈썹, 립 라이너는 물론 입술에 색을 입히거나 보기 싫은 흉터나 착색을 가리는 데도 효과적이다. 그러나 메이크업은 마음에 안 들면 지우고 다시 할 수 있지만, 타투는 반영구적이다. 따라서 경험 많고 실력 있는 시술자를 찾는 게 우선 과제다. 이미 시술 받은 고객들의 시술 전, 후 사진을 요구하는 것도 잊지 말자.

　　반영구화장을 시술한 직후에는 다소 과장되고 어색해보일 수 있다. 그러나 시간이 지날수록 타투 색소가 안정적으로 자리 잡아 자연스럽고 보기 좋아진다. 색소가 점점 희미해지는 경우는 정기적인 재시술이 필요하다. 반영구화장 시술에 따르는 위험과 부작용도 주지할 필요가 있다. 타투 색소에 알레르기 반응을 보이는 사람도 있고, 시술 부위에 켈로이드가 형성되는 사람도 있다. 시술자가 장비 위생에 소홀하면 감염도 쉽게 생기고 전염병이 옮기도 한다. 이런 부작용을 최소화하려면 시술 전에 시술 장소와 설비 등을 꼼꼼히 살펴보고 충분히 상담한다.

타투를 전략적으로 이용하면
메이크업 효과를 낼 수 있다.

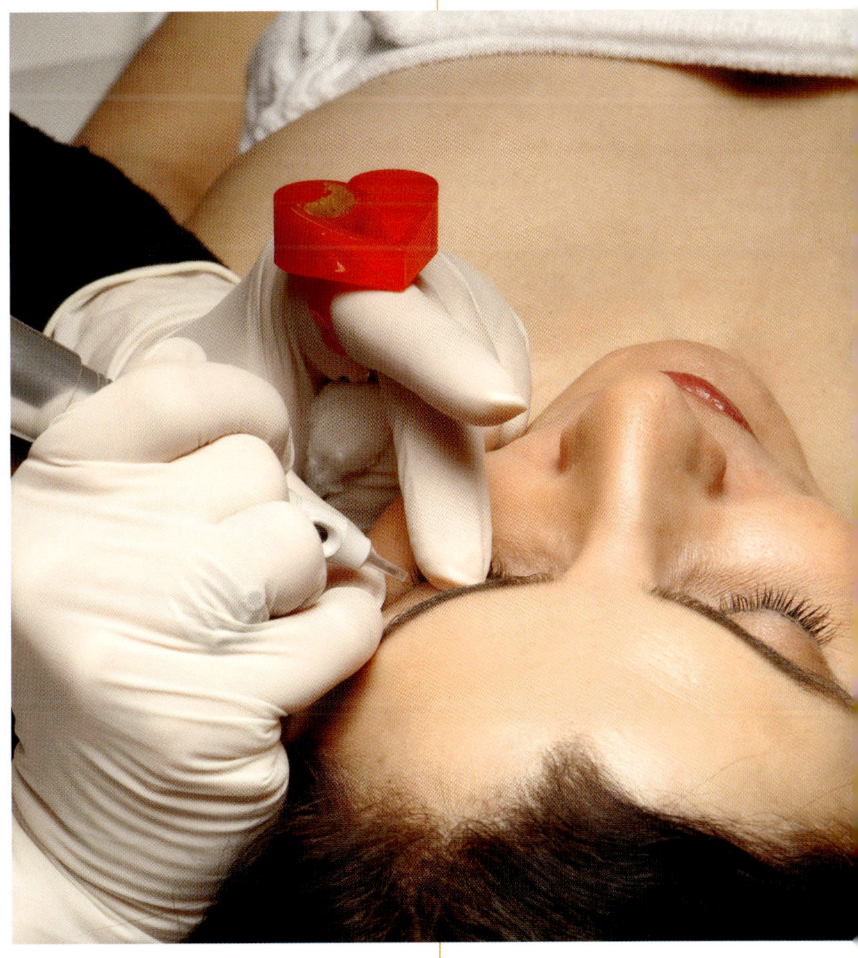

3

만성 피부 질환 ABC

살다보면 이런 저런 피부 질환을 겪게 마련이다. 이번 장은 가장 흔한 만성 피부 질환과 기본적인 치료법 및 관리법을 소개한다. 그러나 본 책이 피부과 의사를 대신할 수는 없다. 피부와 관계된 질환만 모두 2,000개가 넘는다. 새로운 증상이나 지속적으로 재발하는 문제는 반드시 전문의와 상의한다.

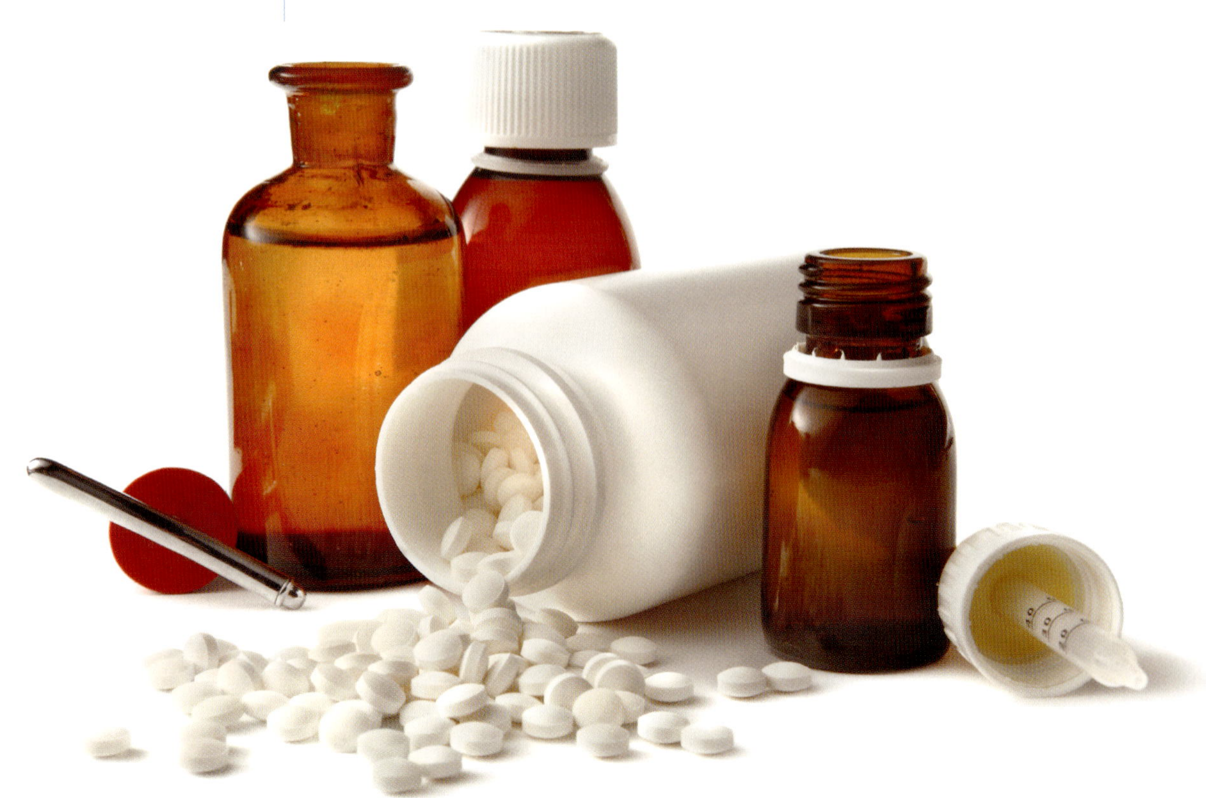

흑색극세포증Acanthosis nigricans

대부분의 만성 피부 질환은 어려운 병명은 몰라도 실제로 본 적은 있다. 가령, 목 뒤나 팔 아래, 사타구니 등에 나타나는 보랏빛 갈색 반점을 본 적 있는가? 이름도 거창한 흑색극세포증이라는 피부 질환이다. 더럽거나 때가 낀 것처럼 보이지만 물로 씻어낼 수 없다. 인슐린 수치가 높은 과체중, 비만 환자, 당뇨병 환자가 주로 잘 걸린다.

인체가 인슐린에 제대로 반응하지 않는 증상을 '인슐린 저항'이라고 하는데 이때 높은 인슐린 수치는 피부 세포를 자극해 두껍고 짙은 색 반점을 형성한다. 따라서 흑색극세포증을 치료하기 전에 혈액 검사를 통해 인슐린 저항이나 당뇨가 있는지 먼저 확인한다. 원인 질환에 따라 적절한 약을 처방받아야 하는데 과체중이거나 비만이라면 다이어트를 해야 할 시점이다. 식습관을 바꾸고 규칙적으로 운동하는 것만으로도 피부 질환을 개선할 수 있다.

일단 생긴 흑색극세포증은 국부용 연고로 치료한다. 가장 대표적인 처방 약품은 트레티니온 연고나 하이드로퀴논 연고, 스테로이드 연고가 있다. 단일 또는 복합 사용할 수 있으며 요소나 알파-하이드록시산, 젖산, 살리실산 등을 주성분으로 한 일반 연고도 증상을 개선하는데 도움이 된다.

여드름Acne

여드름 한번 나보지 않은 사람이 있을까? 여드름은 가장 흔한 피부 만성 질환 중 하나다. 여드름은 십대 초반이나 사춘기 또는 성인기에도 생길 수 있다. 몇 년 만 지나면 말끔히 없어지는 사람도 있지만 십년 넘게 고생하는 사람도 있으며, 30~40대 혹은 더 나이 들어서까지 여드름을 달고 다니는 사람도 있다. 게다가 여드름도 다 같은 여드름은 아니다. 개방성 면포, 패쇄성 면포, 염증성 구진, 농포, 낭포성 혹cystic nodules 등등 모두가 자주 볼 수 있는 여드름 유형이다. 개방성 면포는 흔히 블랙헤드, 패쇄성 면포는 화이트헤드라고 한다. 이런 여드름은 누구나 못 짜서 안달인데 가능한 안 건드리는 게 상책이다. 염증성 구진은 분홍색으로 만지면 부드럽고 말랑말랑하다. 농포는 고름이 가득 찬 여드름으로 역시 건드리거나 짜면 안 된다. 피부 표면 아래 자리 잡은 낭포성 혹은 매우 아프기까지 하다. 모든 여드름은 얼굴뿐 아니라 가슴, 어깨, 등에도 생기는데 사람에 따라 한 종류의 여드름만 생길 수도 있고, 온갖 여드름이 다 생길 수도 있다.

여드름이 생기는 원인은 복합적이다. 가장 큰 요인 세 가지는 피부의 세균과 피지 생성량, 그리고 모공이 얼마나 쉽게 막히는가이다. 피부 표면에 기생하는 세균은 지극히 정상으로 위생 상태와는 상관없다. 피부 세균은 피부의 피지를 '먹고' 사는데, 그 대사 과정에서 피부 염증을 유발하는 물질을 분비한다. 게다가 여드름성 피부는 피지와 각질 세포가 잘 엉겨 붙어 모공을 더욱 쉽게 막아버린다.

여드름이 특별히 심하지 않다면 약국에서 판매하는 일반 여드름 연고만으로 충분히 치료할 수 있다. 주요 활성성분은 과산화벤조일 2.5~10%, 살리실산 2%, 유황 5~8%, 레조르시놀 2% 등이다. 티 트리 오일은 천연 성분으로 가벼운 여드름을 관리하는데 효과적이다. 이런 활성성분들은 세안제, 토너, 마스크, 크림과 겔 등 다양한 피부 제품에서 볼 수 있다.

여드름 치료제는 종종 피부를 건조하게 만든다. 건성화가 심하면 첫 2주 동안은 치료제를 이틀마다 한 번씩 바른다. 피부가 치료제에 적응하여 건성화가 덜 해지면 연고 바르는 횟수를 조금씩 늘인다.

여드름성 피부는 하루에 두 번씩 피지와 더러움을 깨끗이 씻어내는 게 중요하다.

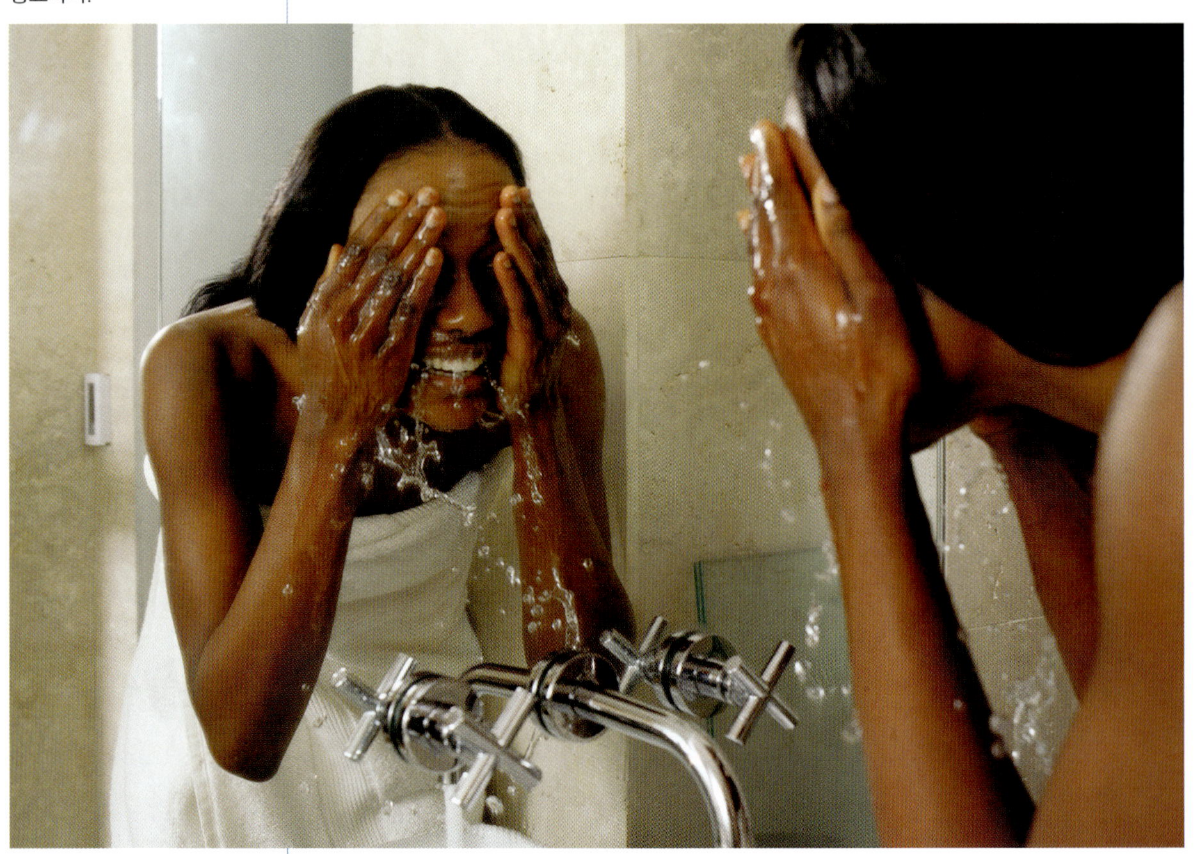

여드름성 피부는 하루에 적어도 두 번씩 깨끗이 씻어야 하며 화장을 하는 여성은 특히 잘 씻어야 한다. 액체형 메이크업 리무버를 화장솜이나 휴지에 묻혀 꼼꼼히 닦아낸다. 패드형 리무버를 써도 무방하다. 단 '비면포유발성'이라고 표기된 제품을 고른다. 여드름 연고는 아침저녁으로 세안한 얼굴에 세럼이나 수분 크림 전에 바른다.

일반 여드름 연고가 별 효과가 없다면 의사에게 전문 의약품을 처방받는 방법이 있다. 비타민 A 일종인 레티노이드 제품은 모공을 여는데 특히 효과가 좋다. 피부 연고용 레티노이드는 트레티노인, 아다팔렌, 타자로텐이다. 여드름이 심하면 바르거나 먹는 항생제를 처방받을 수도 있다. 국부용 항생제의 주성분은 클린다마이신clindamycin 또는 에리트로마이신erythromycin 이며, 아젤라익산azeleic acid , 살리실산 6%, 댑손dap-sone 도 많이 처방한다. 경구용 항생제의 주성분은 테트라사이클린tetracycline , 미노사이클린minocycline , 독시사이클린doxycycline 이다. 테트라사이클린에 알레르기 반응을 보이거나 효과에 만족하지 못하면 다른 계열의 항생제를 처방받는다. 여드름 원인이 호르몬으로 진단되면 경구용 피임약이나 스피로노락톤spironolactone 같은 호르몬제를 처방받을 수 있다.

IPL이라는 기구로 여드름을 치료하는 의사도 있으며 살리실산이나 글리콜산, 젖산, 트라이클로로아세트산TCA을 이용한 화학박피를 권하기도 한다. 화학박피는 여드름 치료는 물론, 치료 후 생긴 분홍색 및 갈색 자국을 제거하는데도 효과적이다. 단, 피부색이 짙은 환자는 TCA를 이용한 화학박피에 주의한다.

온갖 방법을 다 써도 여드름이 지독하게 낫지 않는다면? 마지막 보루는 아이소트레티노인Isotretinoin 이라는 약이다. 아이소트레티노인의 효과는 매우 강력하지만 심각한 부작용이 보고된 바 있다. 꼭 필요한 경우만 신중하게 처방받아야 하며, 복용 중에도 지속적으로 모니터링을 해야 한다. 매달 의사를 찾아가 아이소트레티노인 약물의 효과와 부작용 발생 여부, 심리적 상태까지 두루 상의한다.

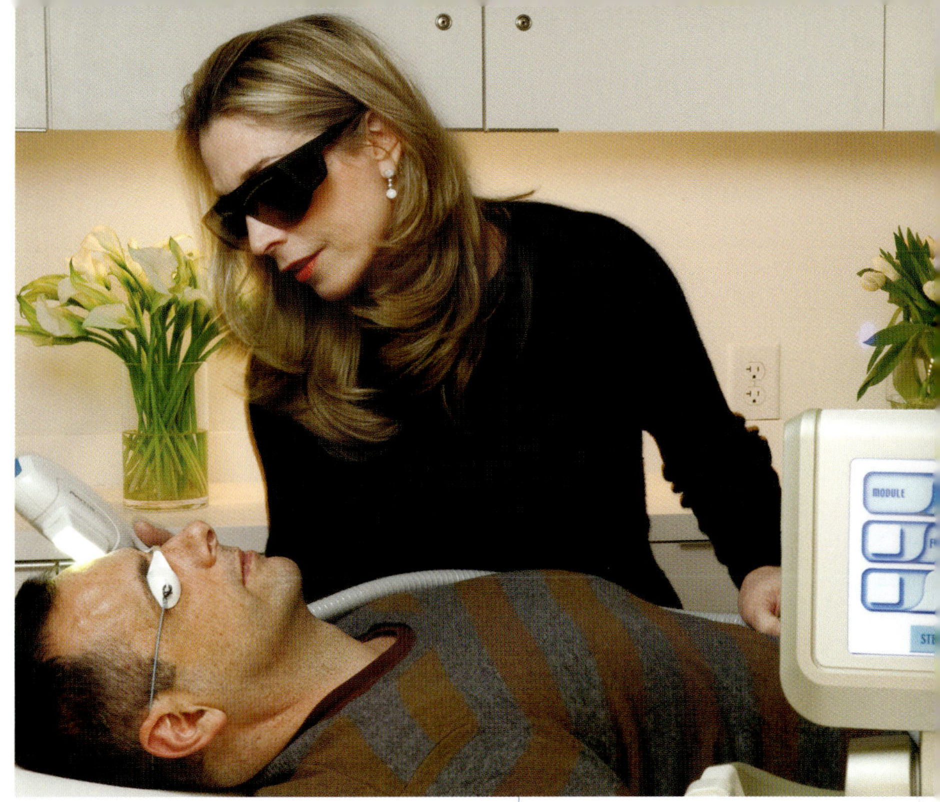

한 환자가 IPL 기구를 이용해 여드름을 치료받고 있다.

여드름을 예방하기 위해서는 잠자리에 들기 전 메이크업 리무버를 이용해 화장을 완전히 제거해야 한다.

간 효소와 트라이글리세리드^{triglyceride}(혈중 지방 성분으로 콜레스테롤과 함께 동맥경화를 일으킨다) 농도를 확인하기 위해 피검사를 할 수도 있다. 아이소트레티노인은 태아 기형을 유발할 수 있기 때문에 임산부는 절대 복용해서는 안 되며 복용 중인 가임 여성은 피임을 철저히 하고 매달 임신 테스트를 한다.

사실상, 임산부는 호르몬 변화 때문에 여드름이 자주 생긴다. 생전 여드름이 난 적이 없었던 여성도 마찬가지다. 임산부가 국부 및 경구로 쓸 수 있는 여드름 성분은 에리트로마이신과 아젤라익산 정도로 매우 한정적이다. 글리콜산이 들어 있는 약품은 모공을 열어 여드름을 개선할 수 있다. 임산부는 복용 중이거나 사용 중인 의약품에 대해 반드시 산부인과 의사와 상의한다.

광선각화증^{Actinic keratosis}

광선각화증은 눈에는 잘 안 보이지만 만져 보면 알 수 있다.

피부를 보호하지 않은 채 햇볕에서 너무 많은 시간을 보낸 적 있는가? 햇볕으로 인해 생기는 가장 흔한 피부 질환 중 하나가 광선각화증이라고 부르는 작은 종양이다. 광선각화증은 언제라도 편평상피세포 피부암으로 발전할 가능성이 있기 때문에 반드시 전문의의 치료를 받아야 한다.

광선각화증은 표면이 약간 거칠고 분홍색 및 붉은색, 또는 살색을 띤다. 크기는 보통 1~5밀리미터이지만 더 큰 경우도 있다. 병변이 하나만 생길 수도 있고 여러 개가 동시에 생길 수도 있다. 사람들은 거칠고 건조한 부위에 보습 제품을 바르다가 나아지지 않으면 그때서야 처음 병원을 찾는다. 대부분의 피부과 의사들은 피부 표면을 육안으로 확인하고 만져 보는 것만으로 광선각화증을 진단할 수 있다. 광선각화증이 암으로 진행되었는지 여부를 확인하려면 생체검사를 해야 한다.

광선각화증은 나이트로젠^{nitrogen} 냉동 요법으로 떼어낼 수 있다. 병변 부위가 여러 군데인 경우 5-플루오로우라실 크림^{5-fluorouracil cream}이나 임미키모드 크림^{imiquimod cream}, 다이클로페낙나트륨 겔^{diclofenac sodium gel} 같은 국부용 연고를 처방받을 수 있다. 간혹 병변 부위가 큰 경우 화학박피나 레이저로 치료하기도 한다.

수포 또는 물집 Blisters

수포는 가장 흔한 만성 질환 중 하나인데 그 원인은 다양하다. 가령, 새 신발을 신었을 때 발에 물집이 잡히는 건 누구나 경험했을 것이다. 이처럼 지속적인 마찰에 의해 생기는 물집을 마찰성 수포 Friction blister 라고 하며, 수포 중에서 가장 흔한 유형이다.

대부분의 수포는 다소 불편한 정도일 뿐 크게 문제가 되지는 않는다. 그러나 수포 주위가 붓고 붉은색을 띠며 만지면 따뜻한 경우 세균에 감염되었을 가능성이 있다. 이때는 항생제를 처방받아 치료해야 한다. 몸 여기저기에 이유를 알 수 없는 수포가 반복적으로 생긴다면 전문의의 진찰을 받아야 한다. 드물긴 하지만 심상성 천포창 pemphigus vulgaris 이나 수포성 유사천포창 bullous pemphigoid 같은 심각한 질병일 수도 있기 때문이다. 수포를 터뜨릴 때는 소독한 핀으로 물집 위에 작은 구멍을 만들어 진물만 뺀다. 이때 물집 표면을 찢거나 벗겨내면 물집 아래 피부가 감염될 수 있으니 주의한다.

<table>
<tr><td>수포가 생기는 원인</td></tr>
<tr><td>● 피부 마찰</td></tr>
<tr><td>● 화상</td></tr>
<tr><td>● 피부염</td></tr>
<tr><td>● 벌레 물림</td></tr>
<tr><td>● 세균 또는 바이러스 감염</td></tr>
<tr><td>● 수포성 질환</td></tr>
</table>

벌레 물림 Bug bites

누구나 벌레에 물려 가려운 경험은 셀 수 없이 많을 것이다. 다른 질환과 마찬가지로 벌레 물림도 예방이 최선이다. 산이나 들판 같은 자연 환경 속에서 야외활동을 할 때는 긴 팔 상의와 긴 바지를 입는다. 그 외 노출된 부위는 방충제를 뿌려준다. 미국 중앙질병관리국 Centers for Disease Control, CDC 은 DEET N,N-diethyl-meta-tolua-

가장 자주 물리는 벌레와 증상

벌레 종류	일반 증상
모기	벌집 같은 물집이 한 개 또는 여러 개 발생한다.
빈대	물집 세 개가 모여 있으며 매우 가렵다.
불개미	농포나 벌집 같은 물집이 생기며 굉장히 아프다.
벼룩	가운데 점이 있는 벌집 같은 반점이 생긴다.
진드기	피부 표면에서 피를 잔뜩 빨아 먹은 진드기는 육안으로도 보인다. 전염성 강한 라임병 lyme disease 에 감염되었다면 과녁의 정중앙 같이 생긴 만성이동성홍반 Erythema chronicum migrans 이라는 발진이 일어난다.
검은 과부거미	두 개의 송곳니 자국이 눈에 띈다.
갈색 은둔자거미	붉고 희고 푸른 색상이 특징이다. 옅은 (흰)색 띠로 둘러싸인 괴저성 중심부는 검푸른 색을 띠고, 가장 바깥쪽 띠는 붉은색이다.

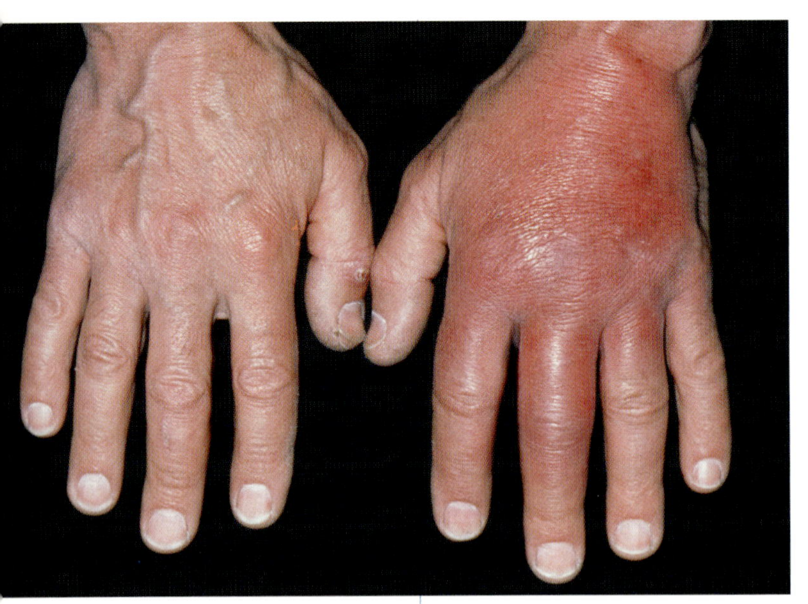

봉와직염은 다리에 가장 많이 생기지만 다른 부위에도 생길 수 있다.

mide, diethyltoluamide나 피카리딘picaridin 성분이 들어 있는 방충제를 권장한다.

그러나 이미 작은 생명체의 먹잇감이 되었다면? 약국에 판매하는 항히스타민제로 가려움증을 줄일 수 있다. 다이펜히드라민diphenhydramine, 로라타딘loratadine, 세티리진cetirizine 등이 좋은 예다. 통증이 심하다면 아세트아미노펜이나 이부프로펜 계열의 진통제를 쓴다. 염증이 있으면 하이드로코르티손hydrocortisone 연고가 도움이 되고, 물린 상처가 큰 경우 감염 위험을 줄이기 위해 항생제 연고를 사용한다. 이 정도로 해결이 안 되는 벌레 물림은 의사를 찾아가 진찰받아야 한다.

봉와직염 Cellulitis

봉와직염은 진피와 피부 밑 연조직에 세균이 감염된 질병이다. 전형적인 봉와직염은 피부가 군데군데 부어오르고 붉은색을 띠며, 만지면 열이 나고 아프다. 보통 몸살도 함께 겪는다.

봉와직염은 성인은 다리에 아동은 얼굴에 가장 많이 생긴다. 봉와직염은 증상이 빨리 퍼지기 때문에 즉각적인 조치를 취해야 한다. 기본적으로 항생제를 처방하는데, 보통은 경구용 항생제로 충분하지만 심한 경우는 정맥 주사로 맞기도 한다.

가장 흔한 병인은 연쇄상구균streptococci이나 포도상구균staphylococci이다. 세균은 베이거나 긁히고 벌레에 물린 상처, 습진이나 무좀이 생긴 곳, 수술 부위나 정맥 주사를 맞은 곳 등 다양한 경로로 피부에 침투한다. 당뇨병 환자나 만성적으로 다리가 붓는 사람들, 정맥 마약 중독자, 그리고 면역체계가 약한 사람들에게 발병률이 높다.

흑색 구진성 피부병은 전염성이 아니다. 다시 말해, 병변 부위를 만지거나 환자와 접촉했다고 병이 옮기는 않는다. 그러나 흑색 구진성 피부병은 가족내력으로 유전될 수 있다.

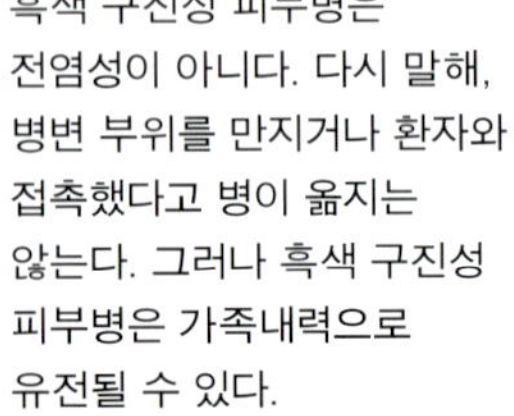

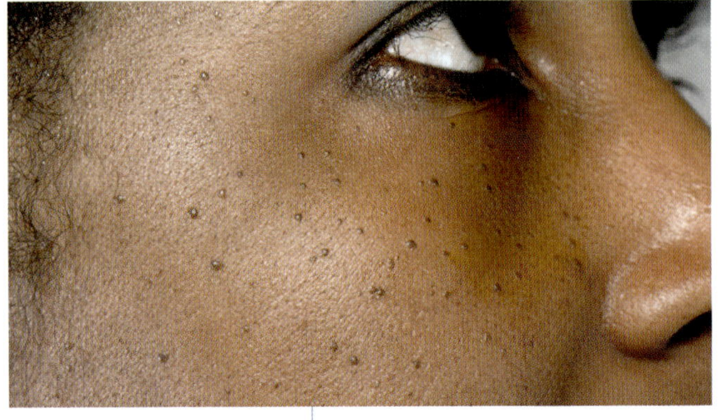

흑색 구진성 피부병
Dermatosis Papulosa Nigra, DPNs

흑색 구진성 피부병은 피부 표면에 갈색 및 흑색 종양이 생기는 증상으로 해를 넘길수록 종양 수도 급속히 증가한다. 종종 '살점'으로 불리기도 하는데 주로 피부색이 짙은 사람들의 얼굴이나 목에 잘 생긴다. 대체로 핀 머리 크기로 작지만, 간혹 50원짜리 동전만한 것도 있다. 흑색 구진성 피부병은 암으로 진전되지 않기 때문에 특별히 치료를 하지 않아도 무방하다. 하지만, 미용목적으로 종양을 제거하거나 메이크업으로 가리는 사람은 많다. 종양 제거술은 피부과나 성형외과에서 쉽게 받을 수 있는데 가장 흔한 제거술은 외과용 수술가위로 싹둑 잘라내는 방법, 전기 바늘로 태우는 방법, 액체 나이트로젠으로 냉각시키는 방법 이렇게 세 가지다. 나이트로젠 냉각 요법은 피부색이 밝고 흰 사람에게 가장 적합하다. 피부색이 가무잡잡한 사람은 착색 가능성이 있으니 피하는 게 좋다. 세 가지 제거술 모두 약간의 통증이 있지만, 국부 마취 연고를 쓰기 때문에 걱정할 바는 아니다. 다만, 흑색 구진성 피부병 종양은 시간이 경과하면 재발하기 때문에 1~2년에 한 번씩 제거술을 받아야 한다.

습진 Eczema

발진과 가려움증을 동반하는 습진은 매우 흔한 만성 피부 질환이다. 피부염이라고도 하는데, 말 그대로 피부에 염증이 생긴 것이다. 많은 사람들이 유아기부터 습진으로 고생하는데, 그 중 절반은 자라면서 괜찮아진다. 물론 사춘기나 성인이 되어서야 습진이 생기는 사람도 있다. 습진은 대부분 겨울철에 더 심해지며, 발진

습진 종류	증상
아토피성 피부염 Atopic dermatitis	유아기에 발병하는 피부염으로 절반 정도는 자라면서 없어진다.
접촉성 피부염 Contact dermatitis	니켈 같은 알레르기성 물체에 접촉하거나, 반지 아래 남아 있는 비눗물처럼 피부를 자극해서 생기는 피부염이다.
한포진 Dyshydrotic eczema	손바닥과 발바닥에 작은 수포가 생기는 피부염으로 매우 가렵다.
원형습진 또는 동전습진 Nummular eczema	동전 크기만 한 둥근 피부염으로 전신 어디나 생길 수 있고 매우 가렵다.
정체성 피부염 또는 울혈성 피부염 Stasis dermatitis	만성적으로 붓는 다리에 발생하는 발진으로 심하게 가렵다.

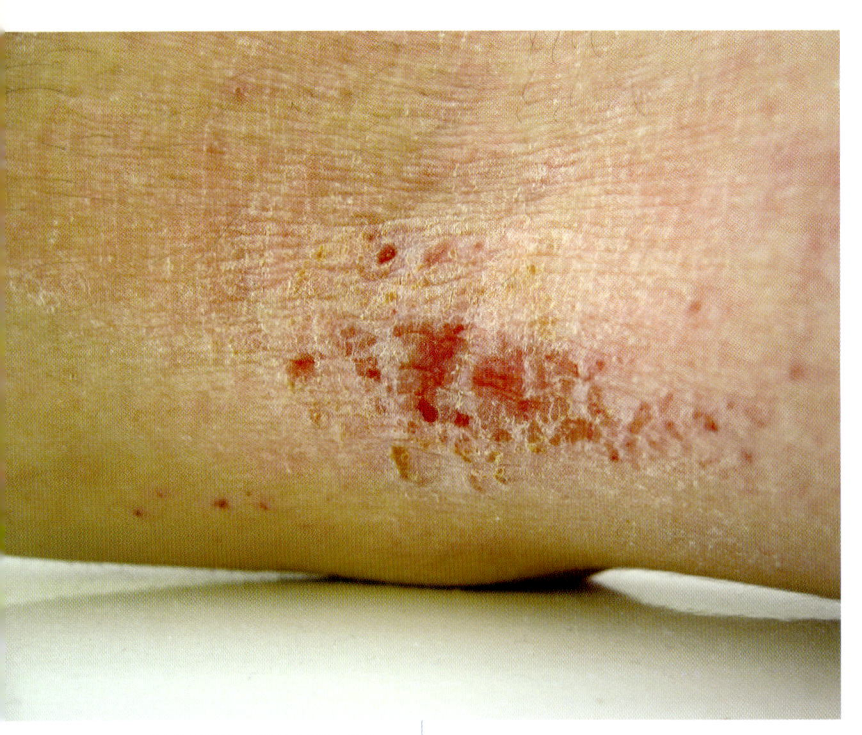

습진 자체는 전염성이 없다. 그러나 습진이 있으면 세균이나 바이러스성 질병이 유행할 때 피부가 더 쉽게 감염된다.

은 생겼다가 없어졌다가 한다. 습진을 완치할 방법은 없지만 효과적으로 관리할 방법은 얼마든지 있다.

습진은 피부 어느 부위라도 생길 수 있다. 주로 많이 생기는 부위는 목이나 팔 안쪽, 무릎 뒤쪽 등 피부가 겹치는 부위다. 유아기에는 얼굴이나 손, 발에도 습진이 잘 생긴다.

일반적으로 습진을 앓는 사람들은 피부가 건조한 편이다. 따라서 평소 건조한 피부를 잘 관리하는 것이 습진 예방과 치료의 기본이다. 습진의 재발을 최소화하려면 목욕과 샤워는 미지근한 물로 5분~10분이 넘지 않도록 한다. 뜨거운 목욕탕에 오랫동안 몸을 푸는 것은 정신 건강엔 좋을지 모르지만 피부 건강엔 해롭다. 올바른 목욕 제품을 선택하는 것도 매우 중요한데 보습 기능이 강화된 건성피부용 바디 클렌저나 비누를 사용하면 무난하다.

하이드로코르티손 1% 크림 같은 비처방 연고로 차도가 없거나 발진과 가려움증이 일주일 이상 계속되면 피부과를 찾아야 한다. 의사는 대체로 크림이나 연고, 용액, 겔, 거품 형태의 국부용 스테로이드를 처방한다. 경우에 따라 스테로이드 성분이 약한 타크로리무스tacrolimus 나 피미크로리무스pimicrolimus 를 처방하기도 한다. 심각한 습진은 단파장 자외선narrow-band UVB을 이용한 광선요법을 받거나, 부신 피질 호르몬제인 프레드니손prednisone 또는 경구용 면역 반응 억제제를 처방받을 수 있다.

습진을 만성적으로 앓는 사람은 여기저기 안 가려운 데가 없다. 다이펜히드라민 같은 일반 의약품은 가려움증에 효과가 있다. 심한 경우는 하이드록시진hydroxyzine 같은 항히스타민제를 처방받아 복용한다. 항히스타민제의 주요 부작용은 졸음이다. 졸음 정도는 사람마다 천차만별이기 때문에 저녁에 시범적으로 복용해서 얼마나 졸리는지 테스트해보는 게 좋다. 약물로 인한 졸음 반응이 극심한 경우 절대로 차를 운전하거나 중장비를 운영해선 안 된다.

<table>
<tr><td colspan="2">모낭염의 종류</td></tr>
<tr><td>세균성 모낭염</td><td>주로 연쇄상구균이나 포도상구균이 원인이다.</td></tr>
<tr><td>온탕 모낭염</td><td>온탕에 서식하는 슈도모나스균pseudomonas이 원인이다.</td></tr>
<tr><td>그람 음성균 모낭염</td><td>그람 음성균은 장기간 여드름을 치료받은 환자에게 많이 발생하는 세균으로 클렙시엘라klebsiella, 엔테로박터enterobacter, 프로테우스proteus가 원인균이다.</td></tr>
<tr><td>피티로스포룸 모낭염</td><td>피티로스포룸은 효모균의 일종으로 청소년 모낭염의 대부분을 차지한다.</td></tr>
<tr><td>피부사상균 모낭염</td><td>주로 백선균trichophyton이 병원균이며 면도한 남성의 수염 부위나 여성의 다리 부위에 많이 생긴다.</td></tr>
<tr><td>모낭충 모낭염</td><td>모낭에 기생하는 모낭충(진드기)이 원인이다.</td></tr>
<tr><td>헤르페스 모낭염</td><td>대부분 입가에 발진이 난 남성이 면도 중 헤르페스 바이러스를 모낭으로 감염시켜 발생한다.</td></tr>
<tr><td>호산성 모낭염</td><td>HIV 양성인 사람에게서 나타나는 모낭염으로 관련 병원균은 없다.</td></tr>
</table>

표피 낭종 Epidermoid cyst

표피 낭종은 진피에 생기는 둥글고 단단한 양성 종양이다. 대부분 육안으로 볼 수 있기 전에 손으로 만져진다. 크기는 몇 밀리미터에 불과한 것부터 몇 센티미터에 이르는 것까지 다양하다. 낭종 위의 피부는 매끄럽거나 중앙에 모공이 두드러진다. 두피나 얼굴, 몸통, 성기 주변, 손끝이나 발끝 등 전신 어디에나 생길 수 있다. 표피 낭종은 무해하기 때문에 특별히 치료할 필요는 없지만, 원한다면 쉽게 제거할 수 있다.

　표피 낭종은 세균이 감염되면 분홍색이나 붉은색을 띠며 말랑말랑해진다. 이 경우 경구용 항생제를 복용하거나 감염 부위를 절개하고 진물을 빼낼 수 있다. 표피 낭종에 염증이 생기면 스테로이드제를 주입해서 치료하나 이것을 치료하는 가장 확실한 방법은 국부 마취 후 낭종을 통째로 도려내는 것이다.

항균 비누나 여드름용 세안제도 모낭염 재발을 막는데 효과적이다.

모낭염 Folliculitis

모낭염은 모낭에 감염이 생긴 질환이다. 단순히 표면적인 감염은 분홍색 및 붉은 뾰루지, 또는 농포가 생기며 부어 오른 부분이 가려울 수 있다. 감염이 보다 깊은 경우는 고름으로 가득 찬 아픈 종기가 생긴다. 모낭염은 모낭이 의복과의 지속적인 마찰이나 반창고, 땀이나 메이크업 등에 의해 감염되기 때문이다. 세균 감염은

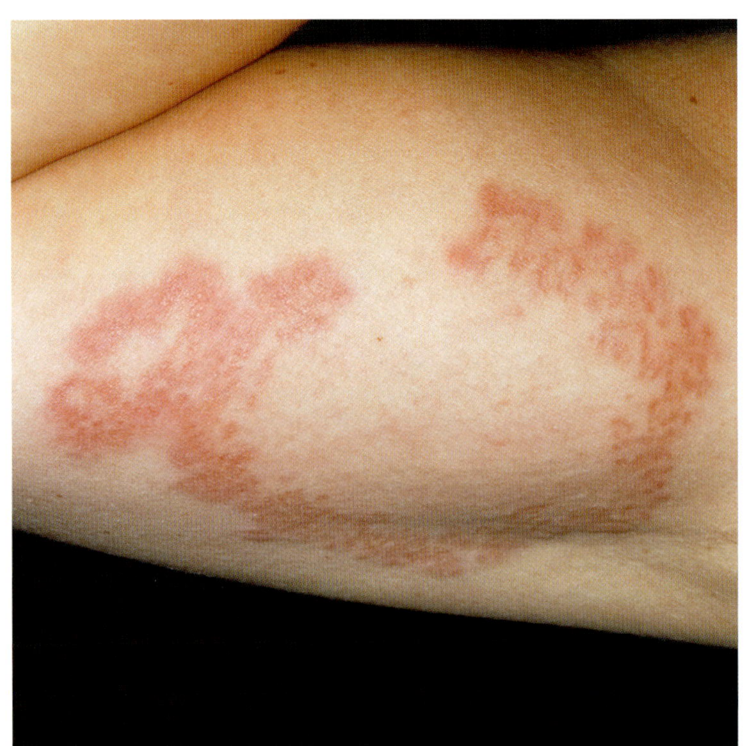

진균성 감염은
동전버짐ringworm 또는
백선이라고 한다. 둥근 띠
모양으로 피부가 부어오르고
붉은 발진이 생기며 종종
가운데 부분은 멀쩡하다.

국부용 또는 경구용 항생제를 쓴다.
그밖에도 바이러스나 곰팡이 등 발병
원인에 따라 다양한 치료제가 쓰인다.

진균성 감염
Fungal infections

곰팡이(진균)는 언제 어디서나 인간
과 함께 한다. 피부 감염을 일으키는
진균은 여러 종류가 있지만, 여기서는
가장 흔한 두 종류만 언급하겠다. 우
선 칸디다균candida은 분홍색 발진을
야기하는데, 보통 발진 가장자리만 농
포가 생긴다. 피부가 접히는 부위나
영유아의 기저귀 부위에 자주 발생하
며, 면역력이 약한 사람에게 많이 생
기고 입 안에도 있다. 피부 사상균dermatophytes은 피부 표면층을 감염시키는 진균
이다. 피부 사상균에 의한 감염은 몸 어느 부위라도 발생할 수 있으며 매우 가렵
다. 진균성 감염 치료는 발생 부위와 크기, 의심 가는 병원균 종류에 따라 경구용
이나 국부용 항진균제를 처방받는다.

육아종 granuloma annulare, GA

육아종은 대체로 건강한 사람들에게 생
기는 무해한 발진이다. 발진은 신체 일부
에 국지적으로 생기거나 몸 전체에 걸쳐
넓게 분포할 수도 있다. 전형적인 육아종
발진은 조그만 구진이 돋아난 분홍색 고
리모양이다. 그 모양 때문에 간혹 육아종
을 진균성 감염인 동전버짐과 혼동하기도
한다. 육아종은 보통 1~2년이 지나면 저
절로 없어진다. 국소 발진은 스테로이드
연고나 주사로 치료할 수 있고, 넓게 퍼진
육아종은 스테로이드 연고, 경구용 레티

피부 사상균 감염		
병명	부위	별칭
두부백선	두피	동전버짐
체부백선	몸	동전버짐
수발백선	수염	수염버짐
고부백선	사타구니	완선
족부백선	발	무좀
조갑진균증	손톱 및 발톱	손톱 및 발톱 무좀

노이드, 광선요법을 쓴다. 이러한 방법으로도 육아종이 개선되지 않는다면 의사는 몇 가지 차선책을 제시할 수 있다.

단순포진 또는 헤르페스 Herpes

미국 사람 대부분이 헤르페스 바이러스에 감염되어 있다는 걸 알면 놀랄 것이다. 인간 헤르페스 바이러스human herpes virus, HHV 제1유형은 입가 발진cold sore을 일으키는 가장 흔한 원인이며, HHV 제2유형은 음부 포진genital herpes을 일으키는 대표적인 원인이다. 그러나 어떤 사람은 HHV 1이 음부에, HHV 2가 구강에 감염되기도 한다. 이런 차이는 사실상 별로 중요하지 않다. 두 유형 모두 음부나 구강에 감염되면 증상이 비슷하기 때문이다.

헤르페스성 발진은 '소수포'라는 작은 물집으로 시작한다. 수포는 꽤 빨리 터져 짓무른다. 짓무른 상처는 딱지가 앉았다가 흉터 없이 치유되는 게 보통이지만, 수포와 짓무른 상처가 생겼을 때 대체로 꽤 아프다. 헤르페스성 발진은 제일 처음 생겼을 때 상태와 통증이 가장 심하다. 일단 헤르페스 바이러스에 감염되면 바이러스를 제거할 방법은 없다. 감염 초기에는 발진이 자주 재발하다가 시간이 지나면서 점차 줄어들지만 스트레스를 받으면 더 심해지는 경향이 있다. 또한, 전염성이 매우 강해서 입맞춤이나 성관계 등 감염부위에 접촉만 해도 쉽게 옮는다. 예를 들어, 치과 의사나 치아 관리사들이 장갑을 끼지 않고 환자를 진료하면 환자 입 안의 헤르페스 바이러스가 손으로 옮을 수 있다. 이렇게 손가락에 생기는 헤르페스성 발진을 헤르페스성 표저herpetic whit-low라고 한다. 임산부가 헤르페스 바이러스를 보유하고 있다면 신생아도 출산 과정에서 감염될 수 있다. 헤르페스 바이러스는 신생아에게 매우 치명적인데, 출산 시 산모에게 헤르페스 발진이 있다면 전염 가능성이 더욱 커진다. 이 경우 산부인과 의사들은 감염 위험을 최소화하기 위해 제왕절개를 권고한다.

본인이나 섹스 파트너가 헤르페스 바이러스를 보유하고 있다면, 최소한 헤르페스성 발진이 생겼을 때는 성관계를 삼가야 한다. 물론, 발진이 없어도 바이러스는 전염될 수 있으므로 늘 콘돔을 사용하는 게 좋다.

단순 헤르페스 바이러스에 감염된 입술 발진은 매우 고통스럽다. 발진 기미가 보이자마자 항바이러스 의약품을 사용하면 증상이 악화되는 것을 예방할 수 있다.

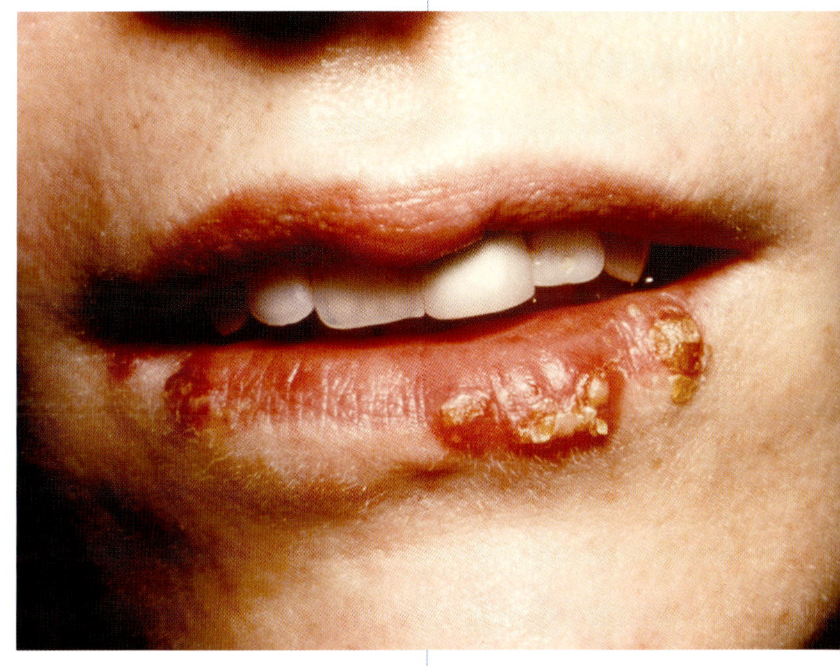

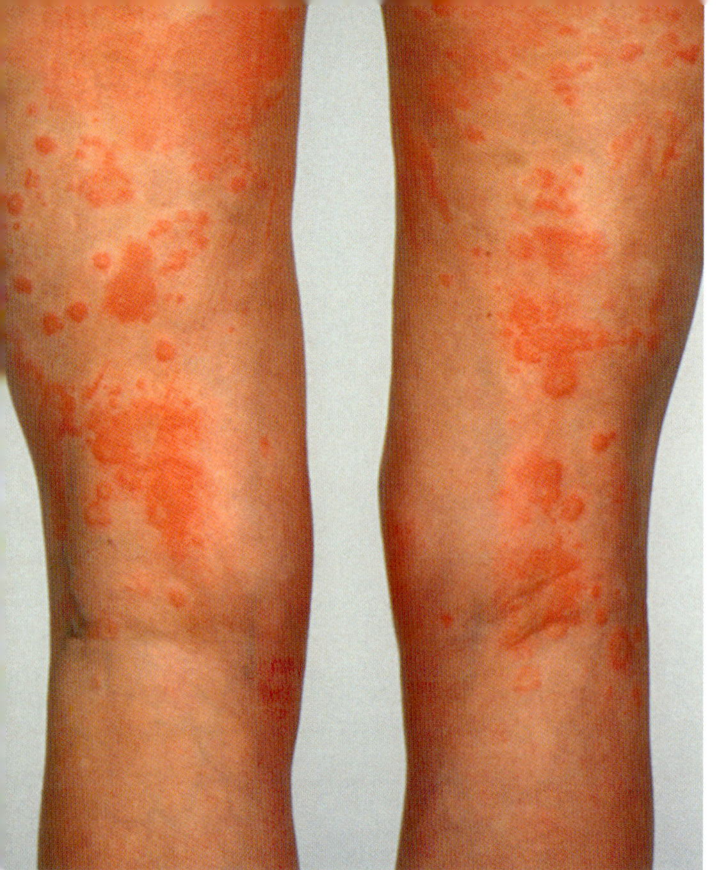

두드러기는 보통 24시간 내에 빠른 속도로 생겼다 없어졌다 한다. 하지만 며칠, 몇 주, 심지어 몇 달에 걸쳐 두드러기가 재발할 수도 있고 드물지만 몇 년간 계속되는 두드러기도 있다.

단순포진은 완치할 방법은 없지만, 발진 초기에 항바이러스 의약품을 쓰면 발진 증상과 기간을 완화할 수 있다. 대표적인 처방약 성분은 아시클로비어acyclovir, 팜시클로비어famcyclovir, 발라시클로비어val-acyclovir다. 일 년에 여섯 차례 이상 발진이 생기는 사람은 매일 알약을 먹어 바이러스 활동을 억제하는 치료를 받을 수도 있다.

두드러기 Hives

피부가 붉은색으로 오돌토돌 솟아오르며 가려운 두드러기는 부스럼wheals이라고도 한다. 각 반점은 진피 부위가 부분적으로 솟아 오른 결과로 몇 밀리미터에서 몇 센티미터까지 크기가 다양하다. 두드러기의 가장 큰 특징은 굉장히 가렵다는 것과 반점 하나하나가 24시간 안에 재빨리 사라졌다 나타났다 한다는 점이다. 두드러기는 보통 여러 군데 동시다발적으로 발생하며, 꽤 오랫동안 계속해서 새롭게 생길 수 있다.

두드러기가 6주 안에 생겼다 사라지면 '급성 두드러기'라고 하며, 6주 이상 지속적으로 생기면 '만성적 두드러기'라고 한다. 급성 두드러기는 원인이 다양하다. 상부 호흡기 감염 같은 질병을 최근에 앓았거나, 특정 약물 또는 음식물 때문에 촉발될 수도 있다. 만성 두드러기는 보통 열이나 추위, 스트레스, 운동, 태양, 물, 압력, 진동 같은 물리적 요인으로 발생한다. 갑상선 질환 같은 자동면역체계의 이상과 관련될 수도 있으며, 류머티즘 관절염이나 백반증vitiligo이 원인인 경우도 있으나 정확히 판명할 수 없는 경우가 더 많다. 이런 경우 '특발성 두드러기'라고 한다.

심각한 질병 중에 두드러기와 비슷한 증상을 보이는 경우도 있다. 가령, 피부에 수포가 형성되거나 혈관에 문제를 일으키는 질병 등인데 두드러기가 며칠 이상 계속된다면 일단 피부과 의사에게 정확한 진단을 받는 게 좋다.

두드러기의 원인을 알면 효과적으로 예방하거나 치료할 수 있다. 예를 들어, 토마토가 원인이라면 토마토를 먹지 않으면 그만이다. 두드러기의 기본 치료제는 항히스타민제다. 다이펜히드라민이나 세티리진, 로라타딘 같은 비처방 약품도 두드러기를 효과적으로 완화할 수 있다. 반드시 의약품 설명서 또는 약사의 지시에 따른다. 증상에

따라 강력한 항히스타민제를 처방받거나 복용량을 올리거나
여러 약을 혼합 복용해야 할 경우 의사의 진료와 처방이 필요
하다. 두드러기가 1, 2주 이상 지속되거나 일반 의약품으로 차
도가 없다면 피부과 의사를 찾아야 한다.

혈관부종 Angioedema

혈관부종 또는 맥관부종은 대부분 두드러기를 동반한다. 두드
러기는 진피가 붓는 것이지만 혈관부종은 심부 진피 조직이 붓는 증상이다. 일반
두드러기와 달리 얼굴과 목, 성기 등에 발생하는 혈관부종은 생명까지 위협할 수
도 있다. 머리나 목에 생긴 혈관부종은 입술
과 혀, 목과 눈꺼풀, 또는 얼굴 전체를 붓게
한다. 목이 심하게 부으면 호흡이 곤란해질
수도 있으므로 혈관부종 증상이 나타나자마
자 속히 가까운 응급실을 찾아야 한다. 혈관
부종을 이미 앓았던 사람은 아드레날린제인
에피네프린 epinephrine 을 항상 휴대해야 한다.
에피네프린은 의사에게 처방받을 수 있다.

농가진 Impetigo

농가진은 아이들에게 많이 생기는 매우 흔한
만성 피부 질환이다. 감염된 아이들과 접촉한
어른들도 농가진에 걸릴 수 있다. 세균 감염
이 원인인데 주로 화농성연쇄상구균 streptococ-
cus pyogenes 과 황색포도상구균 staphylococcus au-
reus 이 병원균이다. 건강한 피부는 세균 감염에 저항하는 면역력이 우수하지만, 상
처가 생기거나 질병에 걸린 피부는 세균 감염에 취약해진다. 면역력이 떨어지는
아이들에게 농가진이 많이 발병하는 것도 이 때문이다. 습진이나 수두에 걸렸거
나 벌레에 물리는 등 다른 피부 질환이 있을 때도 마찬가지다.

농가진은 병변 부위에 꿀 색의 노르스름한 딱지가 앉는 게 가장 큰 특징이며
크고 작은 물집도 생길 수 있다. 전염성이 매우 강하기 때문에 증상이 나타나면
즉시 치료해야 한다. 보통 항균제나 항생제 연고, 경구용 항생제를 처방한다. 농
가진이 지속적으로 재발하는 사람은 황색포도상구균 보균자일 가능성도 있다.
병원에서 코 점막의 세균 검사를 통해 보균 여부를 확인할 수 있으며 보균자는 보
통 국부용 항생제로 며칠간 치료한다.

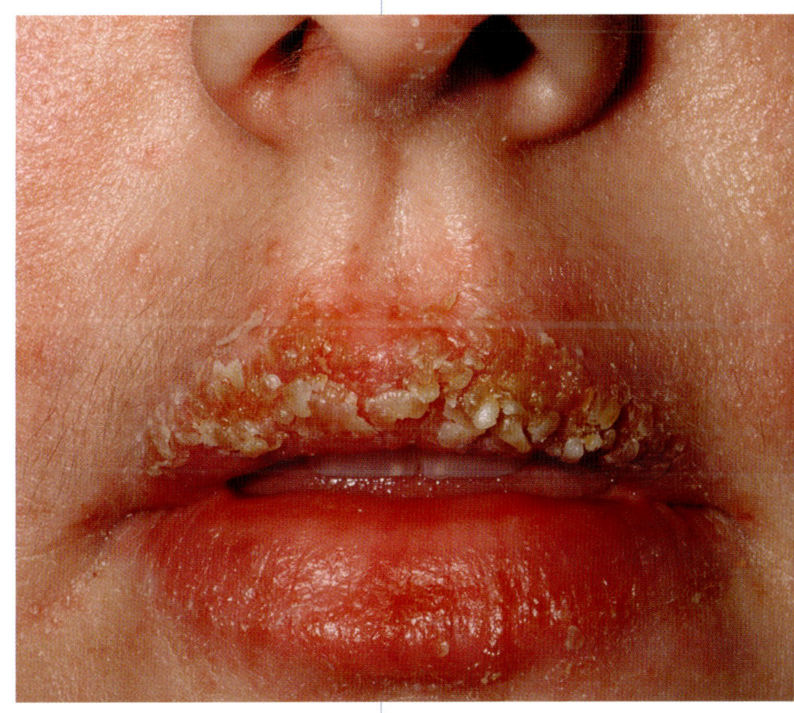

농가진은 주로 코나 입
주변에 많이 생기는데,
노르스름한 딱지가 앉는 게
가장 큰 특징이다.

간찰진 Intertrigo

기저귀 발진용 크림을 바르면
피부에 보호막이 형성되어 간찰진을
예방하거나 치료하는데 도움이 된다.

간찰진은 피부가 접히는 부위에 마찰로 인한 염증이 생기는 질환이다. 예를 들면, 젖가슴 아래나 겨드랑이, 뱃살이 겹치는 부분이나 사타구니 등에 많이 생긴다. 따라서 과체중이거나 당뇨가 있는 사람들에게 주로 발병한다. 피부는 분홍색이나 붉은색으로 발진이 생기고 약간 축축하거나 심지어 맑은 진물이 나올 수도 있다. 또, 가렵고 따끔거리거나 화끈거리는데, 더운 날씨나 열기가 이런 증상을 악화시킬 수 있다. 한번 감염된 피부는 칸디다균이나 진균, 박테리아, 바이러스 등에 의한 2차 감염이 생기기 쉽다.

예방이 최선의 치료다. 과체중인 사람은 체중 감량만 해도 간찰진을 예방할 수 있으며 순면 같은 천연 소재 의복은 피부를 시원하고 마른 상태로 유지하는데 도움이 된다. 피부 습기와 마찰을 줄이기 위해 베이비파우더를 사용할 수도 있고 피부가 짓무르기 시작하면 바셀린(페트롤라툼)이나 징크옥사이드 같은 피부 보호제를 사용해도 좋다. 바셀린이나 징크옥사이드는 대부분의 기저귀 발진 크림에 들어 있는 성분이다. 하이드로코르티손 연고를 쓰면 염증을 완화할 수 있고, 항균제 연고는 진균성 감염을 최대한 줄여준다. 이와 같은 방법으로도 증상이 나아지지 않는다면 피부과 의사에게 보다 강력한 치료제를 처방받는다.

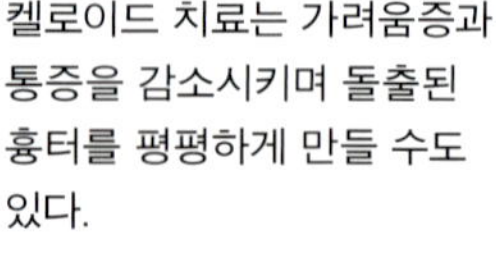

켈로이드 치료는 가려움증과 통증을 감소시키며 돌출된 흉터를 평평하게 만들 수도 있다.

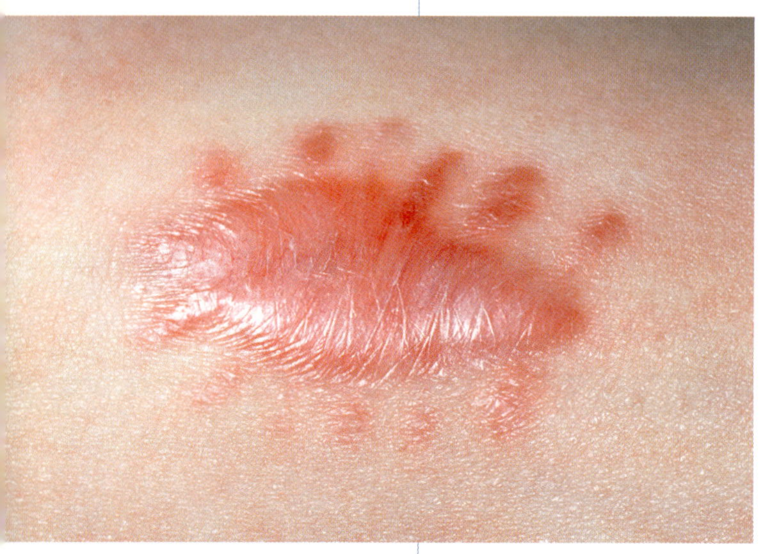

켈로이드 Keloid

흉터(반흔) 조직은 피부가 상처를 자가 치유하면서 생기는 증상이다. 그런데, 간혹 흉터 조직이 원래 상처보다 더욱 크게 생기는 경우가 있는데 이것이 바로 켈로이드다. 켈로이드는 무해한 종양으로 살색, 분홍색, 자주색, 갈색을 띤다. 피부가 수술 등으로 잘렸을 때나 귀를 뚫었을 때, 또는 여드름이나 면도로 피부에 염증이 생겼을 때 형성된다. 아무 상처도 없이 켈로이드가 생기는 사람도 있는데 이런 특발성 켈로이드는 주로 가슴이나 등에 나타난다. 켈로이드는 남성보다 여성에게 더 흔하다. 아무래도 여성이

켈로이드 치료 방법	
치료법	**특성**
스테로이드 주사	켈로이드 부위가 작거나 중간 정도일 때 가장 적합하다.
외과 절제 수술	외과적으로 켈로이드를 잘라내는데, 수술 후 켈로이드가 재발하는 것을 막기 위해 수술 전에 스테로이드 주사를 맞거나 방사선 치료를 받아야 한다.
냉동 요법	나이트로젠 액체를 이용해 켈로이드를 냉각시켜 제거한다. 효과적이지만 냉각 부위에 착색이 일어날 수 있다.
레이저 시술	진동 염료 레이저나 다른 레이저로 켈로이드를 제거할 수 있지만 비용이 많이 나온다.
실리콘 겔 시트	켈로이드 위에 붙여두면 시간이 지날수록 켈로이드 크기가 서서히 줄어든다.
압박법	켈로이드를 잘라 낸 부위나 금방 귀를 뚫은 귓불처럼 켈로이드가 잘 생기는 부위를 압박하면 켈로이드가 형성되는 것을 어느 정도 예방할 수 있다.
약물	인터페론interferon, 임미키모드, 5-플루오로우라실, 블레오마이신bleomycin을 개별 또는 혼합 처방한다.

남성보다 몸에 피어싱을 더 많이 하기 때문이다. 인종과 민족에 관계없이 생기지만, 피부색이 짙은 유색인종에게 더 잘 생기는 경향이 있으며 아이들에게 생기는 경우는 드물다.

　　대부분의 경우 별 문제를 일으키지 않지만 간혹 가렵거나 심지어 매우 아픈 경우도 있다. 켈로이드는 대체로 치료 가능하며 구체적인 치료법에 대해서는 전문의와 상의한다.

모공성 각화증
Keratosis pilaris

모공성 각화증은 작고 거친 혹들이 팔이나 허벅지, 엉덩이나 등에 생기는 증상이다. 닭살과 비슷하지만 닭살처럼 쉽게 없어지지 않는 게 문제다. 각화증은 살색에서 붉은색까지 다양한 색을 띠는데 원인은 모공 주변의 피부가 두꺼워졌기 때문이다.

모공성 각화증의 작은 융기들은 잘 없어지지 않는데다, 없어져도 금방 다시 돋아나는 경우가 허다하다.

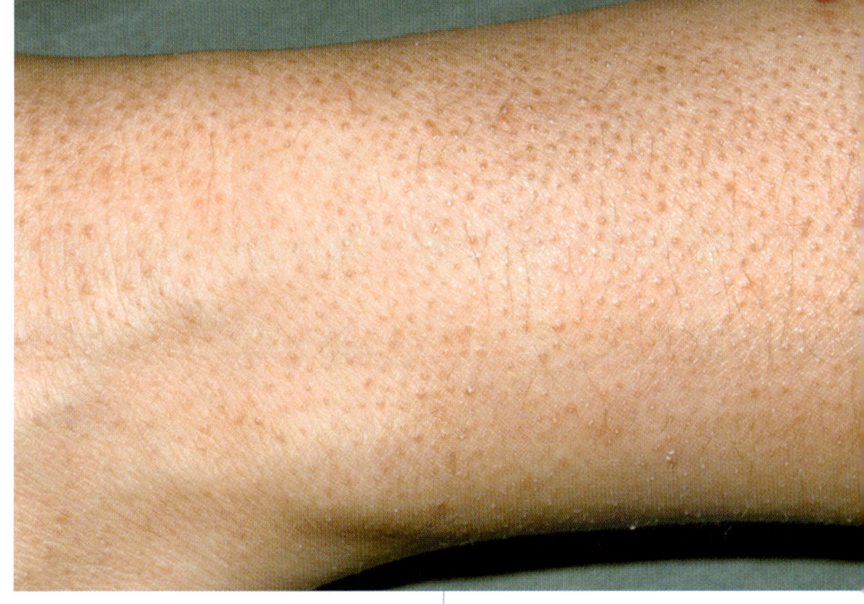

모공성 각화증이 생겼을 때 많은 사람들이 문지르거나 긁으면 증상이 나아질 거라 생각하는데 이는 피부를 자극해서 증상을 악화시키기 십상이다. 사실상, 모공성 각화증은 심각한 질병은 아니기 때문에 굳이 치료할 필요 없다. 시간이 지나면서 자연스럽게 없어지는 경우도 많지만 오돌토돌한 피부는 미관상 흉하고 그 촉감도 불쾌하다.

딱히 치료 방법은 없지만 피부를 보다 매끄럽게 할 수 있는 방법은 있다. 모공성 각화증으로 거칠어진 피부는 각질제거용 크림이나 로션으로 관리하면 어느 정도 부드러운 피부를 회복할 수 있다. 글리콜산이나 젖산, 살리실산, 요소 등이 든 제품으로 매일 한 차례 또는 두 차례 관리하면 몇 주 후 효과를 볼 수 있다. 그러나 각질제거 크림은 피부를 자극하거나 붉게 만들 수 있으므로 주의를 요한다. 처음에는 완전히 마른 피부에 하루에 한 번 정도 사용하여 피부가 자극 성분에 적응할 시간을 주는 게 좋다. 트레티노인도 모공성 각화증을 개선하는데 도움이 되지만 자극이 강하므로 반드시 하루에 한 번, 또는 이틀에 한 번 정도만 바른다.

이와 유충이 있는지 두피와 머리카락을 검사하고 있다.

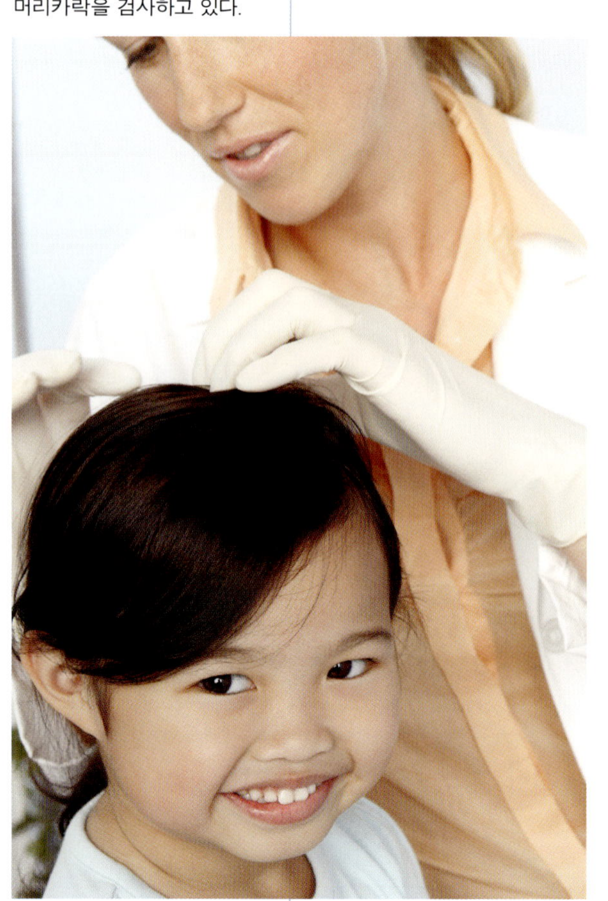

이 Lice

인체에 기생하는 이는 세 종류다. 두피에 기생하는 머릿니, 몸에 기생하는 몸니, 음부에 기생하는 사면발니다. 이 작은 곤충은 몇 밀리미터에 불과하지만 자세히 보면 육안으로 확인할 수 있는 크기다. 이는 '서캐'라는 알을 낳는데 역시 육안으로 볼 수 있다.

머릿니는 어린 아이들에게 많이 발견되며, 학교나 탁아소에서 많이 옮는다. 흥미롭게도 아프리카 출신 아이들은 머릿니가 덜 생기는데 아마도 심한 곱슬머리 탓이리라. 머릿니는 대개 가렵지만 늘 그런 것은 아니다. 서캐는 얼핏 보면 비듬처럼 보이지만 비듬처럼 쉽게 제거되지 않는다. 머릿니가 있는지 확인하려면 촘촘한 빗으로 머리 뿌리부터 머리카락을 빗겨보면 된다. 머릿니가 있다면 빗에 붙어 나올 것이다.

몸니는 몸에 기생하는 것이 아니라 의복에 붙어 산다. 옷에 붙어 있는 몸니는 숙주인 인간과 접촉하지 않아도 한 달 가량 생존할 수 있다. 몸니는 매우 가려운 게 특징이다. 이유 없이 온 몸이 가렵다면 의복의 솔기나 침구에 이나 서캐가 없는지 살펴본다.

사면발니는 숙주의 음모에 기생하며, 몸니처럼 매우 가려운 게 특징이다. 성관계를 통해 옮을 수 있고 콘돔으로는 예방할 수 없다. 가끔 사면발니는 겨드랑이 털이나 눈썹에서도 발견된다. 이 치료제의 활성성분은 처방전 없이도 살 수 있는 퍼메트린permethrin, 피레트린pyrethirin, 말라티온malathion이다. 독성이 강한 린단lindane은 다른 성분이 듣지 않을 때 2차 치료제로 사용한다.

편평태선 Lichen planus

편평태선은 피부와 입, 성기, 손톱, 두피 등에 잘 생기는 발진이다. 그 특징은 보통 소양증pruriti(가려움) · 다각형polygonal · 편평함planar · 자주색purple · 구진papules(작은 혹) · 플라크plaque(큰 혹) 이렇게 '6P'로 묘사된다. 편평태선은 한번 생기면 좋아졌다 나빠졌다 하면서 몇 달을 간다. 보통은 18개월 안에 사라지는데, 간혹 몇 년씩 끌면서 재발하는 사람도 있다. 편평태선의 원인은 밝혀지지 않았지만, 약물에 의한 과민반응이거나 C형 감염과 관련 있을 것으로 추정된다.

편평태선은 성가시긴 하지만 대개는 무해한 발진이지만 피부가 침식되어 상처가 생기면 통증이 꽤 심하다. 이렇게 심한 발진은 보통 입에 많이 생긴다. 치료제는 국부용 스테로이드나 타크로리무스, 광선요법, 경구용 스테로이드, 경구용 레티노이드, 면역억제제, 하이드록시클로로킨hydroxychloroquine, 댑손 등이다.

루푸스 Lupus

루푸스(낭창)는 자동면역계 질환으로 피부가 붓거나 염증이 생기며 피

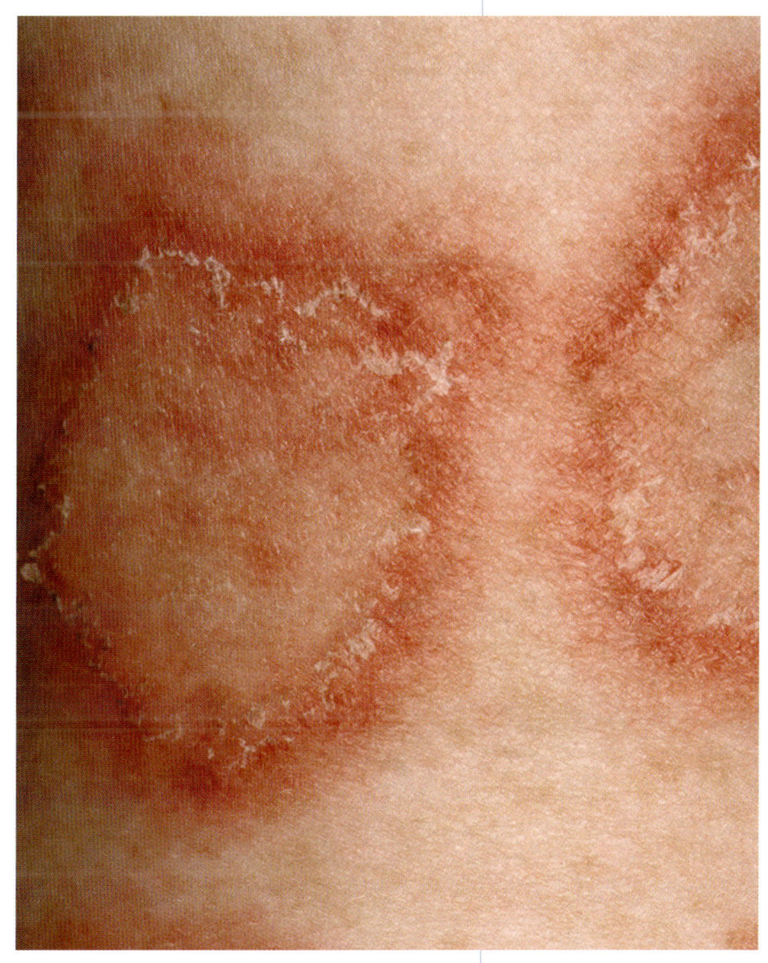

루푸스는 급성, 아급성, 만성 면역 질환과 관련된 다양한 형태의 피부 발진이다.

부 조직이 손상된다. 피부성 루푸스는 세 종류로 구분된다. 급성 피부성 루푸스acute cutaneous lupus, ACL는 볼에 나타나는 '나비 발진'과 광과민성photosensitivity이 특징이다. ACL은 폐나 관절, 심장, 신장, 간, 뇌 등 다른 인체 기관에 발병하는 전신성 루푸스systemic lupus와 밀접한 관련이 있다.

아급성 피부성 루푸스subacute cutaneous lupus, SCLE는 피부가 비늘처럼 약간씩 벗겨지는 분홍색 또는 붉은색 발진이 특징이며 생겼다 없어졌다 한다. 역시 태양에 민감하고 특정 약물에 과민 반응을 보일 수 있다. 그나마 다행히 흉터는 남지 않는다. 전신성 루푸스를 앓는 환자가 SCLE 증상을 보이기도 한다. 만성 피부성 루푸스는 원반성 루푸스discoid lupus라고도 하는데 전신성 루푸스 환자에게 나타나는 경우도 있지만 대부분은 다른 루푸스와 상관없이 발병한다. 얼굴이나 두피에 비늘처럼 벗겨지는 분홍색, 붉은색, 자주색 발진이 생기며 아급성 피부성 루푸스와 달리 흉터를 남기는 게 문제다.

루푸스는 만성 질환이지만 증상을 완화하고 관리할 수 있는 방법은 얼마든지 있다. 루푸스가 의심되는 발진이 생기면 빠른 시일 내에 병원을 찾아야 한다. 이때, 현재 복용 중인 약물의 목록을 만들거나 직접 가져가 의사에게 보이는 게 좋다. 특정 약물이 루푸스를 초래할 수 있기 때문이다. 보다 정확한 진단을 위해 혈액검사나 생체검사를 실시할 수도 있다.

멜라닌 세포성 모반Melanocytic nevi

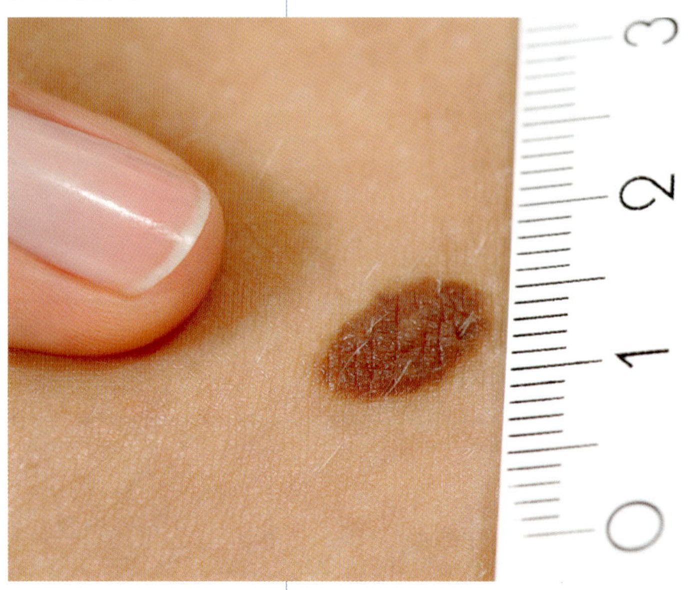

흔히 '점'이라고 하는 멜라닌 세포성 모반은 태어날 때부터 있을 수도 있고 후천적으로 생기는 경우도 있다. 선천성 모반은 크기가 다양하고, 털이 자라는 경우도 있다. 사람이 자라듯 점도 자라며, 시간이 지날수록 표면이 입체적으로 튀어나오기도 한다. 명심할 것은 선천성 모반도 흑색종 피부암이 될 수 있다는 사실인데 점이 클수록 위험성도 커진다. 따라서 점을 빼는 게 이로울지 또는 해로울지, 만약 빼야 한다면 언제 빼는 게 좋을지 피부과 의사와 상담하는 게 좋다.

후천성 모반은 출생 직후 언제라도 생길 수 있다. 살색이나 갈색, 또는 검은

색인 경우도 있다. 처음에는 짙은 색이었는데 점점 연해지다가 살색으로 변하기
도 하고, 처음에는 납작했는데 시간이 지나면서 볼록해질 수도 있다. 하지만 어떤
경우라도 점의 상태나 크기, 색깔 등이 변했다면 피부과 의사에게 보여야 한다.
물론 점이 변한다고 모두 피부암으로 발전하는 것은 아니
니 지레 겁먹을 필요는 없다.

　　그냥 봐도 어딘가 이상한 모반이 있다. 이런 점을 비
전형적 또는 형성 이상 모반이라고 한다. 일단 생체검사를
통해 모반의 성질을 파악해야 한다. 생체검사 과정과 단계
는 꽤 복잡한데, 첫 번째 생체검사 결과에 따라 재검 여부
를 파악한다. 비전형적 모반은 무해한 양성 종양이지만 나
중에라도 악성 피부암으로 변질될 위험성이 있다. 이런 비
전형적 모반이 많은 사람들일수록 피부암에 걸릴 위험도 높다. 따라서 피부암을
조기에 발견하고 치료하기 위해 누구나 일 년에 한 번은 정기 피부 검진을 받으
며 모반을 관찰할 것을 권한다.

선천성 모반	
종류	**크기**
소	2cm 이하
중	2~20cm
대	20cm 이상

기미 Melasma

'임신마스크mask of pregnancy'란 표현을 들어본 적 있는가? 바로 기미를 가리킨다.
기미는 에스트로겐이 과다 분비되는 여성에게 자주 나타나는데, 주로 임신이나
경구용 피임약이 원인이 된다. 그러나 기미가 있다고 에스트로겐 수치가 높은 것
은 아니다. 임신도 아니고 경구용 피임약을 복용하지도 않지만 기미가 생기는 여
성들도 많다. 기미는 인종에 상관없이
생기지만 흑인, 아시아, 중동, 남아메
리카 출신 여성들에게 특히 잘 생긴
다. 한편, 남성들은 기미가 잘 안 생기
는 편이다.

　　도대체 기미가 뭘까? 기미는 검
정 또는 갈색, 회갈색의 색소침착이
다. 얼굴에 가장 많이 나타나지만 가
슴이나 팔에도 생길 수 있다. 얼굴 중
에서도 이마나 볼, 윗입술과 턱에 가
장 심하다. 색소침착 둘레는 매끄럽
지 않고 불규칙한 모양을 띠는 게 보
통이다. 많은 사람들이 여름에 기미
가 더 심해진다고 불평하는데 태양광

기미는 누구에게나 생길
수 있다. 하지만 경구용
피임약을 복용하거나 호르몬
치환 요법hormone replacement
therapy을 받는 여성과
임산부에게 가장 잘 생긴다.
게다가 피부색이 짙을수록
기미도 많다.

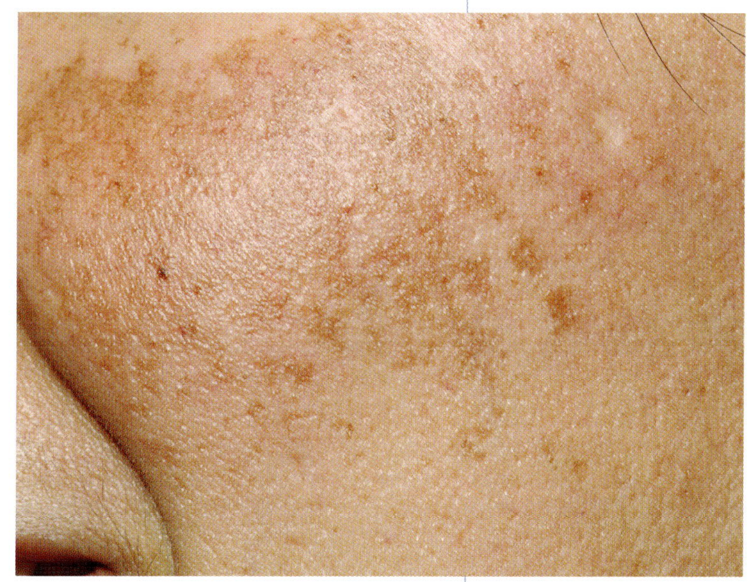

선이 기미 색깔을 더 진하게 만들어 눈에 더 두드러지기 때문이다.

기미를 치료하는 방법은 여러 가지다. 우선은 선크림부터 착실하게 발라야 한다. 선크림은 SPF 30 이상으로 UVA와 UVB 모두 차단할 수 있어야 한다. 처방전 없이 살 수 있는 하이드로퀴논 미백 크림은 기미 색소침착을 개선할 만큼 강하진 않지만 그래도 피부과 의사를 찾기 전에 시도해 볼 수 있다. 미백 크림으로 효과가 없을 때는 병원에서 하이드로퀴논이 더 많이 함유된 크림이나 연고를 처방받는다. 국부용 레티노이드를 추가적으로 바를 수도 있다. 화학박피는 색소침착을 개선하는 데 매우 빠르고 효과적이다. 레이저도 도움이 되지만 의약품이나 화학박피에 비하면 비용이 많이 들어서 처음부터 레이저를 하는 경우는 드물다.

경구용 피임약을 복용하고 있다면 기미 치료 중에는 복용을 중단하고 피임법을 바꾼다. 피임약의 호르몬 성분 때문에 기미 치료 효과를 제대로 볼 수 없기 때문이다. 임신 중이라면 출산까지 기다리는 게 상책이며 모유수유 중에도 기미 치료는 받지 않는 게 좋다.

비립종 Milia

비립종은 얼굴에 주로 나타나는 작은 낭포로 크기는 보통 1~2mm에 불과하다. 비립종은 화이트헤드라는 패쇄성 면포처럼 보이거나 심지어 농포로 오해받기도 한다. 그러나 비립종은 아무리 세게 짜도 없어지지 않는 게 특징이다. 물론, 얼굴에 난 게 무엇이든 절대로 손으로 짤 생각은 하지 말자! 아동기에 생기는 비립종은 대개 저절로 없어진다. 성인기에 나타나는 비립종은 저절로 없어지지 않지만 피부과에서 쉽게 제거할 수 있다. 외과용 메스로 피부 표면을 살짝 잘라 면포 추출기로 비립종을 뽑아낸다.

비립종은 얼굴에 가장 많이 생기지만 사타구니에도 생길 수 있다.

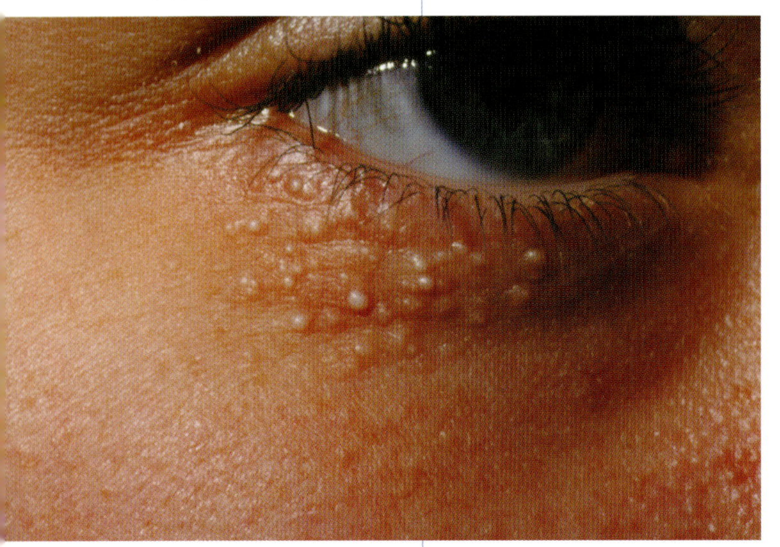

전염성 연속종
Molluscum contagiosum

아이가 있다면 전염성 연속종을 접해보았을 것이다. 보통 '연성 종양'이나 '물사마귀'라고 불린다. 연속종은 수두 바이러스가 원인인 흔한 피부 질환이다. 연성 종양은 크기가 작고 중간이 움푹 들어간 살색 구진이 특징인데 배꼽umbilicus 처럼 생겼다고 제형 함몰umbilication 이라고 한다. 연속종은 크기가 다양하지만 보통 1~5mm이다. 하나만 생길 수도 있지만 주로 여러 개가 같이 생기고, 종종 수십 개가 동시에 나기도 한다. 어린 아이들에게 많이 생기는데 간혹 아이를 돌보는 사람에게도 발병한다. 청소년들도 비교적 연속종이 잘 생기는 편이며 약물이나 HIV 같은 질환으로 면역체계가 약해진 사람에게도 잘 생긴다. 전염성 연속종은 가슴, 팔, 다리, 얼굴 등 인체 어느 부위라도 생길 수 있다. 성관계로 옮기 때문에 사타구니에 생기기도 한다.

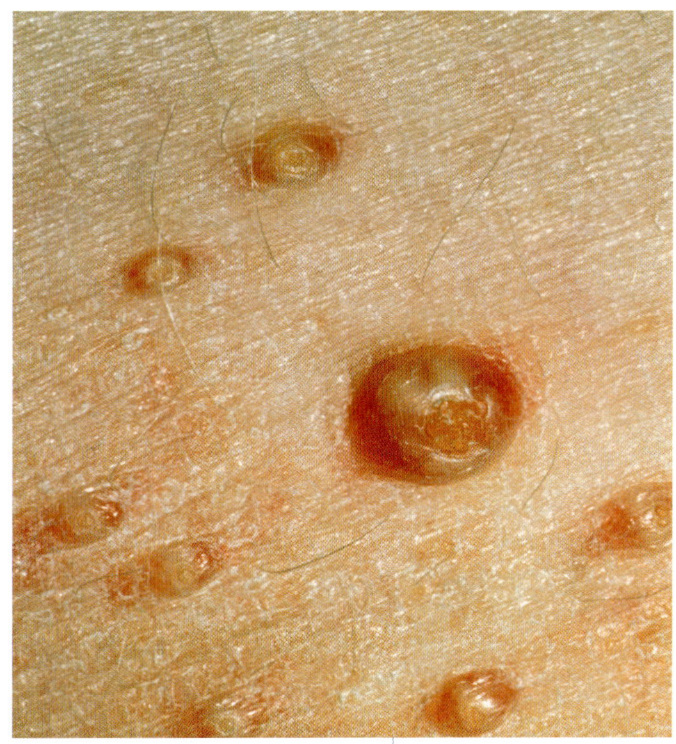

사진은 12살짜리 소녀에게 발병한 전염성 연속종이다. 수두 바이러스에 의한 감염으로 배꼽처럼 패인 연성 종양이 특징이다.

전염성 연속종은 치료하지 않아도 대부분 저절로 없어진다. 하지만 완치되기까지 보통 여러 달이 걸리고, 심지어 일 년 정도 걸리는 사람도 있다. 더구나 전염성이 강하기 때문에 인체의 다른 부위나 다른 사람에게 쉽게 옮길 수 있다. 따라서 연속종이 생기면 가능한 빨리 의사를 찾아 치료하는 게 상책이다. 전염성 연속종은 육안으로 바로 진단할 수 있지만 연속종과 비슷한 증상을 보이는 질환도 있기 때문에 간혹 정밀 진단을 위한 생체검사를 하기도 한다. 특히 면역 체계가 약한 사람들은 유사 질병에 잘 걸림으로 정밀 진단이 필요하다.

연속종 치료 방법은 여러 가지가 있다. 하지만, 완전히 없어질 때까지 여러 번에 걸쳐 치료를 받아야 하며 시간이 꽤 걸린다. 의사들이 환부에 가장 많이 바르는 약물은 칸타리딘cantharidin 으로 딱정벌레의 일종인 가뢰blister beetle 라는 곤충의 분비물이다. 칸타리딘을 바르면 부작용으로 발진이나 물집이 생길 수 있다. 연속종은 소파기curette로 도려낼 수도 있다. 한편, 다른 피부 질환 치료를 위해 트레티노인 같은 약물을 사용 중이라면 연속종을 더욱 자극해서 증상이 심해질 수 있다.

연속종은 시간이 지나면 저절로 없어진다. 하지만 수개월 이상 걸리고 전염성이 강하기 때문에 당장 치료를 시작하는 게 좋다.

장미색 비강진 Pityriasis rosea

장미색 비강진은 무해한 발진으로 10세에서 35세 사이에 많이 생긴다. 처음에는

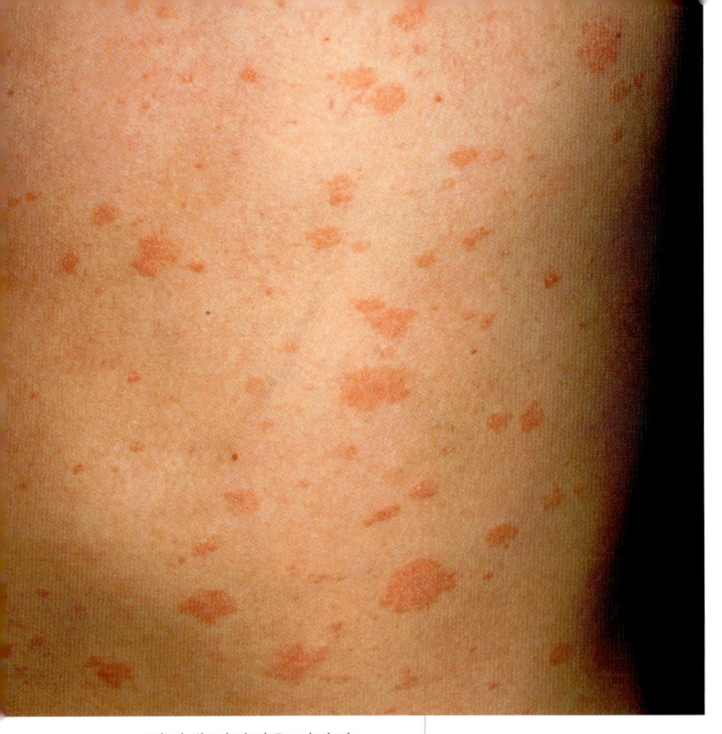

분홍색의 타원형 반점 herald patch 하나가 몇 센티미터 크기로 생기고 얼마 지나지 않아 비슷한 크기의 비슷한 반점이 등과 가슴, 복부, 사타구니, 팔과 다리에 늘어난다. 가장자리가 약간 튀어나오는 게 특징이며 주로 하얀색 가는 비늘이 있는 반점 중앙은 연한 핑크색을 띤다. 갈색 피부의 비강진은 분홍색보다 갈색이나 검정색을 띤다. 장미색 비강진의 발병 원인은 아직 밝혀지지 않았지만 바이러스에 의한 것으로 추정된다. 두어 달 지나면 저절로 사라지지만, 간혹 더 오래 가는 경우도 있다. 장미색 비강진은 보통 특별한 자각 증상이 없지만 가렵다면 국부용 스테로이드제나 경구용 항히스타민제를 처방받거나 자외선 치료를 받을 수 있다.

장비색 비강진은 커다란 분홍색 반점 하나로 시작한 뒤, 수많은 작은 반점이 가슴과 등에 집중적으로 나타난다.

포이즌 아이비 Poison ivy

포이즌 아이비를 본다면 알아 볼 수 있을까? 정원사나 등반가라면 끝이 뾰족한 이파리가 세 장 붙어 있는 포이즌 아이비를 쉽게 알아 볼 수 있겠지만 문제는 포이즌 아이비를 알아보기 전에 이미 피부와 접촉하는 경우가 많다는 것이다. 포이

왼쪽 포이즌 아이비는 이파리가 세 장 붙어 나는 게 특징이다. 야외에서 세 장짜리 이파리 식물을 마주치면 일단 피하고 본다.

오른쪽 포이즌 아이비에 접촉하면 극히 가렵고 수포로 가득한 붉은 발진이 생긴다. 항히스타민제나 국부 및 경구용 코르티코스테로이드 corticosteroid를 처방받아 증상을 완화시킬 수 있다.

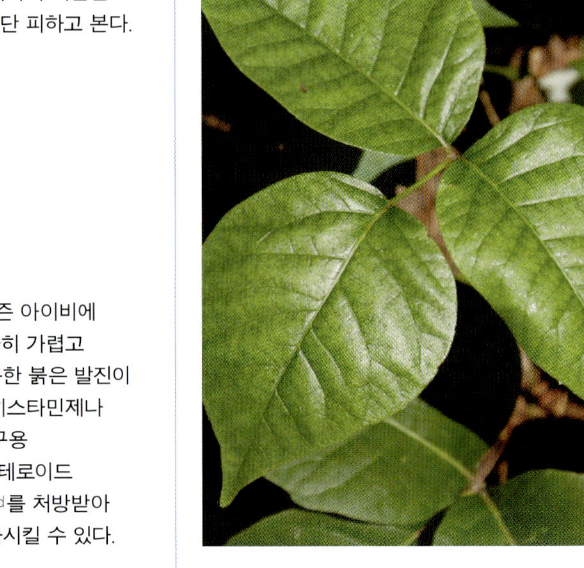

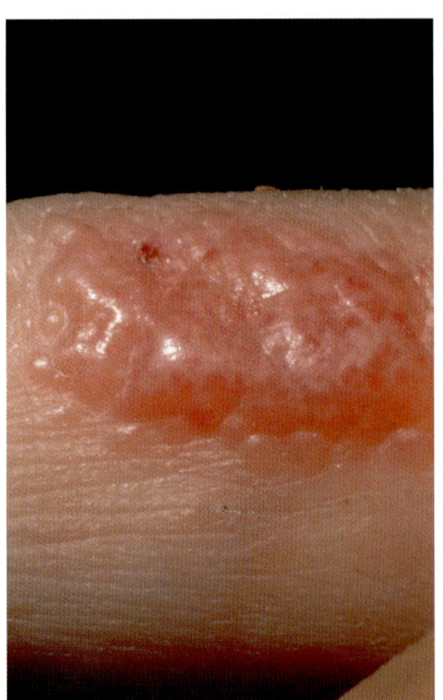

즌 아이비는 우루시올urushiol이라는 유독성분을 분비하는데, 피부와 닿으면 피부
가 붓고 붉어지며 수포가 많이 생기고 설상가상으로 굉장히 가렵다. 포이즌 아이
비 역시 앞서 언급한 접촉성 피부염의 한 형태라고 할
수 있다.

포이즌 아이비는 예방이 최선의 치료다. 포이즌
아이비가 서식할 수 있는 곳에서 야외활동을 할 때는
피부가 노출되지 않도록 신경 쓴다. 등반할 때는 긴 바
지와 긴 양말은 기본이고 정원을 가꿀 때는 장갑을 껴
야 한다. 그럼에도 포이즌 아이비와 접촉했다면 즉시 뜨겁거나 차가운 물로 접촉
부위를 씻어 낸다. 증상이 심하지 않다면 하이드로코르티손 연고만으로 효과가
있다. 발진 부위가 넓고 증상이 심하다면 병원에서 보다 강력한 국부용 스테로이
드제를 처방받아야 한다.

포이즌 아이비로 인한 피부염 증상이
심한 경우 경구용 스테로이드를
복용하면 도움이 된다.

건선 Psoriasis

건선이 있는 사람들은 피부만 빼면 대부분 매
우 건강하다. 그러나 '건선의 비애'란 말이 있
을 정도로 건선은 삶의 질에 큰 영향을 끼친
다. 특히 자의식이 강한 사람들은 건선만 치료
할 수 있다면 무엇이든 지불할 준비가 되어
있을 정도다.

건선의 원인은 잘 알려지지 않았지만 면
역체계의 이상으로 추정되며 많은 환자들이
가족력이 있어 유전적인 성향을 보인다. 건선
은 분홍색 발진에 은백색 비늘이 특징이며 돌
비늘 같다고도 한다. 전신에 생기지만 두피나
팔꿈치, 무릎, 엉덩이에 가장 잘 생긴다. 발진
은 대개 동시에 여러 군데 발생하고 크기는
몇 센티미터에서부터 전신을 뒤덮는 것까지
다양하다.

건선에도 여러 종류가 있는데 그 중 물방
울 건선guttate psoriasis은 반점이 모두 몇 센티 이
내로 작고 주로 피부 감염으로 발생한다. 물방
울 건선이 생긴 환자의 피부는 농포로 뒤덮여
있으며 중병을 앓는 경우가 많다.

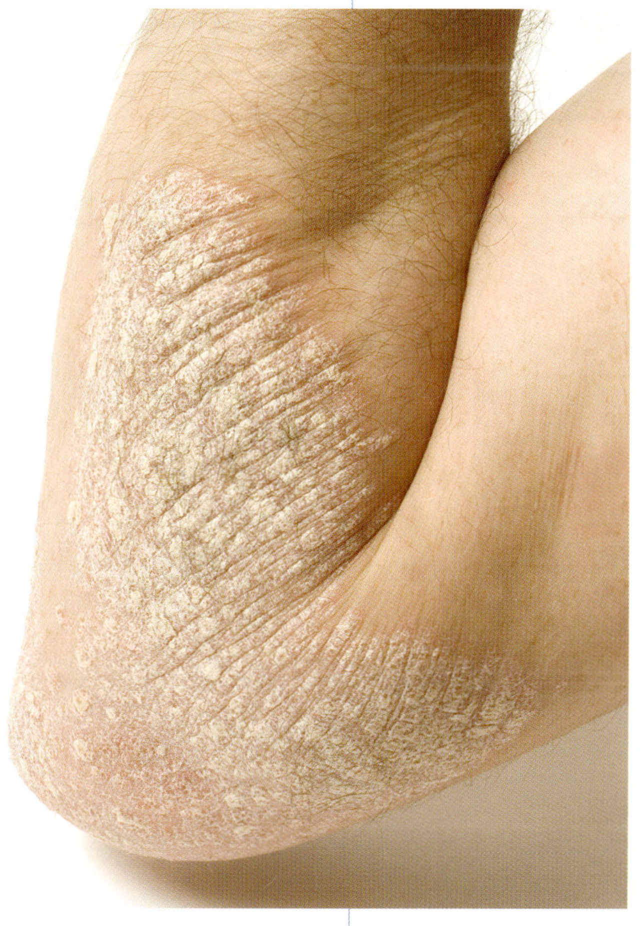

건선은 피부 어디라도 발생할
수 있는데 팔꿈치와 무릎,
두피, 엉덩이에 가장 많이
생긴다.

유감스럽게도 건선은 치료법이 없다. 그러나 불행 중 다행히 증상을 완화할 수 있는 방법은 몇몇 있다. 건선이 의심되면 피부과 의사를 먼저 찾는다. 국부용 스테로이드제나 칼시포트리엔calcipotriene 같은 비타민 D제를 처방받을 수 있고 광선요법도 도움이 된다. 건선이 심한 사람은 면역 반응 억제제 같은 경구용 약물을 복용해야 한다.

최근에 생물학적제제biologics라는 새로운 차원의 의약품이 많이 개발되었다. 예를 들면, 에타너셉트etanercept [상품명: 엔브렐Enbrel], 알레파셉트alefacept [상품명: 아메바이브Amevive], 아달리무맙adalimumab [상품명: 휴미라Humira], 인플릭시맙infliximab [상품명: 레미케이드Remicade], 우스테키누맙ustekinumab [상품명: 스텔라라Stelara] 등이 있다.

임신 소양성 두드러기성 구진과 반점PUPPP

임신 소양성 두드러기성 구진과 반점Pruritic urticarial papules and plaques of pregnancy은 임산부에게 나타나는 가장 흔한 피부 발진 중 하나다. 주로 초임 말기에 많이 생기며 끔찍하게 가렵다. 발진은 주로 복부에서 시작해 팔다리나 등으로 퍼져나가지만 얼굴이나 손바닥 및 발바닥에는 거의 생기지 않는다. 복부는 임신선을 중심으로 발진이 생기는데 신기하게도 배꼽 부위는 멀쩡하다. 바로 이 점이 PUPPP와 훨씬 희귀한 피부질환인 임신성 유사천포창pemphigoid gestationis 또는 임신성 헤르페스herpes gestationis를 구분 짓는 특징이다.

PUPPP 발진은 크고 작은 분홍색 혹이나 벌집 같은 반점, 심지어 작은 소수포가 생긴다. 원인은 밝혀지지 않았지만 흥미롭게도 PUPPP가 생긴 대부분의 임산부는 사내아이나 다태아를 출산하는 경우가 많았다. PUPPP의 '치료법'은 출산밖에 없으며 증상은 거의 대부분 출산과 동시에 일주일 이내로 사라진다. 가려움증(소양증)이 극심한 경우는 국부용 스테로이드 연고를 처방받을 수 있다. 더 심한 경우는 의사와 상의하여 경구용 항히스타민제나 스테로이드제를 복용한다. 한번 PUPPP를 앓은 산모는 다음 임신 때도 걸릴 확률이 높다.

PUPPP 발진은 주로 복부의 임신선에서 시작해서 허벅지나 가슴, 팔 등으로 퍼져나간다.

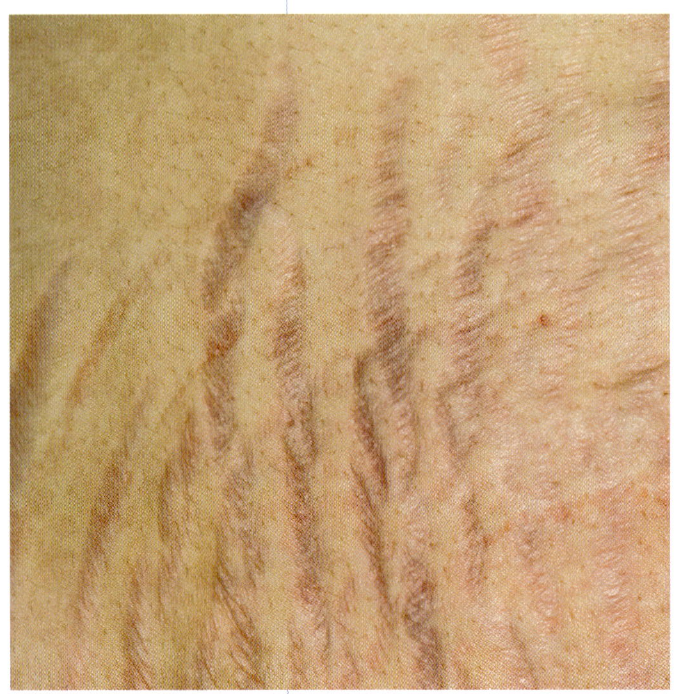

레이저 범프 Razor bump

레이저 범프의 다른 이름은 가성모낭염pseudofollic-ulitis barbae이다. 주로 남성의 턱수염 부위에 생기며 턱이나 목에 수염이 나거나 비키니 라인에 면도하는 여성에게도 발생한다. 또한 모발이 굵고 곱슬곱슬한 사람에게 더 잘 생긴다. 레이저 범프가 흑인들에게 잘 생기는 것은 바로 그 때문이다.

아마도 곱슬곱슬한 모발은 모발이 피부 표면을 뚫고 나오기 전에 모낭 안으로 자라 들어가거나 일단 피부 표면을 뚫고 나온 모발이 다시 피부를 뚫고 들어가는 경우가 더 많기 때문일 것이다. 어쨌든 레이저 범프는 모발이 모낭으로 거꾸로 자라 들어가 염증을 일으켜 모낭 주위 피부가 혹처럼 불거지는 증상이다.

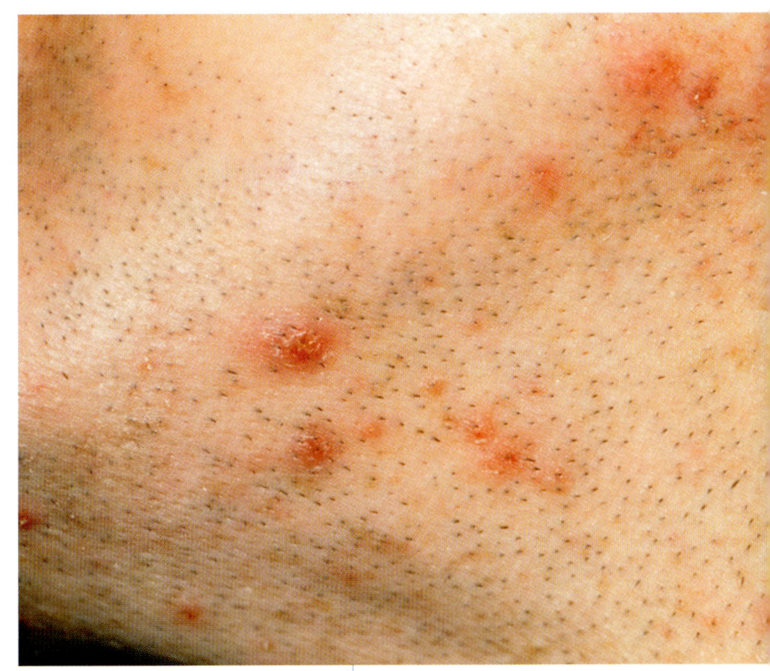

가성모낭염은 남성의 얼굴, 특히 턱수염 부위에 가장 많이 생긴다. 그러나 모발을 면도하거나 뽑은 다른 신체 부위에도 얼마든지 생길 수 있다.

레이저 범프를 치료하는 가장 좋은 방법은 모발을 완전히 제거해버리는 것이다. 레이저 제모나 전기 분해술을 시술받거나 에플로니틴 크림을 처방받을 수 있다. 과산화벤조일이나 레티노이드, 국부용 항생제 같은 여드름 치료제도 효과가 있다. 또한, 제모제는 모발을 부드럽게 만들어 피부를 뚫고 들어가지 못하게 도와줄 수 있다.

제모방법만 바꿔도 레이저 범프가 줄어들 수 있다. 일부 남성들은 전기면도기를 쓰면 레이저 범프가 덜 생긴다고 한다. 전기면도기는 모발을 너무 깊게 깎지 않기 때문에 모발이 거꾸로 자라 들어가는 현상을 줄여준다는 게 설명이다. 면도날이 세 개 또는 네 개 달린 수동 면도기가 더 좋다는 사람도 있다. 또, 수염을 아예 안 깎고 기르는 것도 레이저 범프를 예방하는 한 방법이다.

주사코 Rosacea

딸기코나 얼굴이 빨갛다는 소리를 들어본 적 있는가? 특히 광대뼈 부위가 쉽게 붉어지고 오래 간다면 주사코를 의심할 수 있다. 이전에는 주사성 여드름acne rosa-cea이라고 했던 주사코는 매우 흔한 만성 피부 질환이다. 남성보다는 여성에게 많이 생긴다.

주사코는 네 가지 형태가 있다. 첫 번째 형태는 모든 주사코의 초기 증상으로 안면홍조라고 한다. 보통 볼이나 얼굴 전체가 장밋빛으로 물든다. 사람마다 주사코를 유발하는 요소는 다양하지만, 카페인, 술, 매운 음식, 운동 등이 대표적인 촉

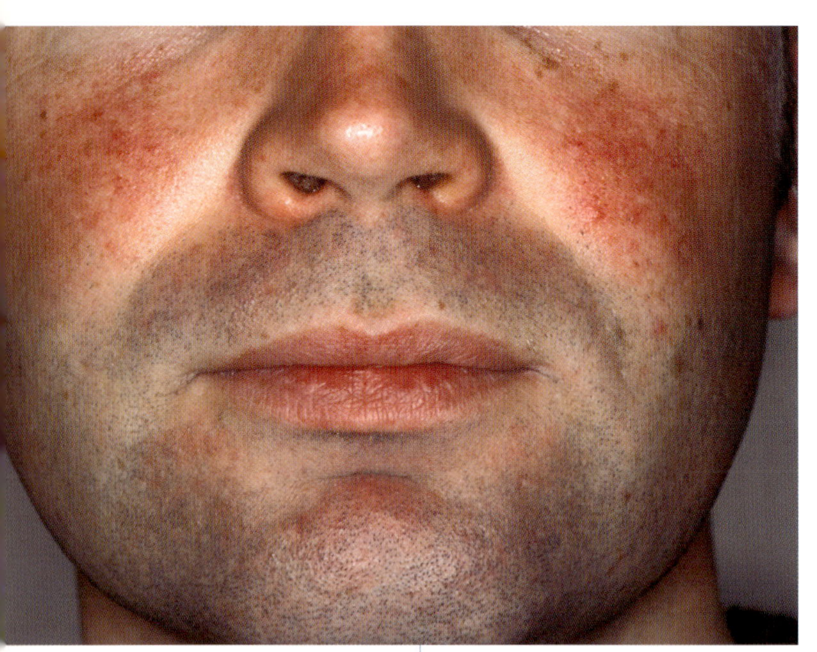

안면홍조는 주사코의 첫 번째 증상이자 대표적인 형태다. 구진과 농포, 딸기코, 안구염증이 뒤따를 수 있다.

발제다. 홍조는 일시적일 수도 있고 지속적일 수도 있다. 두 번째 형태는 '구진 농포성papulopustular' 주사코다. 분홍색 뾰루지나 고름으로 가득 찬 농포가 얼굴 전체에 생길 수 있다. 이 때문에 간혹 일반 여드름과 혼동되기도 한다. 세 번째 형태는 비류rhinophyma, 즉 흔히 말하는 '딸기코'다. 코의 피지선이 과대 팽창하여 코의 모양이 변하거나 커지는 증상으로 주로 남성에게 많이 생긴다. 마지막 형태는 안구염증과 관련이 있는데 주사코가 있으면서 눈이 충혈되고 매우 건조하다면 안과를 찾아야 한다.

주사코 형태에 따라 치료 방법도 다르다. 안면홍조는 처방전 없이 구입할 수 있는 일반 의약품으로도 치료할 수 있다(52쪽 안면홍조 참고). 구진 농포성 주사코는 유황성분이 들어 있는 세안제나, 국부용 메트로니다졸metronidazole, 국부용 아젤라익산, 경구용 항생제를 단일 또는 복합적으로 처방받는다. 화학박피도 증상을 개선하는데 도움이 된다. 비류는 레이저 시술이나 전기소작술로 성형할 수 있다. 단, 반드시 경험 많은 피부과 전문의나 성형외과 의사, 이비인후과 의사를 찾아야 한다.

옴Scabies

옴은 옴 진드기(개선충)에 의한 피부염으로 개선이라고도 한다. '7년의 가려움'이란 표현이 유래할 정도로 엄청나게 가렵다. 진드기는 굉장히 작아서 육안으로는 구분할 수 없으나 진드기가 피부 아래, 즉 표피의 맨 위층인 각질층을 파고 들어간 통로와 굴은 쉽게 눈에 띈다. 몇 센티미터의 흰 색 직선이나 곡선이 드러나고 붉은색 혹이나 작은 물집이 여러 개 잡히기도 한다. 옴은 어느 부위라도 생길 수 있지만 손가락이나 발가락 사이, 배꼽, 허리, 사타구니에 가장 잘 생긴다.

옴 치료제는 국부용 퍼메트린, 린단, 말라티온 등이 있다. 이러한 연고제는 목욕 후 목에서 발끝까지 바른 뒤 하룻밤 자고 일어나 씻어 낸다. 증상에 따라 다르

개선충은 표피 각질층에 파고들어 알을 깐다.

지만 보통 일주일 후에 같은 과정을 반복한다. 증상이 심한 경우는 경구용 이버맥틴ivermectin을 복용한다.

피지선 과오종Sebaceous hyperplasia

피지선 과오종을 직접 보기 전까진 피부 표면의 피지선이 얼마나 커질 수 있는지 상상도 못 할 것이다. 피지선 과오종은 피지선이 발달한 이마나 코, 볼에 잘 생기며, 지성 피부가 특히 심하다. 확장된 피지선은 노르스름한 분홍색을 띠며 배꼽처럼 가운데가 들어간 것이 특징이다. 몇 밀리미터 크기에 말랑말랑한 종양이 한 개 또는 여러 개 생긴다.

피지선 과오종은 악성 종양이 될 가능성은 없기 때문에 특별히 제거할 필요는 없지만 대부분은 미용상의 이유로 제거한다. 제거술로는 전기 바늘로 태우는 전기소작술이나 나이트로젠으로 냉각시켜 떼어내는 냉동요법, 레이저 시술이 대표적이다. 또한 트라이클로로아세트산 같은 화학물질을 사용하거나 외과용 수술기구로 절단하는 방법도 있으나 이러한 시술은 흉터를 남길 수 있으니 주의해야 한다. 특히 피부색이 짙은 사람들은 피부 색소침착이 잘 생기며 또 잘 없어지지 않는다.

> 피지선 과오종은 중년층에 더 잘 생기며, 남성이 여성보다 발병률이 높다.

> 피부 연성섬유종은 점(모반)과는 완전히 다른 세포로 구성되어 있다.

연성섬유종Skin tags

연성섬유종은 목이나 겨드랑이, 가슴 등에 돋아 난 살점으로 쥐젖이라고도 한다. 보통 피부 표면에 돌출되어 있으며, 가느다란 줄기 끝에 매달려 있는 것처럼 보인다. 임신 중이거나 과체중일 때, 그리고 나이가 많을수록 더 잘 생긴다.

연성섬유종은 무해한 종양으로 피부암으로 발전될 가능성은 없으나 액세서리나 의복, 안전띠 같은 것에 거치적거려 자극을 받을 수 있다. 구식 민간요법으로 연성섬유종을 실로 묶어 떼어 내는 방법이 있다. 돌출된 살점에 혈액 공급이 차단되면 며칠 이내에 저절로 떨어진다. 하지만 이때 병변 부위가 붉게 변하거나 감염에 취약해지기 쉬우니 가능하면 병원에서 적절한 제거술

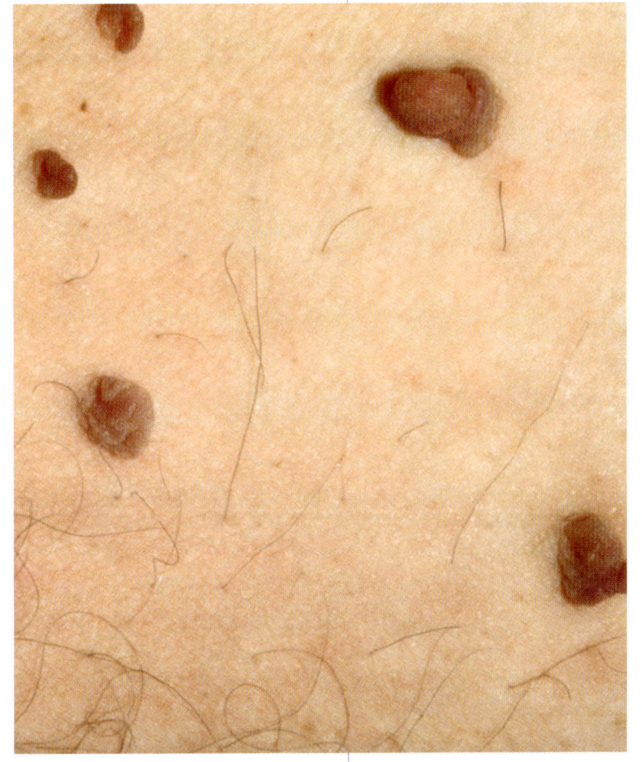

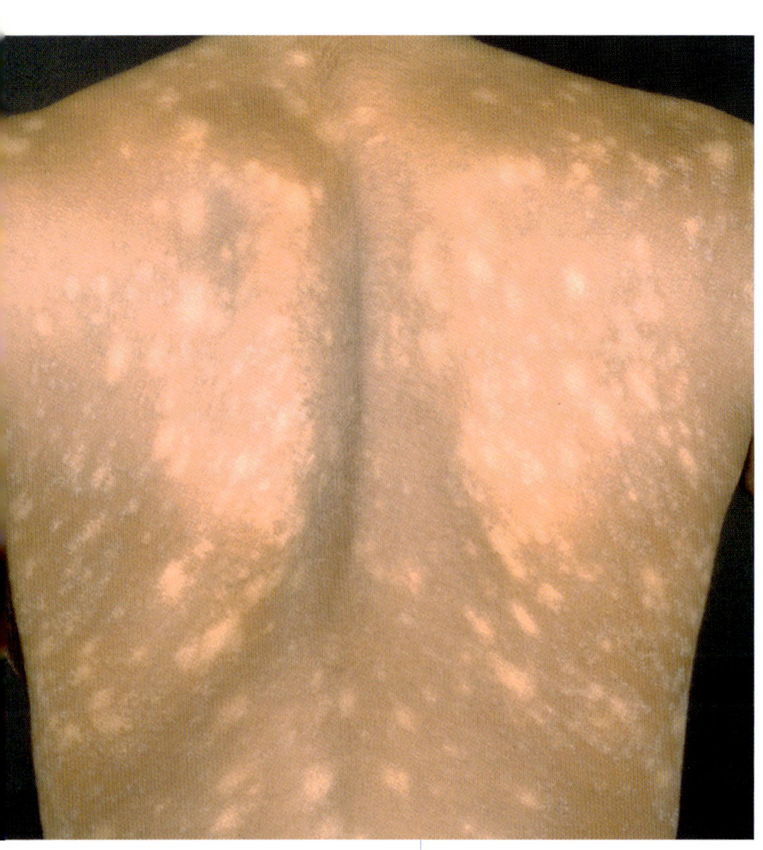

사진 속 착색은 어루러기에 의한 것으로 선탠을 하면 더욱 두드러진다.

을 받는 것이 좋다. 외과적인 수술로 잘라 내거나 전기 바늘로 태워서 제거할 수 있으며, 액체 나이트로젠으로 냉동시킨 뒤 떼어낼 수도 있다. 나이트로젠을 이용한 냉동 요법은 피부색이 흰 사람에겐 적합하다. 피부색이 짙은 사람은 착색이 생길 수 있으므로 주의한다.

어루러기 Tinea versicolor

어루러기는 비강진 pityriasis versicolor 이라고도 하는데, 표재성 진균증 superficial fungal infection 으로 인한 발진이다. 표재성 진균증은 말라세지아 푸르푸르 Malassezia furfur 라는 곰팡이 균이 피부 감염을 일으킨 피부 질환이다. 비강진이니 말라세지아니 하는 어려운 단어 때문에 심각한 질병이 아닐까 지레 겁을 먹을 필요는 없다. 사실상 어루러기는 매우 흔하고 건강상으로도 전혀 해롭지 않다. 주로 십대와 사춘기에 많이 발생하며, 가슴이나 등, 팔에 가장 많이 생기고 간혹 얼굴에도 나타난다. 봄이나 여름철에 많이 생기지만 기후가 온화한 지역에서는 일 년 내내 생길 수도 있다. 어루러기는 검거나 갈색, 또는 분홍색을 띠며 긁으면 얇은 흰색 비늘이 일어나는 게 특징이고 간혹 가려운 경우도 있다. 어루러기는 보통 평평하거나 약간 부어올랐는데, 둥근 모양을 띤 반점이 부분적으로 생기거나 넓은 부위를 차지하는 경우도 있다.

어루러기가 나으면서 옅은 색의 반점이 남기도 하는데 몇 주나 몇 달이 지나면 없어진다. 어루러기는 육안으로 쉽게 구분할 수 있지만, 보다 정확한 진단을 위해서 스킨 스크래핑을 할 수도 있다. 국부용 항균제를 처방받으면 쉽게 치료할 수 있다. 간혹 증상이 심각하거나 발병 부위가 넓은 경우 경구용 항균제를 복용하기도 한다.

수두 Varicella

수두는 아동기에 흔히 발생하는 만성 피부 질환이다. 증상은 열이 나고 근육

통이 생기며 으슬으슬 몸살 기운이 돌다가
마침내 발진이 생긴다. 발진은 수많은 붉은
반점 가운데 작은 수포가 생기는 게 특징이
다. 수두 발진은 주로 머리나 목에서 시작
해 몸통으로 번진다. 하체에도 발진이 생길
수 있지만 대부분은 깨끗한 편이다. 수두
발진은 매우 가렵고 아프며 보통 7일에서
10일 정도 간다.

수두 바이러스는 호흡기로 전염되며,
발진한 피부와 접촉해도 옮는다. 수두 환자
는 발진이 생기기 5~7일 전부터 수포가 모
두 터지고 딱지가 앉을 때까지 전염성이 있
다. 아동기에 주로 발생하는 수두가 성인기
에 발병하면 증상이 더 심각하고 특히 임산
부가 수두에 걸리면 태아나 신생아에게 치
명적이다. 면역력이 떨어지는 사람도 심각
한 합병증을 유발할 수 있다.

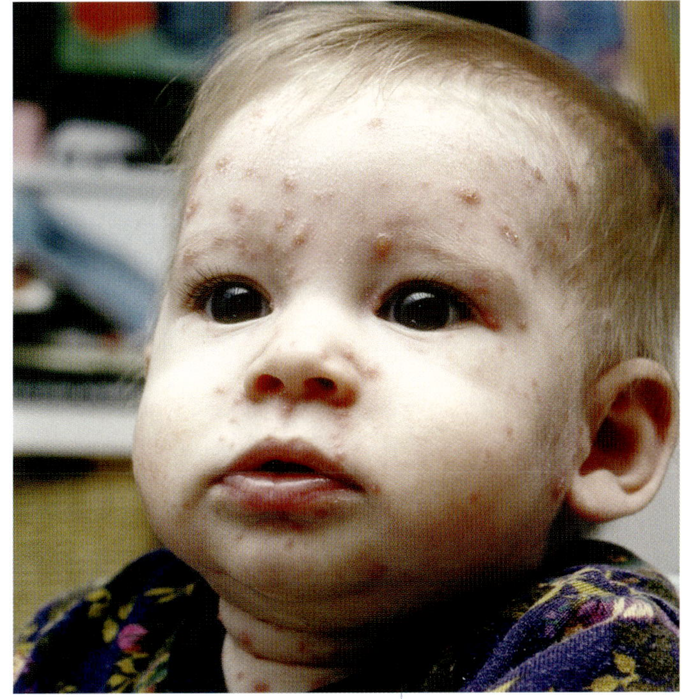

수두는 어린아이에게 많이 발병하고 전염성이 매우 높다. 어른이 감염되는 경우는 드물지만 일단 발병하면 증상이 더욱 심각하다.

수두 발진이 경미한 경우는 아세트아미노펜 진통제로 열을 내리고 항히스타
민제로 가려움증을 완화할 수 있지만 수두가 발생하면 초기에 의사를 찾는 게 좋
다. 수두 발진은 첫 3일 이내에 항바이러스 치료를 하면 증상도 완화되고 발병 기
간도 짧아진다. 수두로 인한 가장 흔한 합병증은 피부의 2차 세균 감염이지만, 보
다 심각한 합병증이나 부작용도 생길 수 있다. 수두 예방접종은 독성을 약화
시킨 생백신을 주사한다.

백반증 Vtiligo

백반증은 피부가 색소를 잃어 피부 표면에 크고 작은 하얀
반점이 생기는 증상이다. 유색인종에게 특히 문제가 되며,
흰 피부는 선탠이 되는 봄철이나 여름철에 증상이 더욱 두
드러진다. 백반증을 예상하거나 예방할 방법은 없다. 증상이
매우 서서히 진행되는 사람도 있고 갑작스럽게 나타나는 경우도
있으며 전신에 걸쳐 탈색이 일어날 수도 있다.

백반증에 걸린 사람들은 피부색을 결정하는 멜라노사이트, 즉 멜라닌 형성
세포가 그 기능을 잃은 것으로 밝혀졌으나 그 원인은 복합적인 유전적 요소로 추
정될 뿐, 정확한 것은 아직 알 수 없다. 백반증의 치료 방법 중에는 국부용 연고나

백반증으로 인한 탈색은 위장용(분장용)
화장품으로 어느 정도 가릴 수 있다.
이러한 특수 메이크업 제품은 일반
화장품보다 커버력이 좋고 오래 가며
인체 어느 부위에나 사용할 수 있는
장점이 있다.

광선요법, 레이저 시술, 성형수술 등이 있다. 효과적인 의약품은 국부용 스테로이드제와 국부용 면역억제제다. 광선요법으로도 탈색 부위의 피부색을 되찾을 수 있다. 광선요법은 주로 단파장 자외선narrow-band UVB을 이용하지만, 광과민제인 소라센Psoralen을 복용하고 UVA를 조사하는 PUVA Psoralen + UVA 요법도 있다. 어떤 경우든 전문의에게 진단받고 치료받아야 한다.

사마귀 Wart

유아와 성인 모두 사마귀가 생긴다. 인간유두종바이러스human papillomaviruses, HPV가 원인이며, 일상적인 가벼운 신체 접촉만으로 쉽게 전염된다. HPV는 종류가 수백 가지가 넘는데 사마귀도 그만큼 종류가 많다. 피부 표면에 감염되는 바이러스가 있는가 하면 손바닥이나 발바닥에만 문제를 일으키는 바이러스도 있다. 입안 같은 점막이나 성기에만 생기는 사마귀도 있다.

가장 흔한 사마귀는 둥그스름한 혹처럼 볼록하고 표면은 거칠고 건조하다. 주로 손이나 무릎, 외상을 입었던 부위에 많이 발생한다. 반면, 얇고 납작한 사마귀는 눈에 잘 띄지도 않고 보기에도 보통 사마귀와는 꽤 다르다. 종종 분홍색을 띠며 주로 얼굴이나 손등에 생긴다. 손바닥과 발바닥에 생기는 사마귀는 다른 부위처럼 피부 밖으로 튀어나오지 않고 피부 아래 자리하는 경우가 많다. 성병 사마귀venereal wart라고도 하는 첨규사마귀condyloma acuminata는 성기나 항문 주변에 생기고 성행위를 통해 전염된다.

사마귀는 치료하지 않고 내버려두면 저절로 사라지기도 하지만 완전히 사라지기까지 1년 이상 걸리며, 그 사이 다른 부위나 다른 사람에게 사마귀를 퍼뜨릴 수 있다. 처방전 없이도 구입할 수 있는 사마귀 치료제는 많으며 살리실산이나 냉동요법도 손쉽게 이용할 수 있다. 덕트 테이프를 사마귀 위에 붙여서 며칠에 한 번씩 손톱 미는 줄이나 속돌로 갈아서 사마귀를 제거하는 사람도 많다.

비처방약이나 민간요법으로 사라지지 않는 사마귀는 병원에서 얼마든지 제거할 수 있다. 액체 나이트로젠을 이용한 냉동요법, 외과적 절제술, 산성 물질을 이용한 제거술, 전기소작술, 레이저 시술 등이 대표적이다. 첨규사마귀는 병원에서 국부용 포도필린podophyllin으로 치료하거나 임미키모드 같은 국부용 약제를 처방받아 치료할 수 있다. 치료 방법은 사마귀의 크기나 부위, 피부 유형에 따라 달라진다.

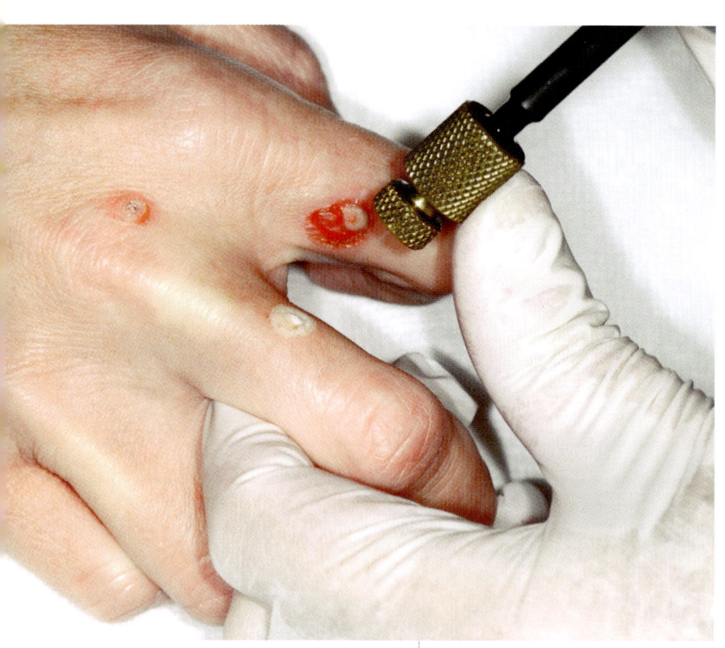

사마귀를 제거할 때는 주로 액체 나이트로젠을 이용한 냉동요법을 쓴다.

Skin Myth

Yes or No?
사마귀도 뿌리가 있다.

No!
사마귀는 피부의 가장 바깥층인 표피에 바이러스 감염으로 생긴다. 아무리 큰 사마귀라도 표피 아래 피부층까지 뿌리를 내리는 경우는 없다. 사마귀는 치료하기도 어렵고 치료해도 재발하기 일쑤다. 이는 사마귀 바이러스가 끈질기기 때문이지 사마귀가 피부 깊숙이 뿌리를 내리기 때문은 아니다.

대상포진 Zoster

대상포진은 수두 대상포진 바이러스 *varicella zoster virus* 의 감염 증상으로
어려서 수두를 앓았던 사람은 누구나 대상포진에 걸릴 수 있다
(수두는 105쪽 참고). 수두 바이러스는 일단 감염되면 결코 없
어지지 않는데, 신경 세포에 잔존해 몇 십 년간 아무 문제
도 일으키지 않다가 면역기능이 떨어지는 50대 이후에
다시 활성화되어 발진을 일으키곤 한다.

전신에 발진이 생기는 수두와 달리 대상포진은 인
체의 한 부위에만 집중적으로 생기며 피부절 *dermatome* 이
라는 피부 띠가 생긴다. 대상포진은 수두 증상과 비슷한
작은 수포가 많이 생기는데, 수포를 둘러싼 피부는 붉은색
이고 극심한 통증이 따르는 게 특징이다. 발진은 대개 1~2주
가 지나면 저절로 사라지지만 통증은 몇 주간 계속될 수 있다.

대상포진은 조기치료가 중요하며, 72시간 이내에 치료를 시작하는
게 가장 이상적이다. 조기치료는 발병 기간도 줄여주고 발진과 통증도 감소시킨
다. 효과적인 의약물은 단순포진과 마찬가지로 아시클로비어, 팜시클로비어, 발
라시클로비어가 대표적이다. 통증은 다양한 진통제로 다스릴 수 있다. 보다 자세
한 치료법은 의사와 상의한다.

60세 이상의 노년층은 대상포진 예방접종을 받으면 예방할 수 있다. 백신은
60세에서 69세 사이에 가장 효과가 좋아서 발병률이 50%나 줄어든다. 70세 이
상도 백신을 맞으면 대상포진에 걸릴 확률이
어느 정도 줄어드는 것으로 나왔으나 나이가
많을수록 예방접종의 효과도 낮아진다. 면역
력이 약한 사람, 치료 받지 않은 결핵 환자,
임산부, 네오마이신 *neomycin* 이나 젤라
틴 *gelatin* (동물의 뼈, 가죽, 힘줄 따위에서 얻는 유
도 단백질 중 하나)에 알레르기가 있는 사람들
은 대상포진 백신을 맞을 수 없다.

대상포진은 수포를 동반한
고통스러운 발진이 몸의 한
쪽에만 띠 모양으로 생기는
게 특징이다.

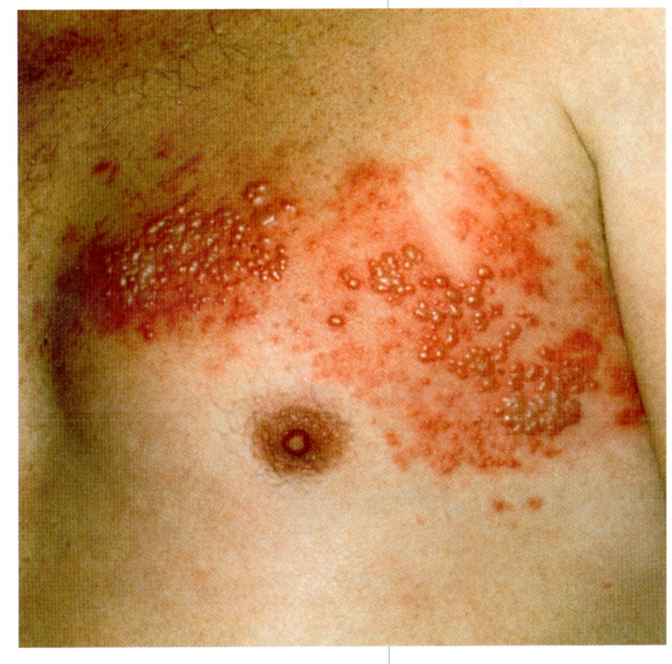

4

미용시술과 성형수술

현대사회는 이미지 사회다. 큰 키에 긴 다리, 날씬한 몸매를 갖춘 모델들의 '완벽한' 이미지가 우리를 24시간 에워싸고 있다. 오늘날 '완벽한 얼굴'이란 하얗고 촉촉한 피부에 반점이나 주름, 여드름 하나 없는 매끈한 피부, 육감적인 입술, 가늘고 오똑한 코로 정의된다. 맙소사! 세상에 그런 얼굴이 어디 있단 말인가! 매스미디어가 조장한 완벽한 얼굴, 완벽한 피부란 현실에선 존재하지 않는다. 그 점만 명심해도 보다 현명하고 현실적으로 피부를 관리할 수 있다.

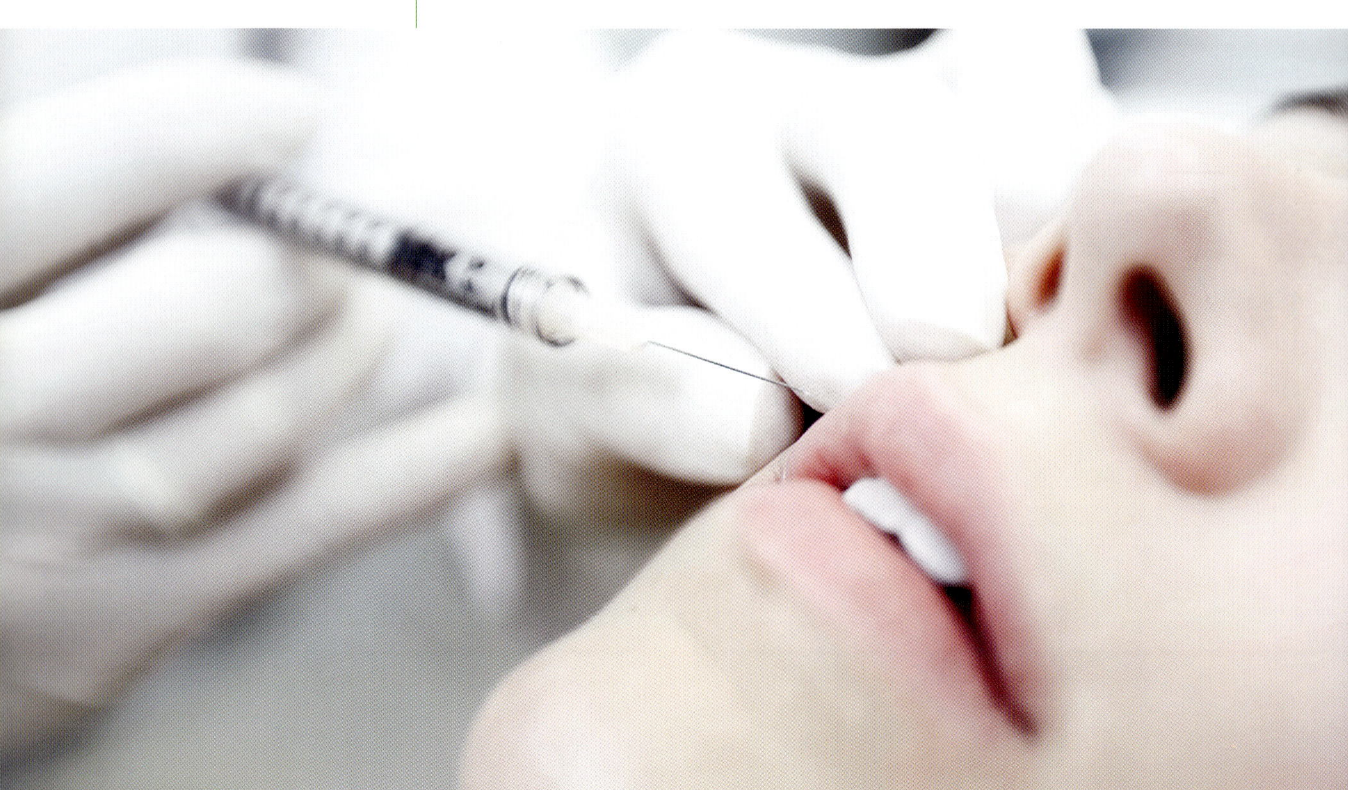

좋은 얼굴, 못생긴 얼굴, 나쁜 얼굴?

세상에 완벽한 외모는 없다. 바로 그 때문에 각자의 개성이 빛나고 아름답고 특별한 것이다. 영화배우처럼 따라다니며 피부를 관리해주는 전문가는 없지만, 대부분의 일반인들도 외모에 꽤 신경을 많이 쓰고 나름 열심히 관리하고 있다. 자가 피부 관리는 보다 아름답고 건강한 외모의 기본이다. 개인 피부 관리사나 다이어트 요리사, 트레이너가 있어야만 가능한 것은 아니다.

지난 20년간 피부 미용을 위한 의학 기술에 눈부신 발전이 있었다. 몸에 칼을 대지 않고도 외모를 향상할 수 있는 다양한 미용시술과 화장품, 보조 기구 등은 사실상 전통적인 성형수술 기술을 훨씬 앞질렀다. 물론 성형수술 자체도 눈부신 기술적 발전을 이룩했고, 수많은 수술이 보다 간편하고 안전해졌다. 그에 따라 비용도 많이 감소하여 보다 많은 사람들이 성형수술의 혜택을 누리게 되었다.

자긍심 갖기

성형에 관한 이야기를 하기에 앞서 짚고 넘어갈 중요한 문제가 있다. 바로 자신의 성형 목적을 정확하고 솔직하게 직면하는 것이다. 미용시술과 성형수술을 받으면 분명 어느 정도 외모를 향상시킬 수 있지만 그렇다고 '나'라는 사람이나 인생 자체가 극적으로 변하지는 않는다. 당연히 성형이 '불행 끝, 행복 시작'을 보장할 수도 없다. 성형 여부를 떠나 먼저 긍정적이고 건강한 자긍심을 갖는 것이 선결 과제다.

성형으로 일상에 신선한 자극을 주고 몇 년 더 어려 보일 수는 있지만, 그렇다고 외모가 하루아침에 획기적으로 '변신'하진 않는다. 오히려 극단적인 성형수술은 어색하고 부자연스러운 결과를 낳는다. 그리고 아무리 성공적인 성형수술도 당신을 완벽한 새 사람으로 탈바꿈시켜주지 않는다. 자신을 있는 그대로 받아들이고 사랑하는 것이 무엇보다 중요하다. 그런데 이게 말처럼 쉽지 않다. 병적으

신체변형장애 증상

본인이나 주변 사람이 아래 증상을 보인다면 반드시 전문가와 상의한다.

- 외모의 사소한 흠집 또는 있지도 않은 결점에 집착한다.
- 외모에 결점이 생길까 과도하게 두려워하거나 불안해하며 많은 시간을 보낸다.
- 수시로 거울로 외모를 확인한다.
- 아주 사소한 결점이라도 감추려고 애를 쓴다.
- 늘 다른 사람과 자신의 외모를 비교한다.
- 외모를 지나치게 꾸미고 가꾼다.
- 자신의 외모에 대해 계속해서 다른 사람의 의견을 묻는다.

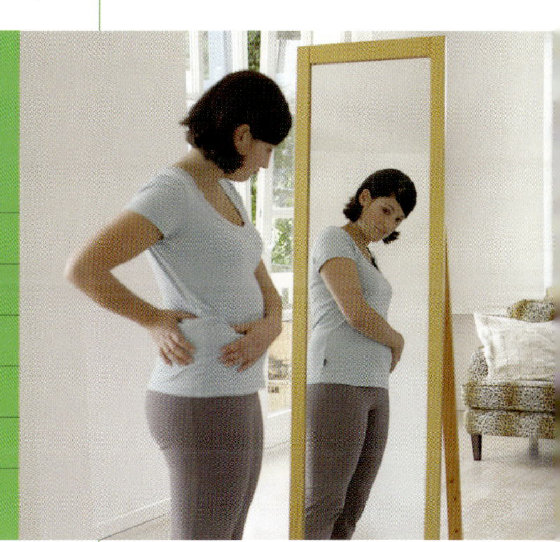

로 외모에 집착해서 정신과 치료까지 필요한 사람들도 드물지 않다. 이때 자신의 외모와 정체성, 자존감에 주의를 기울이고 전문가의 도움을 구하는 것은 바람직한 자기 관리의 첫 걸음이다.

신체변형장애body dysmorphic disorder, BDD는 외모의 작은 결점이나 심지어 존재하지 않는 결함까지 찾아내어 고통스러워하는 정신질환이다. 지나치게 외모에 집착하다보니 하루에 몇 시간씩 거울 앞에서 보내기 일쑤이며, 일상 및 직장생활과 사교활동도 정상적으로 수행할 수 없는 심각한 질환이다. 신체변형장애를 앓는 사람들에게 몇 가지 뚜렷한 특징이 있다. 예를 들면, 거울 앞에서 유난히 많은 시간을 보내고 지나치게 진한 화장을 하며 피부를 꼬집어 뜯거나 머리카락을 잡아당기는 등 강박적이고 신경증적인 습관을 갖고 있다. 심한 경우는 자신의 외모가 하도 보기 끔찍해서 사교활동을 전면 중단하거나 사진 촬영을 일절 거부하는 것은 물론 거울을 보지 않는 사람도 있다.

전체 인구의 1%, 성형수술 환자의 10% 정도가 신체변형장애를 앓고 있는 것으로 추정된다. 양심적인 성형외과의사나 미용시술자라면 수술이나 시술 이전에 신체변형장애 여부를 먼저 확인하고 환자를 가려내게 마련이다. 더구나 신체변형장애 환자들은 미용시술이나 성형수술을 아무리 받아도 결코 만족하는 법이 없다. 혹시 주변에 이런 사람이 있거나 본인이 신체변형장애인 것 같다고 의심이 간다면 당장 정신과 전문의의 도움을 구하자. 좋은 소식은 신체변형장애도 얼마든지 치료할 수 있다는 점이다. 많은 환자들이 심리치료와 약물로 증상을 개선하거나 치료해왔다.

> 신체변형장애는 불치병이 아니다. 정신과 전문의나 심리치료사, 그리고 전문 의약품의 도움으로 얼마든지 장기적인 치료 효과를 얻을 수 있다.

현명하게 선택하기

대부분의 미용시술이나 성형수술은 안전하고 결과도 좋다. 하지만, 여전히 위험요소가 존재하고 부작용이 생길 수 있음을 주지해야 한다. 일단 성형을 결심했다면 그러한 위험요소와 부작용을 최소화할 수 있는 방법을 찾아야 한다. 어떻게 하면 될까?

우선은 의사를 잘 선택해야 한다. 믿을만한 다른 의사나 지인이 추천해준 경험 많은 의사가 있다면 가장 좋다. 또한, 최종적으로 의사를 선택하기 전에 여러 의사를 만나보고 관련 시술에 대해 상담해보는 것도 중요하다. 이때 해당 의사가 시술한 환자들의 수술 전과 후의 사진을 보여 달라고 요청하라. 본인이 관심 있는 시술에 해당 의사가 얼마나 경험이 많고, 얼마나 성공률이 높은지, 또 부작용이나 합병증은 얼마나 발생했는지 등을 꼼꼼히 확인하는 것도 중요하다.

의사가 전문의시험을 통과한 전문의인지, 그렇다면 본래
전공분야가 무엇인지를 확인하는 것도 잊지 말자. 정형
외과의사에게 자궁암 검사를 하러 갈 사람은 없다. 그와
같은 이유로 미용시술이나 성형수술도 피부과나 성형외
과, 이비인후인과, 안과 전문의를 찾는 게 좋다.

미용시술

젊어지고 싶다고 무조건 성형수술을 해야 하는 건 아니
다. 몸에 칼을 대지 않고도 얼마든지 젊어질 수 있는 방
법은 많다.

화학박피 Chemical peels

화학박피는 피부 표면에 산성 제품을 바르는 것이다. 목
적은 피부 가장 바깥층의 손상된 피부를 의도적으로 파
괴하여 건강한 새 피부가 빨리 형성되도록 촉진하는 것
이다. 그 결과 화학박피를 한 피부는 더욱 매끄럽고 부드
럽고 젊어 보인다.

　화학박피는 다양한 피부 유형과 상태를 효과적으로
관리하고 개선할 수 있다. 예를 들면, 화학박피는 햇볕에
손상된 피부를 치료하는데 효과가 있다. 잔주름이나 주근깨는 물론 지속적인 자
외선 노출로 인한 광선각화증까지 효과적으로 개선할 수 있다.

　화학박피는 여드름 환자에게도 여러 가지 이유로 효과적이다. 우선 화학박
피를 하면 닫힌 모공을 열 수 있고, 피부를 건성화시켜 여드름을 유발하는 세균
번식을 줄여준다. 염증 후 과색소침착post inflammatory hyperpigmentation, PIH, 즉 여드름
치료 후 생긴 짙은 색 반점도 더 빨리 사라지게 해준다. 화학박피는 여드름으로
생긴 색소침착은 물론, 기미 같은 다른 형태의 과색소침
착을 치료하는데도 효과적이다. 그뿐 아니라, 주사코 증
상을 개선하거나 지성 피부를 관리하고, 흉터도 덜 눈에
띠게 만들 수 있다.

　화학박피는 피부층에 얼마나 깊이 작용하느냐에 따
라 구분한다. 우선 표면 화학박피는 표피층만 벗겨낸다.
중간 화학박피는 표피와 표피 바로 밑의 진피인 유두층
까지 작용한다. 심부 화학박피는 진피 깊숙이 영향을 끼친다. 표면이나 중간이냐
심부냐를 구분하는 기준은 두 가지 요소다. 첫 번째는 화학박피에 사용하는 산의

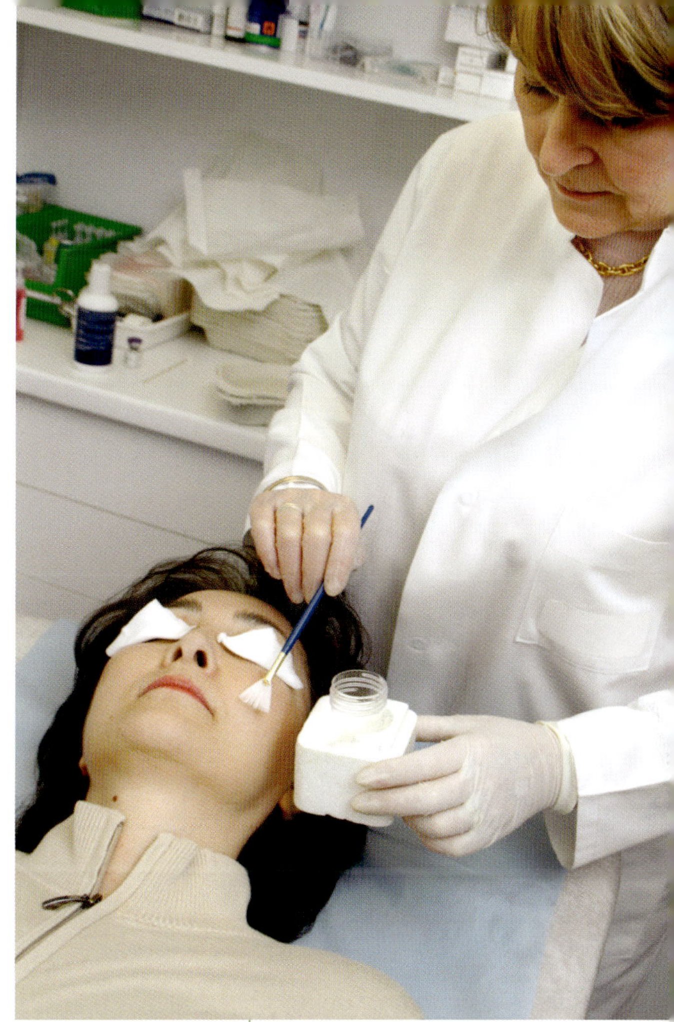

화학박피는 피부의 가장
바깥층을 벗겨내고 그 아래
화사한 새 피부를 드러내는
미용시술이다.

화학박피는 경험 많은 전문가에게
시술 받으면 얼마든지 매끄럽고
부드러우며 색이 고른 피부를
선사할 수 있다.

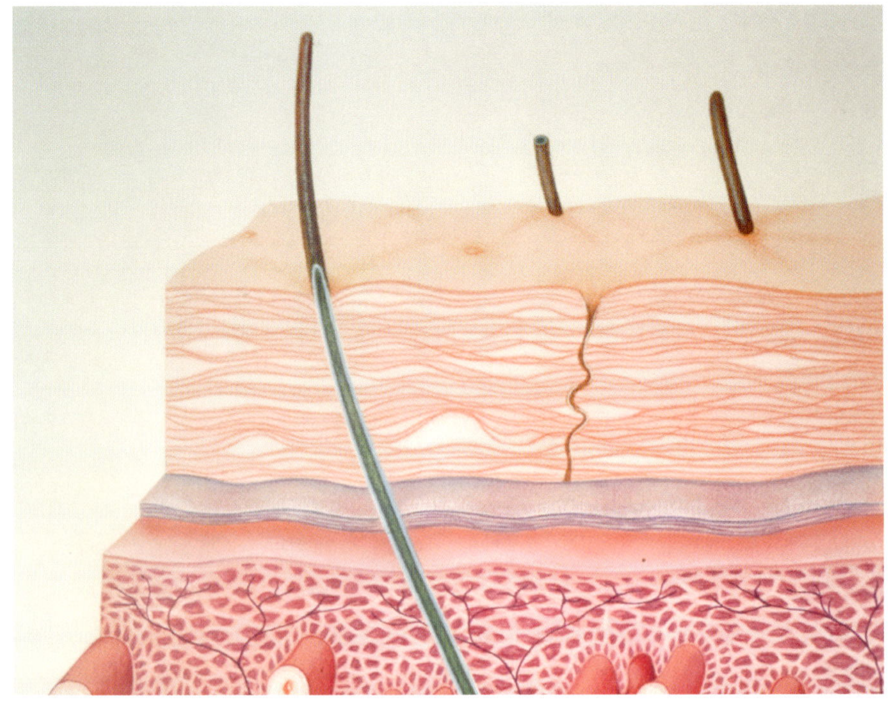

종류, 두 번째는 산의 강도 또는 농도다.

어떤 종류와 강도의 화학박피를 선택할지는 피부 유형과 상태, 민감도에 따라 다르다. 대부분 본격적인 화학박피를 시술하기 전 며칠에서 몇 주에 걸친 사전 관리를 받는다. 가령, 자외선차단제나 레티노이드, 미백 제품 등을 단독 또는 혼합 처방 받아 피부 관리에 들어간다. 모두 화학박피 후 발생할 수 있는 염증 후 과색소침착을 예방하기 위한 것이다. 피부색이 짙은 사람들이 특히 문제가 된다. 중간이나 심부 화학박피를 시술할 때와 단순 포진 바이러스에 의한 입가 발진이 잘 생기는 사람들은 시술 전에 아시클로비어, 발라시클로비어, 팜시클로비어 같은 항바이러스제를 처방받아 복용할 수 있다.

화학박피는 어떻게 진행되는 걸까? 우선 피부를 깨끗이 세척한다. 훨씬 빠르고 효과적인 시술을 위해 화장은 하지 않는 게 좋다. 세안이 끝나면 알코올이나 아세톤으로 일종의 '애벌칠'을 한다. 화학박피 때 쓸 산성 물질을 묽게 해서 쓰는 경우도 있다. 화학박피 물질을 얼굴에 바를 때는 주로 면봉이나 거즈를 이용하며, 이미 산에 적셔둔 패드를 쓰는 경우도 있다. 사용하는 산의 종류와 강도에 따라 가벼운 따끔거림에서 불타는 화끈거림까지 다양한 자극이 있다. 시술 중 발생할 수 있는 통증에 대해서는 시술 전에 의사와 미리 상의한다.

사용하는 산에 따라 산의 활성화를 멈추기 위해 중화 제품을 써야 하는 경우도 있고, 산 자체가 저절로 비활성화 되는 경우도 있다. 어떤 경우든 산성 물질은 대부분 3~5분 정도만 얼굴에 발라 둔다.

표면 화학박피 후 피부는 주로 부스럼이 생기고 붉어진다. 시술 후 처음 며칠 동안은 피부가 건조하고 퍼석퍼석하게 느껴지기도 한다. 그러나 보통은 1~3일 정도 지나면 정상으로 돌아온다. 중간 화학박피를 하면 종종 피부가 날로 벗겨진 기분이 든다. 홍조는 며칠씩 지속되고 박리현상도 더 심하다. 그러나 5~7일 정도 지나면 정상피부로 돌아온다.

오늘날 심부 화학박피를 시술하는 경우는 드물다. 같은 효과를 내는 레이저 시술을 선호하기 때문이다. 특히 피부의 촉감과 관련된 문제는 레이저가 더 효과적이다. 또한, 레이저 기술의 발전으로 보다 안전하고 일관성 있는 결과를 기대할 수 있다. 특히 진피까지 깊숙이 침투해야 할 때는 레이저가 더 적절하다.

화학박피	
박피의 종류	특징
표면 박피	회복 기간이 가장 빠르다. 거친 피부 표면이나 옅은 색소침착, 잔주름을 개선하는데 효과가 있다.
중간 박피	표피 일부가 제거된 만큼 회복기간이 며칠 걸린다. 잔주름과 중간 정도 깊이의 주름과 착색을 제거한다.
심부 박피	일주일 이상의 회복기간이 필요하다. 깊은 주름과 여드름 흉터, 짙은 색소침착, 암으로 발달할 소지가 있는 종양의 일부까지 벗겨낼 수 있다.

화학박피로 최대 효과를 얻으려면 보통 여러 차례 시술이 필요하다. 표면 화학박피의 경우 2~4주마다 한 번씩 시술하는 게 이상적이다. 피부가 산에 대한 내성이 생기면 매번 시술할 때마다 사용하는 산의 강도를 높여야 한다. 성공적인 화학박피 횟수는 피부 유형과 피부 질환 상태, 박피의 종류에 따라 다르다. 중간 및 심부 화학박피는 보통 한 번이면 족하다.

미세박피 Microdermabrasion

미세박피술은 한국에서 흔히 크리스털 필링crystal peeling 또는 다이아몬드 필링이라고 한다. 우선 미세하고 단단한 크리스털 결정을 피부에 분사한 후 흡입기로 빨아들인다. 이때 결정이 피부에 미세한 찰상을 일으키는데, 이 찰상을 회복하는 과정에서

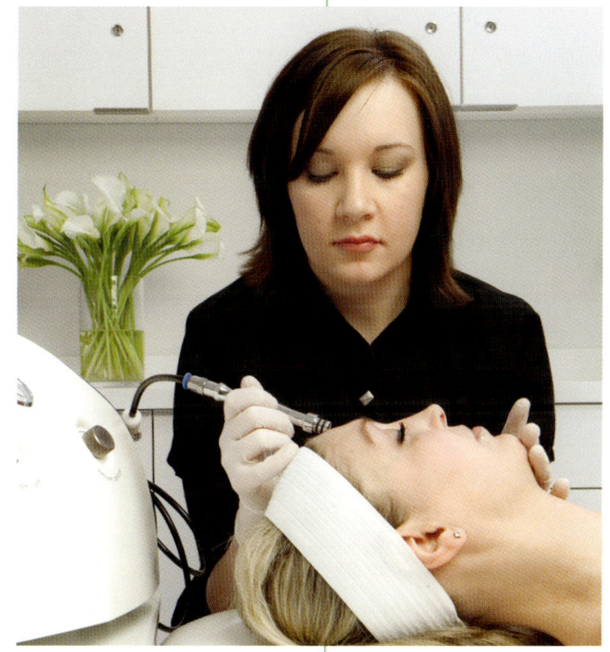

미세박피술은 대략 20분 정도 소요되며, 통증도 거의 없다.

매끄럽고 부드러운 새 피부가 돋아난다. 크리스털 대신에 다이아몬드 막대기를 사용하는 기구도 있지만, 피부를 인위적으로 손상시켜 새롭고 건강한 피부를 재생시키는 기본 원리는 같다. 미세박피는 피부의 각기 다른 층에 여러 단계로 효과를 낼 수 있다.

미세박피가 작용하는 깊이는 여러 가지 요소에 의해 결정된다. 예를 들면, 결정의 종류와 크기, 분사되는 속도, 흡입하는 양, 시술자의 숙련도, 기구가 피부 위를 움직이는 속도와 횟수 등이 미세박피 결과에 영향을 미친다. 치료 목적이나 환자의 피부 상태에 따라 미세박피는 표피에만 적용할 수도 있고, 진피의 유두층이나 망상층까지 치료할 수도 있다. 그 특징은 화학박피와 비슷하다.

미세박피와 화학박피는 비슷한 점이 많다. 화학박피처럼 미세박피도 피부표면을 인위적으로 손상해서 재생시키는 게 기본 원리다. 치료 범위도 햇볕에 손상된 피부나 여드름, 기미, 염증 후 과색소침착, 잔주름, 흉터 등으로 같다. 그러나 미세박피는 피부가 붉어지는 홍반 현상을 최소화하기 때문에 회복시간이 화학박피보다 비교적 빠른 게 차이라면 차이다.

미세박피는 여드름과 잔주름, 피부 착색 등 다양한 피부 문제를 개선해준다.

화학박피를 할까, 미세박피를 할까?

두 시술 모두 어떤 피부 유형이나 상태에도 안전하고 효과적이다. 기본 원리도 같아서 어느 쪽을 선택하든 근본적으로 큰 차이는 없다. 그러나 의사별로 각 시술에 대한 경험이나 선호도가 달라 보통 선택권은 의사에게 있다고 해도 과언이 아니다. 사실상, 어떤 의사와 어떤 시술을 선택할 것이냐 하는 문제는 지극히 개인적

화학박피와 미세박피의 차이점	
화학박피	**미세박피**
피부 표면에 산성 물질을 발라서 피부 표면을 원하는 깊이만큼 손상시킨다.	크리스털 결정이나 다이아몬드 막대와 흡입기를 사용해 피부 표면을 부드럽게 벗겨낸다.
산의 종류와 강도에 따라 표면, 중간, 심부 박피로 구분된다.	결정(막대)의 크기나 흡입기의 속도 등을 통해 박피 강도를 조정한다.
심부 화학박피는 마취를 하는 경우도 있다. 하지만 최근에는 레이저 수술을 선호하는 편이다.	마취가 필요 없다.
피부 표면을 완전히 벗겨 내기 좋으며, 보다 깊숙한 흉터나 주름을 제거하는 데도 효과적이다.	잔주름이나 확장된 모공 같은 피부 표면을 개선하는데 효과적이다.

인 결정이다. 의사나 시술자와 각 시술의 장단점을 상의하도록 한다.

보톡스 Botox

보툴리누스 신경독소botulinum toxin를 주입하는 보톡스 주사는 미용시술에서 가장 흔하고 인기 있는 시술 중 하나가 되었다. 얼굴에 칼을 대지 않고도 잔주름에서 깊은 주름까지 제거한다. 더 젊고 아름다운 외모를 갖고 싶다면 사실상 보톡스만 한 게 없다. 더구나 보톡스는 수백만의 경험자들이 보증하는 안전하고 효과적인 미용시술로 자리 잡았다.

보툴리누스 중독botulism이라는 질병을 한번쯤 들어 봤을 것이다. 클로스트리디움 보툴리늄clostridium botuli-num이라는 세균에 감염된 음식물을 먹고 생기는 식중독이다. 또는 상처를 통해 같은 세균에 감염될 수도 있다. 클로스트리디움 보툴리늄은 근육을 마비시켜 목숨까지 위협할 수 있는 보툴리누스 신경독소를 분비한다. 특히 호흡기 근육에 감염되면 치명적이다. 독소는 A형에서 G형까지 7개 단계가 있다. 다행히 보툴리누스 중독은 흔히 발생하는 만성질환은 아니다.

의학적 목적으로 조심스럽게 근육을 마비시켜야 할 때가 있다. 가령, 눈이나 성대에 경련이 일어난 사람은 희석한 보툴리누스 신경독소를 주입하면 일시적으로 경련을 멈출 수 있다. 사시strabismus나 안검경련blepharospasm, 경련성 발성장애spasmodic dysphonia 같은 질환은 모두 보톡스로 증상을 효과적으로 관리할 수 있다.

같은 원리로 매우 옅게 희석한 보툴리누스 신경독소를 얼굴이나 목 근육에 주입하면 근육 긴장을 풀어 주름을 펼 수 있다. 보톡스는 미간과 이마, 눈가 주름에 특히 효과가 크다. 그밖에도 보톡스는 딱딱한 인상을 주는 긴장된 목주름을 펴는데도 이용된다.

미국에서 성형 목적으로 사용이 허가된 A형 보툴리누스 신경독소는 두 가지 브랜드가 있다. 2002년에 인증 받은 보톡스Botox와 2009년에 인증 받은 디스포트Dysport(이전의 릴록신Reloxin)다. 캐나다 보건부는 2001년 A형 보툴리누스 신경독소를 미간 주름 개선제로 인증하였다. 영국에서 보톡스는 비스타벨Vistabel로 알려져 있다. B형 보툴리누스 신경독소도 병원에서 시술 가능하다. 해당 제품은 마이오블록Myobloc과 뉴로블록Neurobloc이다. 미국 FDA는 B형 독소를 성형시술에 인증하지 않았지만 미국 의사들도 B형 독소를 사용한 보톡스 시술을 많이 하고 있다.

보톡스 시술은 어떻게 이루어지나? 당연히 의사의

> 미간 주름을 제거하기 위한 보톡스 시술은 미국 성형 시장에서 가장 빠른 속도로 증가하고 있다.

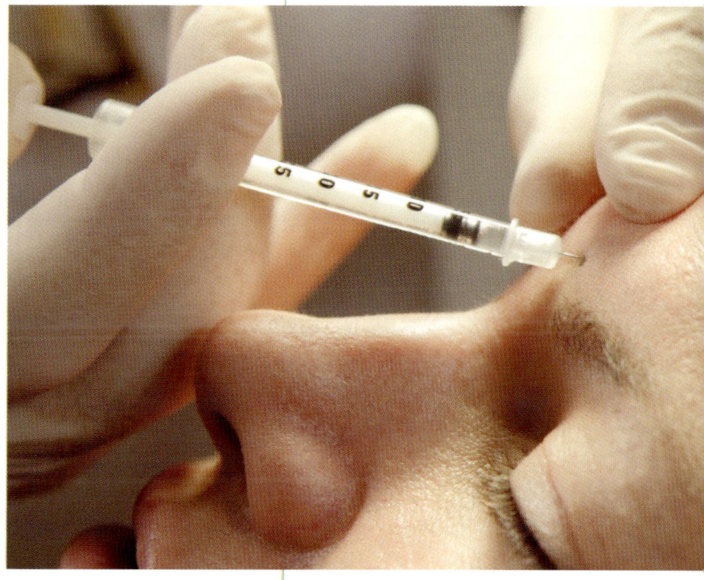

보톡스 주사는 미간에 주름을 형성하는 추미근corrugator supercilli muscles에 주입하여 근육을 이완하고 주름을 편다.

검진이 먼저다. 이때 의사는 고객에게 다양한 표정을 지어보라고 요청한다. 보톡스 주사를 놓을 근육 조직을 살펴보기 위해서다. 시술 부위에 따라 주사 횟수도 달라진다. 보톡스 주사용 바늘은 매우 작아서 통증은 대체로 경미하며 주사를 놓자마자 주사부위를 문지르는 의사도 있다.

필러 Dermal filler

필러(피부충전제)는 깊은 주름을 펴거나 입술 및 볼에 볼륨을 주기 위해 진피에 삽입하는 물질이다. 부위별로 적용할 수 있는 필러는 다양하며 각 종류마다 장단점이 다르다. 어떤 충전제를 사용하여 시술할 것인가는 의사의 결정에 달렸지만 각자의 바람과 기대치를 분명히 전달하면 의사의 결정에 영향을 줄 수 있을 것이다. 그밖에도 시술 부위나 원하는 교정 깊이, 지속 기간, 각 제재에 대한 의사의 경험과 자신감 등이 시술 방법에 영향을 끼친다.

콜라겐 Collagen 은 피부를 단단하게 만드는 진피 성분이다. 따라서 힘을 잃고 느슨해져 주름이 생기기 시작한 콜라겐은 종종 새 콜라겐으로 대체할 수 있다. 처음으로 인체에 주입할 수 있었던 필러는 소에서 추출한 소 콜라겐 bovine collagen 이었다. 그러나 인구의 3%정도가 소 콜라겐에 알레르기가 있기 때문에 시술 전에 알레르기 테스트부터 실시해야 한다. 그동안 몇 가지 새로운 콜라겐 제품이 개발돼 사용되고 있지만, 소에서 추출한 콜라겐은 여전히 가장 인기 있는 필러제품이다. 효과도 좋고 비용도 새 제품에 비하면 저렴한 편이기 때문이다.

콜라겐은 한번 삽입하면 대부분 3개월에서 6개월 정도 효과가 지속된다. 소 콜라겐 제품은 자이덤 Ⅰ Zyderm Ⅰ 과 자이덤 Ⅱ Zyderm Ⅱ, 자이플라스트 Zyplast 가 대표적이다.

소 콜라겐에 알레르기 반응을 보이는 사람도 많은데다 시술 전에 일일이 알레르기 검사를 해야 하는 것도 성가신 일이다. 소 콜라겐 필러가 탄생한 이래 수많은 기업이 알레르기를 일으키지 않는 콜라겐 제품을 개발하기 위해 노력했다. 그 결과 가공 피부의 섬유아세포에서 합성한 인간 콜라겐을 필러로 사용하기 시작하였다. 인간 콜라겐 역시 3개월에서 6개월 정도 효과가 지속되는데, 알레르기 검사가 필요 없는 게 큰 장점이다. 대표 상품은 코스모덤 Ⅰ Cosmoderm Ⅰ 과 코스모덤 Ⅱ Cosmoderm Ⅱ, 코스모플라스트 Cosmoplast 가 있다.

보다 최근에는 돼지에서 추출한 돼지 콜라겐 porcine collagen 도 개발되었다. 돼지 콜라겐은 알레르기를

필러는 가라앉거나 움푹 들어간 피부 아래 주입하여 피부 볼륨을 살리는 인공 물질이다.

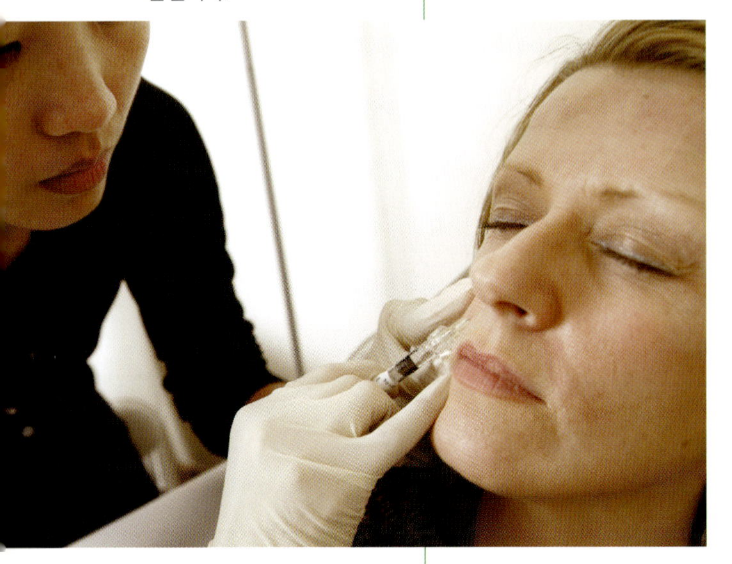

필러

필러 종류(상품명)	원료	작용 기저	효능 기간
콜라겐(코스모덤, 코스모플라스트, 에볼런스, 자이덤, 자이플라스트)	소나 돼지, 인간 피부에서 추출한 콜라겐	피부의 천연 콜라겐에 보충한다.	제품에 따라 3~12개월
히알루론산(힐라폼, 쥬비덤 울트라, 쥬비덤 울트라플러스, 펄렌, 레스틸렌)	박테리아나 조류	피부의 히알루론산 양을 증가시켜 콜라겐 합성을 자극한다.	제품에 따라 3~12개월
인체칼슘(래디어스)	뼈와 치아 구성성분과 유사한 합성 인체칼슘	합성 인체칼슘은 새 콜라겐을 형성할 수 있는 인공 발판을 제공한다.	12~24개월
폴리-엘-젖산(스컬프트라)	합성 알파-하이드록시산AHA	피부의 콜라겐 생성을 증가시키고, 인체가 장기적으로 새 콜라겐을 생성하도록 자극해 피부에 볼륨을 살려준다.	24개월

거의 유발하지 않기 때문에 시술 전에 알레르기 검사를 할 필요가 없다. 더구나 돼지 콜라겐은 대략 12개월 정도 효과가 지속되어 소 콜라겐이나 인간 콜라겐만큼 자주 시술을 받을 필요가 없다. 상표명은 에볼런스Evolence 다.

히알루론산Hyaluronic acid, HA은 인체에서 천연 합성되는 물질이다. 효과 지속 기간은 제품과 삽입 부위에 따라 6개월에서 12개월 정도 간다. 바로 이 점 때문에 히알루론산을 콜라겐보다 선호하는 추세다. 그러나 장점이 있으면 단점도 있는 법. 히알루론산의 가장 큰 단점은 콜라겐 시술보다 훨씬 통증이 심하다는 점이다. 게다가 시술 후 멍도 잘 든다. 대표적인 상품은 세균에서 추출한 레스틸렌Restylane, 펄렌Perlane, 쥬비덤Juvederm, 프리벨Prevelle, 퓨라겐Puragen, 캡티크Captique 와 조류에서 추출한 힐라폼Hylaform 이 있다. 각 나라마다 각기 다른 제품이 인증을 받고 있으며 사용된다.

인체칼슘CaHA, calcium-hydroxylapatite 을 이용한 필러는 래디어스Radiesse 라는 상품명으로 더 유명하다. 래디어스는 다당류 겔에 인체칼슘 입자로 이루어졌다. 래디어스를 진피 상층에 주입하면 다당류 겔이 피부에 흡수되면서 인체칼슘 입자만 진피에 남는다. 인체칼슘 입자를 바탕으로 새 콜라겐이 형성된다. 효과는 12개월 이상 지속된다. 흔히 '팔자주름'이라고 하는 코에서 입가까지 이어진 비구순주름nasola-bial fold에 특히 많이 시술한다. 그밖에도 입가에서 턱 아래로 생기는 꼭두각시 주름marionette line, 움푹 팬 볼이나 턱, 관자놀이 등에 효과가 좋다. 인체칼슘은 눈가나 입술 부위에 주입하면 낭종이 생길 수 있기 때문에 권하지 않는다.

폴리-엘-젖산 Poly-L-lactic acid은 다른 필러와 달리 볼륨강화제에 가깝다. 미국 FDA는 처음에 폴리-엘-젖산을 HIV 환자의 지방조직감소 치료제로만 인증했지만, 오늘날은 얼굴 주름을 개선하고 볼륨을 강화하는 목적으로도 인증하였다. 대표적인 상품은 스컬프트라sculptra가 있다.

레이저 시술

그동안 레이저 기술이 급격히 발달한 덕분에 수많은 피부 질환을 치료하고 성형할 수 있게 되었다. 레이저 시술은 피부의 특정 색소에만 작용하는 광선을 집중적으로 쏘아 병변 주변의 피부 조직을 거의 손상하지 않는다. 이러한 원리로 레이저는 수많은 피부 질환을 안전하고 효과적으로 치료할 수 있다. 레이저 시술은 무엇보다

성형수술용 레이저	
시술부위	**레이저 종류**
주름	이산화탄소 레이저 에르븀 야그Erbium YAG 레이저
모발	장파장 엔디 야그Long pulse Nd:YAG 레이저 디오드 레이저
흉터	이산화탄소 레이저 에르븀 야그 레이저 이산화탄소 부분 레이저
색소침착	큐-스위치드 야그 레이저 큐-스위치드 알렉산드라이트 레이저
혈관	진동 염료 레이저 KTP 레이저
타투	루비Ruby 레이저 알렉산드라이트 레이저

숙련된 시술자를 찾는 게 가장 중요하다. 왜냐하면, 시술자의 경험이나 숙련도, 환자의 피부 유형에 따라 영구적인 흉터나 피부착색이 생길 수 있다.

피부과에서 레이저의 효용은 다양하다. 레이저 제모는 이미 보편화되었으며, 자외선으로 인한 색소침착이나 기미, 염증 후 과색소침착에도 널리 쓰인다. 또한, 레이저 시술로 피부 표면을 매끄럽게 고르거나 탄력을 줄 수 있다. 햇볕으로 인한 피부 손상, 확장되거나 파열된 모세혈관도 레이저로 치료할 수 있다. 그뿐 아니라 레이저는 점이나 타투, 암으로 발전할 수 있는 종양까지 제거할 수 있다. 레이저가 이렇게 다양한 부분에 쓰이는 것을 감안하면, 여기저기 레이저 시술소가 늘어나는 게 놀랄만한 일도 아니다.

레이저 장비는 여러 종류가 있고 상표도 수십 가지가 넘는다. 레이저별로 치료할 수 있는 피부 질환이나 성형이 다른 경우도 있지만, 적용 질환이 중복되는 경우도 많다. 어떤 레이저 설비로 시술할까 하는 문제는 환자의 피부색과 시술 목적, 그리고 의사의 선호도나 병원 장비 현황에 달렸다.

경화요법Sclerotherapy

보기 흉한 하지정맥류 때문에 늘 긴 바지나 긴 치마만 입고 다니는 사람이 있다. 경화요법은 혈관경화제를 하지정맥에 주사하여 두드러진 정맥을 제거하는 시술이다. 시술도 간단하고 회복도 빨라 수술보다 선호된다. 레이저도 정맥류를 치료하는데 많이 쓰이는데, 주로 경화요법으로 주사하기 힘든 매우 가늘거나 거미줄처럼 복잡하게 얽힌 정맥류에 시술한다.

겉으로 드러난 하지정맥이 유달리 굵은 경우는 시술 전에 초음파나 도플러 검사를 해서 피부 표면 정맥이 다리 안의 심부 정맥과 연결되어 있는지 먼저 확인해야 한다. 경화제를 주입하면 혈액이 굳어 혈관을 통과하지 못하고 뭉치기 때문이다. 이렇게 뭉친 혈관은 몇 주가 지나면 몸 안에 흡수되어 사라진다.

하지만 다리 안의 심부 정맥에 혈관이 뭉치거나 피가 통하지 않으면 정맥혈전증venous thrombosis이라는 심각한 문제가 발생한다. 따라서 경화요법 전에 초음파나 도플러 검사를 해서 피부 표면에 드러난 정맥과 심부 정맥의 연결 여부를 반드시 확인해야 한다.

경화요법 시술에 들어가면 경화제를 두드러진 정맥 혈관에 작은 바늘로 주입한다. 주사바늘 때문에 따끔하거나 약물 때문에 다리에 쥐가 날 수 있다. 시술은 보통 20분에서 40분

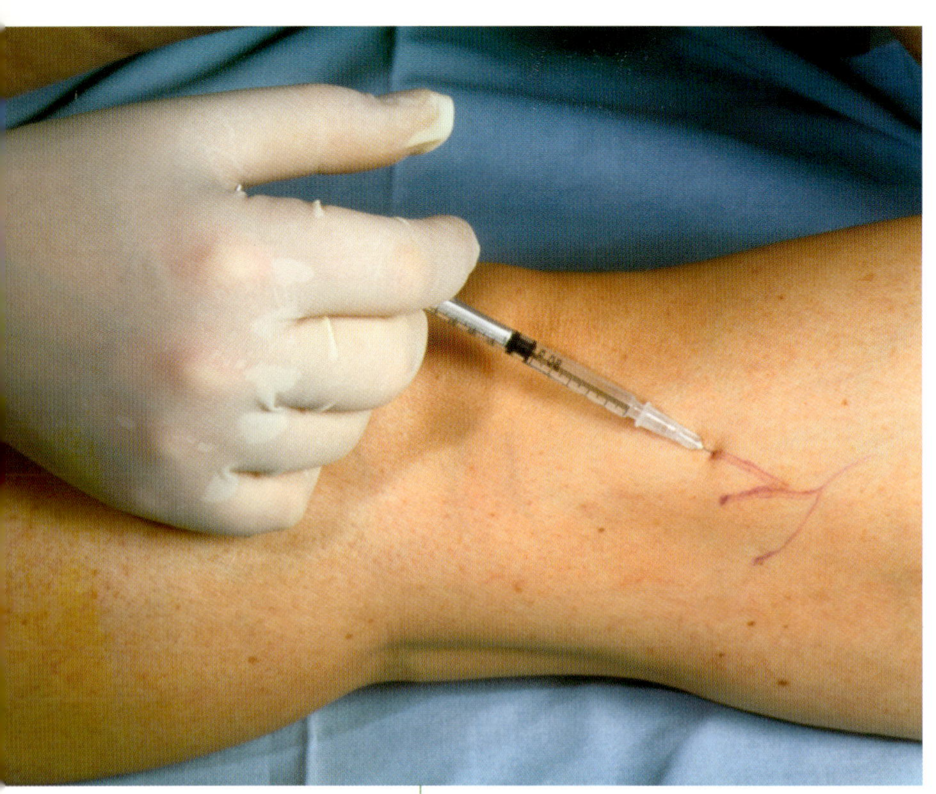

의사가 하지정맥류를
치료하기 위해 환자의 다리에
경화제를 주입하고 있다.
자주색으로 표시해둔 부분이
정맥류를 일으킨 정맥이다.

정도 걸린다. 경화제 주입이 끝나면 막힌 혈관을 축소하기 위해 다리를 압박붕대로 꽁꽁 싸맨다.

경화요법은 한번만 받아도 효과가 눈에 띤다. 하지만 정맥류를 완전히 제거하려면 보통 한 달 정도 간격으로 두 세 차례 재시술이 필요하다. 거품 경화제는 정맥 혈관이 굵을 때 주로 쓴다. 이때 초음파 기계를 통해 거품 경화제가 제대로 투입되었는지 확인하며 시술한다.

모든 시술이 그렇듯 경화요법도 여러 가지 부작용이나 합병증을 유발할 수 있다. 드물지만 경화제에 알레르기 반응을 일으키는 경우도 있고 앞서 설명한 심부 정맥혈전증도 주의해야 한다. 정맥 윗부분에 피부궤양이나 피부괴저가 생길 수 있으며, 혈관이 사라진 자리에 갈색 색소침착이 일어날 수 있다. 임산부나 모유수유 중인 산모는 경화요법을 받을 수 없으며 경구용 피임약을 먹는 경우는 경화요법을 받아도 상관없다.

자가 시술법

더욱 아름답고 젊은 피부를 가꾸고 싶지만 시술 비용이 부담스럽거나 시술을 받을 수 없는 상황이라면? 그런 사람들을 위한 다양한 자가 시술법이 있다. 가장 쉽게 할 수 있는 자가 시술법은 가정용 미세박피와 화학박피다. 자가 시술법을 행하기 전에 그 장단점과 부작용 등을 숙지하고 숙고해야 한다.

자가 시술법을 시행하기 전에는 반드시 사용설명서를 자세히 읽고 지시사항을 엄격히 따른다.

가정용 박피의 가장 큰 장점은 단연 저렴한 비용이다. 원할 때 언제나 시술할 수 있고 시술 장소까지 이동할 필요가 없다는 것도 장점이다. 반면, 활성성분의 강도가 약하고 시술 행위의 전문성이 떨어지는 만큼 그 효과도 미흡하다는 것이 단점이다. 따라서 원하는 결과를 얻을 때까지 전문 시술보다 훨씬 더 자주 시술해야 할 수도 있다. 미용 시술을 훈련받은 전문가가 아닌 만큼 홍조나 착색, 타박상 같은 부작용이 생길 가능성도 많으니 이러한 부작용을 예방하려면 제품의 사용설명서를 꼼꼼히 읽고 준수해야 한다.

가정용 미세박피

가정용 미세박피 세트는 피부 표면층을 제거하기 위해 연마제나 거친 입자가 들어있는 각질제거용 크림이 주를 이룬다. 손가락으로 바르는 제품도 있고, 전용 기구가 들어 있는 제품도 있다. 연마 입자는 피부 표면의 죽은 세포를 벗겨내고 그 아래 부드러운 새 피부를 드러낸다. 크림의 재료로 쓰는 입자는 알루미늄이나 마그네슘, 과일 씨앗이나 알갱이 등 다양하다. 가정용 미세박피 세트는 보통 미세박피 후 사용할 보습 크림이나 로션도 함께 제공한다.

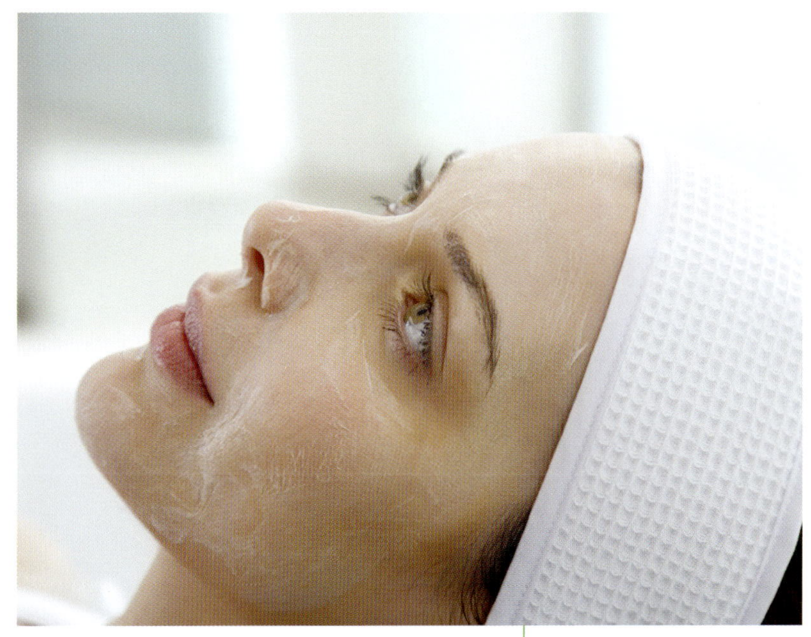

병원에서 쓰는 '전문가용' 화학박피 제품은 절대 집에서 사용하면 안 된다. 가정용 제품도 설명서에 표시된 시간보다 더 오래 피부에 남겨두면 안 된다.

가정용 화학박피

가정용 화학박피 세트도 가정용 미세박피 세트와 목적이 비슷하다. 즉, 피부 표면의 죽은 세포를 벗겨내고 그 아래 매끄럽고 부드럽고 고른 피부를 드러내는 것이다. 연마제를 사용하는 대신 화학물질을 사용하는 게 다를 뿐이다. 제품에 따라 주성분을 이루는 화학물질도 다양하다. 주요 활성성분은 살리실산, 젖산, 말산, 글리콜산이다. 종종 파파야에서 추출한 파파인papain 이 들어 있는 제품도 있다. 어떤 제품이든 산성 물질은 피부를 자극하거나 통증을 유발할 수 있다. 따라서 사용설명서를 자세히 읽고 지침을 따르는 것이 무엇보다 중요하다.

성형수술 Cosmetic surgery

한두 살 나이를 먹어가면서 노화에 영향을 주는 요소는 매우 많다. 유전적 요인을 비롯해 자외선 노출, 흡연, 알코올, 여성 호르몬, 심지어 중력까지 노화에 영향을 끼친다. 성형수술을 통해 잃어버린 젊음을 되찾거나 노화를 늦출 수 있다면 세상을 살아가는데 꼭 필요한 자신감과 힘을 얻고 삶에 새로운 생기도 불어 넣을 수 있을 것이다.

하지만 성형수술은 인체의 어느 부위가 마음에 안 든다고 문제를 감쪽같이 사라지게 만들 수 있는 요술 방망이는 결코 아니다. 성형을 통해 완벽한 외모로 다시 태어난다는 환상은 일찌감치 버리는 것이 좋다. 세상에 완벽한 미란 존재하지도 않을뿐더러, 성형수술이 완벽한 미인을 만들어 주지도 않는다.

성형수술을 고려하고 있다면 최종 결정 이전에 몇 가지 주요 사항을 꼭 짚고 넘어가야 한다. 또한, 성형외과의사는 시술 전에 가능한 모든 부작용과 합병증에 대해 자세히 설명할 의무가 있다. 어떤 것이든 궁금하거나 이해하지 못한 게 있다면 완전히 알 때까지 묻고 또 묻는 것을 잊지 말자.

내게 맞는 좋은 의사 고르기

성형수술은 결코 가볍게 생각할 문제가 아니다. 수술을 결정하기 전 다방면으로 철저하게 조사하고 여러 요소를 신중하게 고려해야 한다.

성형 수술을 집도하는 의사의 전문 분야는 매우 다양하다. 자신의 성형 수술을 집도할 의사를 고르고 그 자격을 따져보는 것은 환자의 당연한 권리다. 전문의시험을 통과했다는 것은 최소한의 보증이라 할 수 있다. 원하는 성형수술의 종류에 따라 다르지만, 이왕이면 성형외과나 안과, 이비인후과, 피부과를 전공한 전문의라면 금상첨화다. 그 외의 전문의들은 성형수술 분야에서 얼마나 전문 교육을 받았고 숙련되었는지 검증하기 힘들다.

의사의 전공만큼 의사가 특정 시술에 얼마나 경험을 쌓았는지도 중요하다. 성형수술은 종류도 워낙 다양하고 방법도 가지각색이다. 따라서 원하는 수술에 특화하여 경험을 쌓은 의사를 고르면 보다 확실하다.

또한, 병원과 의사를 선택하기 전에 여러 의사를 만나 의견을 들어보는 것이 바람직하다. 듣기 좋은 말만 하는 의사라면 가급적 피하는 게 좋다. 의사에게 직접 시술한 환자의 성형 전후 사진을 보여 달라고 요청하라. 일단 성형수술을 결심

수술을 위한 준비

성형수술의 위험요소

모든 외과수술은 다음과 같은 다양한 위험요소와 부작용이 따른다.

- 출혈
- 감염
- 흉터
- 통증
- 마비
- 마취 부작용
- 목숨까지 위협할 수 있는 중증 합병증

성형수술을 앞두고 준비할 사항

- 흡연자라면 성형수술 받기 전 최소한 4~6주간 금연한다.

- 수술 전에 체중감량 다이어트는 하지 않는다. 균형 잡힌 식사를 통한 양질의 영양 섭취는 수술 후 회복 과정에 매우 중요하다.

- 수술 후 회복을 돕기 위해 비타민 A 같은 보조 영양제를 수술 전부터 미리 섭취할 것을 권하는 의사도 있다.

- 아스피린, 이부프로펜, 나프록신 naproxyn 등 과다출혈을 유발할 수 있는 의약품은 수술 전에 복용을 중단한다.

- 비타민 E나 세인트 존스 워트 St. John's wort 같은 허브도 과다출혈을 유발할 수 있으니 복용을 삼간다.

했다면 무조건 싼 곳만 찾아선 안 된다. '싼 게 비지떡'이란 옛말도 있지 않은가. 단순히 미용을 목적으로 한 성형수술은 국민보험 혜택을 받을 수 없기 때문에 대부분의 성형 비용은 전액 본인 부담이다. 그렇다고 모든 성형수술이 보험이 안 되는 것도 아니다. 성형 전에 국민건강보험은 물론, 따로 가입한 개인보험이 있다면 그 혜택 여부를 잘 따져보는 게 좋다.

모든 외과 수술은 부작용이 생길 가능성이 있다. 성형수술을 하기 전 의사는 환자에게 발생 가능한 모든 부작용과 합병증에 대해 자세히 설명할 의무가 있다. 환자도 수술 전에 무엇이든 확실하지 않은 부분이 있다면 두루뭉술 넘어가지 말고 완전히 이해할 때까지 묻고 또 물어야 한다.

마취

성형수술 종류나 의사의 판단, 환자의 선호도에 따라 마취 방법을 결정한다. 수술 부위만 마취하는 국부마취가 있고 완전히 의식을 잃고 튜브를 통해 호흡하는 전신마취도 있다. 진정제는 의식이 있는 상태에서 반쯤 조는 상태라 할 수 있다. 의사는 수술 종류와 환자의 의지에 따라 이 세 가지 마취 방법 중 하나를 선택할 것이다.

자신이 성형으로 기대하는 결과를 실제로 얻을 수 있는지 시술 전에 확실히 해두는 것이 좋다. 물론, 이상과 현실은 엄연히 다르므로 현실적인 기대치를 갖는 것도 중요하다. 또, 수술 전에 몸도 마음도 적절히 준비되어 있어야 한다. 가령, 금연을 하거나 인공 태닝은 중단해야하며, 수술 후 회복을 돕기 위해 비타민 섭취를 늘이거나 영양제를 복용해야 할지도 모른다.

가장 많이 하는 성형수술

다음 몇 장은 전 세계에서 가장 많이 시술하는 성형수술 여섯 가지를 살펴보겠다.

1. 지방흡입수술liposuction
2. 안검성형수술blepharoplasty
3. 유방확대수술agumentation mammaplasty 과 유방하수교정수술mastopexy
4. 주름살 제거수술rhytidectomy
5. 복부성형수술tummy tuck
6. 코성형수술rhinoplasty

이와 함께 끝으로 비만치료에 큰 효과가 있는 꽤 심각한 수

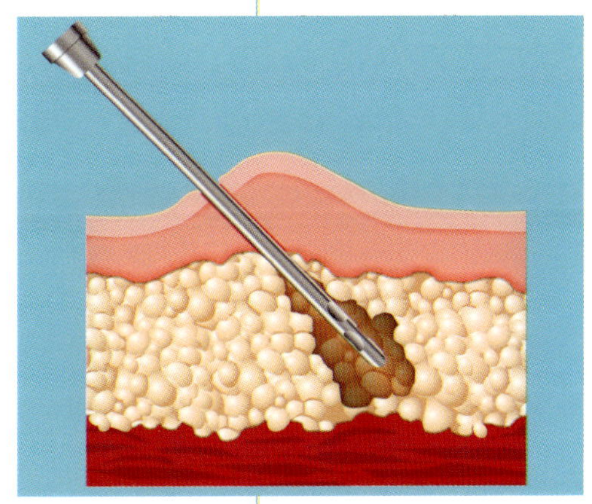

지방흡입수술은 캐눌러라는 속이 빈 금속관을 피하지방층에 삽입하여 주사기나 흡입 펌프를 통해 지방을 빼낸다.

술인 위우회술gastric bypass을 논의하겠다.

지방흡입수술Liposuction

자신의 배와 골반, 엉덩이, 허벅지 아래 지방층이 유달리 두텁다고 생각한 적 있는가? 다이어트나 운동으로 이 부위 살을 빼려고 무던히 애를 썼지만 지방덩어리는 좀처럼 줄지 않아 고민인가? 만약 그렇다면 지방흡입술이 도움이 될지도 모른다. 지방흡입술은 문자 그대로 피하지방층의 과잉지방을 특수한 기구로 '흡입'해서 뽑아낸다. 하지만 한 가지 명심할 것은 지방흡입술을 한다고 살이 빠지는 건 아니라는 점이다. 지방덩어리는 부피에 비해 무게가 별로 안 나가기 때문이다. 대신 지방덩어리가 빠져나간 부위의 윤곽을 다듬어 몸매를 개선할 수는 있다. 과체중으로 살을 빼는 것이 목적이라면 지방흡입술은 해답이 아니다. 살을 빼는 가장 효과적이고 건강한 방법은 뭐니 뭐니 해도 적절한 운동과 식이요법이다.

지방흡입술은 피부 아래 지방 세포를 제거하긴 하지만 셀룰라이트를 없애거나 개선시켜주지는 않는다. 지방흡입술 이후 살이 더 찌지 않는 한 지방 제거 효과는 꽤 오래간다. 지방을 제거한 부위의 피부가 처지거나 늘어지지 않으려면 피부의 탄력성이 좋아야 한다.

지방흡입술은 다음과 같이 여러 가지 방법으로 행한다.

투메센트 지방흡입술 Tumescent liposuction은 가장 많이 쓰는 지방흡입수술 방법이다. 피부에 작은 구멍을 내고 식염수를 주입한다. 그런 다음 캐뉼러cannula라는 속이 빈 금속관을 집어넣고 흡입 펌프를 연결하여 피하지방을 뽑아낸다. 이때 식염수가 지방의 유동성을 높여 지방 제거가 훨씬 용이해진다.

초음파 지방흡입술 Ultrasound-assisted liposuction은 초음파를 발산하는 금속막대를 피부 아래 주입한다. 초음파는

복부의 지방층을 지방흡입술로 제거하고 나면 복부는 눈에 띄게 납작해지고 허리선도 살아난다.

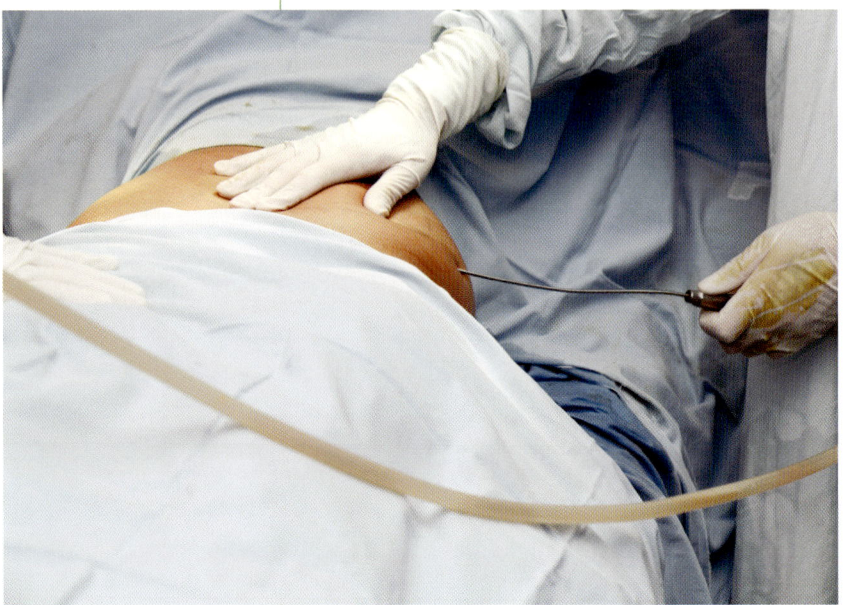

지방을 액체 성분으로 분해하여 지방 제거가 훨씬 수월하다. 피부에 화상을 입을 수 있지만, 지방층이 두껍고 밀도가 높은 사람에게 매우 효과적이다.

파워진동 지방흡입술 Power-assisted liposuction 역시 자주 쓰는 방법이다. 캐뉼라가 앞뒤로 매우 빠르게 움직이면서 진동을 일으키는데, 이 진동 덕분에 빽빽한 지방을 보다 쉽게 제거할 수 있다. 파워진동을 이용하면 시술 부위의 지방 제거 정확성이 높아져 무릎이나 발목 같은 협소한 부위의 지방도 효과적으로 제거할 수 있다.

지방흡입술의 부작용은 여러 가지다. 우선, 지방을 제거한 피부 표면이 울퉁불퉁해질 수 있다. 시술 부위에 감각을 잃을 수도 있고, 피부에 착색이 일어날 수도 있다. 피부 아래 지방덩어리가 뭉칠 수도 있고, 감염이 일어나거나 내장기관을 손상할 수도 있다. 여러 가지 합병증으로 심한 경우는 사망까지 이른다. 물론 이런 부작용이나 합병증은 매우 드물게 발생하며, 부작용을 최소화할 수 있는 예방법이나 치료법도 있다.

수술 후 가장 흔히 발생하는 부작용은 통증과 붓기, 타박상, 작은 지방덩어리가 고르지 못하게 뭉치는 현상이다. 시술 후 몇 주 동안 압박 스타킹을 착용하면 붓기를 예방하거나 증상을 완화할 수 있다. 울퉁불퉁한 지방 혹은 피하지방층에 남은 지방이 고르게 제자리를 찾으면서 점차 없어진다. 붓기가 완전히 가라앉는 데는 4주 정도 걸린다. 시술 후 6개월 정도 지나면 수술 부위는 이전보다 날씬하고 매끄러운 모습으로 돌아올 것이다. 수술 후 언제라도 이상한 점이 있다면 즉시 담당 의사와 상의한다.

안검성형수술Blepharoplasty

눈 밑에 처진 살이나 다크서클 때문에 '피곤해 보인다'거나 '잠을 잘 못 잤느냐' 같은 질문을 수도 없이 들었다면 안검성형수술을 고려해볼 수 있다. 눈꺼풀이 두껍고 밑으로 처져 시야를 가릴 경우도 마찬가지다. 많은 사람들이 50대에 이르면

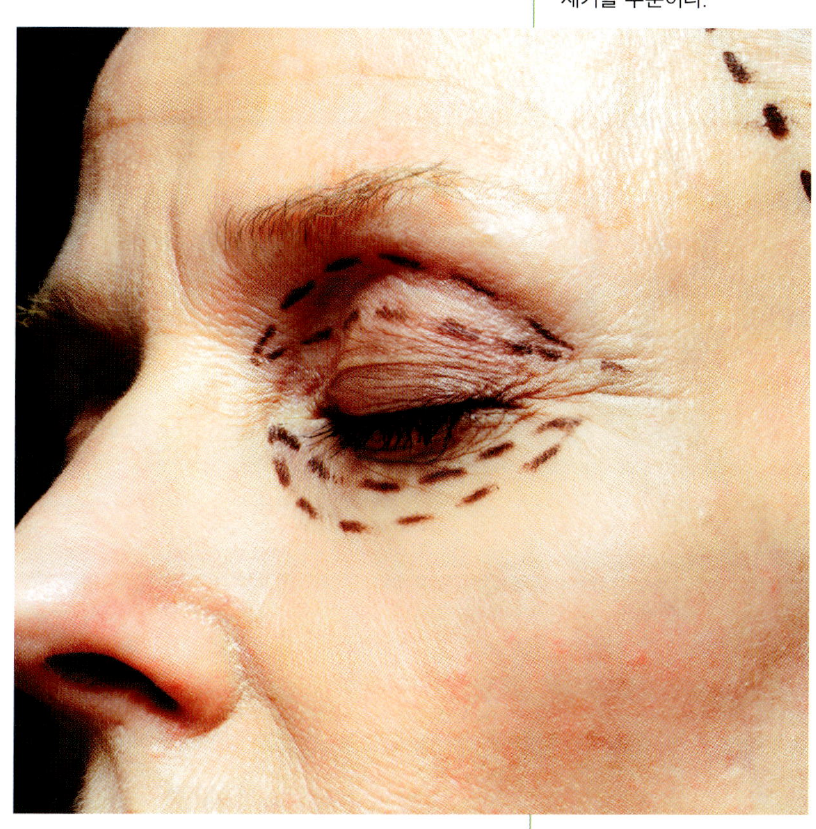

눈 위아래 표시된 점선은 피부와 근육 사이의 지방을 제거할 부분이다.

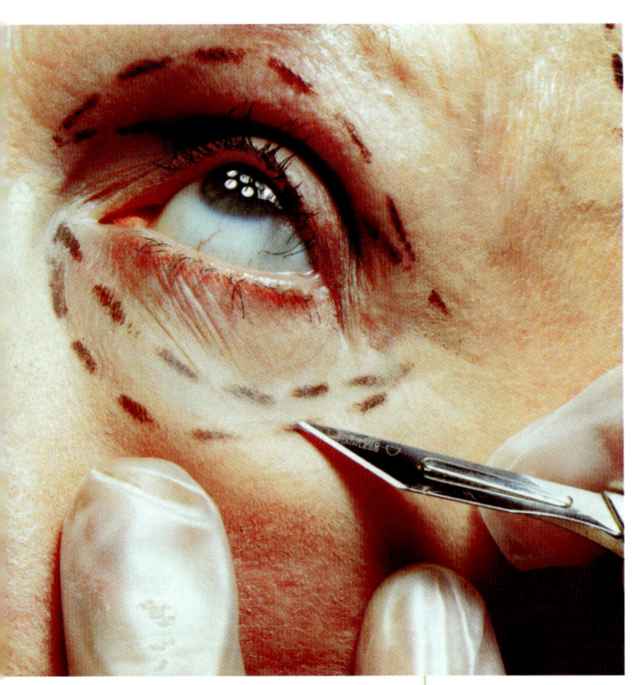

안검성형수술은 수술시간이 비교적 짧은 편으로 대부분 한 시간 이내 끝난다.

눈꺼풀을 지탱하던 근육이 약해져 피부가 늘어진다. 그 결과 눈꺼풀이나 눈썹은 처지고, 눈 밑에는 다크서클이 생긴다.

안검성형수술은 처진 눈꺼풀의 피부를 잘라 내거나 지방을 제거하고 근육을 단단하게 조이는 시술이다. 하지만 눈가 주름이나 축 처진 눈썹, 이마의 인상 주름이나 눈꺼풀 바깥쪽에 처진 피부는 교정할 수 없다. 이런 문제는 다른 시술방법을 택한다. 가령, 눈가 주름이나 이마 주름은 보톡스 주사가 효과적이며, 눈썹이나 눈가의 처진 살은 주름살 제거술이 적합하다.

안검성형수술은 안과 전문의나 성형외과 전문의, 피부성형 전문의에게 받도록 한다. 수술은 보통 국부마취 후 몽롱하게 만드는 약한 진정제를 투여하고 진행한다. 눈꺼풀은 눈주름을 따라 자른 다음 늘어난 지방이나 근육을 제거한다. 마지막으로 피부를 봉합할 때는 매우 작은 바늘을 사용하기 때문에 흉터가 거의 보이지 않는다.

눈 아랫부분은 아랫눈썹 바로 아래나 안쪽을 절취한 다음 지방과 늘어난 피부 및 근육을 제거하며 거의 눈에 안 띄게 봉합한다. 눈꺼풀 안쪽, 즉 눈 안의 분홍색 점막을 봉합할 때는 피부 위에 흉터를 남기지 않지만 시술 후 눈이 더 많이 부을 수 있다.

안검성형수술 후 눈 주위는 붓거나 멍이 든 것처럼 착색이 일어나며 감각이 없을 수도 있다. 이러한 증상은 며칠에서 일주일 정도 지나면 없어진다. 안검성형수술로 인한 부작용은 앞서 말한 눈꺼풀의 일시적 무감각증, 안구건조증, 눈꺼풀

실리콘 VS 식염수

보형물의 종류	장점	단점
실리콘 주머니	<ul><li>자연스럽게 보인다.</li><li>보형물이 터지거나 접힐 확률이 상대적으로 적다.</li><li>매우 가벼워 중력 때문에 아래로 처질 확률이 적다.</li></ul>	<ul><li>식염수보다 비싸다.</li><li>흉터가 오래 간다.</li><li>구형구축 현상이 생길 확률이 높다.</li><li>자각증상 없이 실리콘이 파열되거나 샐 수 있다.</li></ul>
식염수 주머니	<ul><li>재수술을 할 확률이 적다.</li><li>구형구축 현상이 생길 확률이 적다.</li><li>실리콘보다 비용이 저렴하다.</li><li>흉터가 작다.</li><li>보형물이 파열되어도 식염수는 인체에 흡수되고 무해하다.</li></ul>	<ul><li>유방 모양이 부자연스럽고 촉감이 단단하다.</li><li>실리콘보다 무거워서 아래로 처질 가능성이 높다.</li></ul>

의 부자연스러운 움직임이다. 또, 흉터가 남을 수 있고, 매우 드물지만 실명하는 경우도 있다.

유방확대수술Augmentation mammaplasty 과
유방하수교정수술Mastopexy

유방확대수술은 유방 피부 조직이나 가슴 근육 안에 인공보형물을 넣어 유방을 크게 만드는 수술이다. 주로 젖가슴이 작거나 양쪽 크기가 달라서 고민인 여성들이 시술한다. 수술은 진정제를 맞고 국부마취를 하거나 전신마취를 한다. 인공보형물은 가슴 아랫선이나 젖꼭지선, 또는 겨드랑이 안쪽을 절취해 삽입한다. 보형물은 실리콘과 식염수 두 가지가 있다. 시술 전에 각 보형물의 장단점을 의사와 충분히 논의하고 결정해야 한다. 보형물이 완성되면 가슴 근육 안쪽이나 뒤쪽에 삽입한다.

유방확대수술을 하기 전 의사와 상의하고 알아야 할 것들이 있다. 우선, 유방보형물은 한번 삽입했다고 끝난 게 아니다. 언젠가는 재수술을 통해 보형물을 제거하고 대체해야 한다. 어느 연구에 의하면 식염수 주머니를 삽입한 여성들 중 25%가 5년 안에 재수술을 받았다고 한다. 또 보형물을 한번 넣었던 가슴은 보형물을 제거하면 보조개처럼 가슴살이 움푹 패거나 늘어나고 처지며 주름이 진다. 따라서 새 보형물을 다시 삽입할 계획이 아니라면 이런 문제를 해결하기 위한 또 다른 성형수술을 받아야 할 수도 있다. 수술로 인한 흉터도 무시할 수 없다.

또, 유방보형물이 파열되거나 터져서 내용물이 가슴 주변 조직으로 흘러나올 가능성도 배제할 수 없다. 이런 경우 보형물의 크기와 모양이 변하기 때문에 MRI를 통해 파열 여부를 확인할 수 있다. 마지막으로 짚고 넘어갈 문제는 유방확대수술이 유방이 처지는 걸 예방하거나 이미 처진 가슴을 교정해주지 않는다는 점이다. 처진 가슴은 유방하수교정수술이라는 다른 성형수술을 받아야 한다.

유방확대수술 후 유방 감각이 달라질 수 있다. 보형물이 유륜선으로 삽입되었다면 유두의 감각도 달라질 수 있고 가슴 피부 아래 들어 있는 보형물의 존재를 느낄 수 있을 것이다. 유방확대수술을 하면 모유수유

유방보형물 크기를 선택할 때 크기에만 집착하면 곤란하다. 자신의 전체 골격과 몸매에 어울리는 크기가 가장 자연스럽고 아름답다.

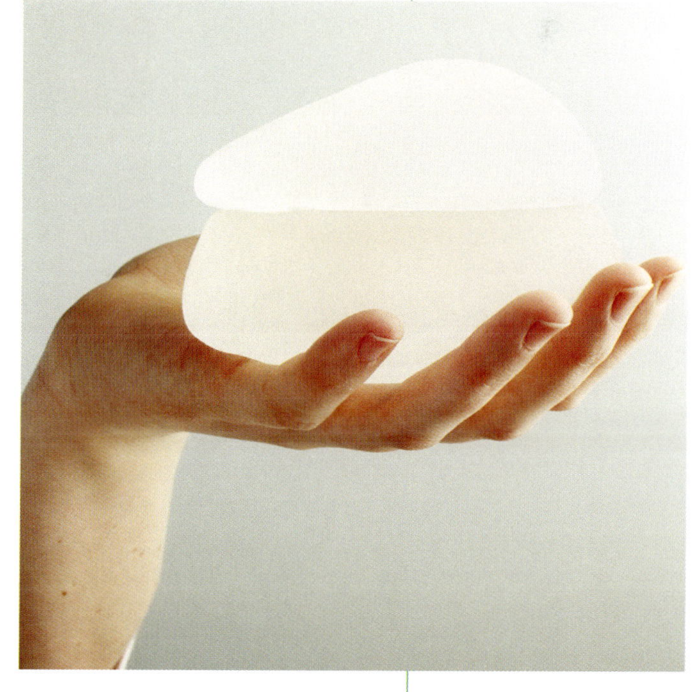

유방확대수술을 할 때 유륜선을 따라 보형물을 삽입할 수 있다. 이때 주변 신경이 손상되면 유두와 유방 감각이 달라질 수 있다.

가 힘들거나 불가능해질 수도 있고, 유방 X선 사진mammogram을 찍었을 때 병변 진단이 훨씬 힘들어진다.

유방확대수술 후 반흔 조직scar tissue이 생길 수 있는데 이것은 극심한 통증을 동반하고 유방 모양을 변형시키지만, 수술을 통해 교정할 수 있다. 한편, 유방보형물 주변으로 피막이 형성될 수도 있다. 이 피막이 보형물을 죄이면 구형구축 또는 피막구축capsular contracture이라는 증상이 나타난다.

그밖에도 감염·혈종hermatoma·통증 등이 수술 직후 발생할 수 있는 부작용이다. 감염은 보통 항생제를 통해 치료 가능하지만, 심한 경우 보형물을 제거해야 하는 경우도 있다. 수술 부위에 혈종이 생기면 통증과 감염 같은 다른 문제를 동반할 수 있는데 이 경우 출혈의 원인을 찾아 지혈하고 혈종을 제거하기 위해 다시 수술대 위에 누워야 한다.

유방확대수술 전에 이런 부작용을 충분히 감안해야 하며 동시에 수술 후 유방의 크기와 모양, 감각 등에 대해 현실적인 기대치를 갖는 것도 중요하다. 수술 결과에 대한 만족도는 바로 여기에 달렸다.

> 얼굴 주름 제거술 후 붓기와 타박상이 완전히 회복되는데 2주 정도 걸린다. 따라서 직장이나 사회생활에 영향을 주지 않고 회복할 수 있도록 미리 계획을 세워야 한다.

주름살 제거술Rhytidectomy

50대, 60대가 되면 많은 여성들이 얼굴 피부가 처지고, 코 양끝에서 입가까지 이어진 비구순 주름이 두드러진다. 눈가 주름은 까마귀 발처럼 진해지고 이마 주름은 물론 미간 주름까지 깊어진다. 목살이 늘어나고 턱살이 이중으로 겹치는가 하면, 광대뼈 아래 볼살은 움푹 들어가 퀭하다. 많은 여성들이 나이가 들면서 거울 속에 반사된 자신의 모습이 실제 느끼고 생각하는 자신의 모습과 일치하지 않는다고 토로한다.

노화로 인한 달갑지 않은 외모 변화는 주름살 제거술을 통해 어느 정도 개선할 수 있다. 수술의 성공여부를

주름살 제거술은 사진처럼 귀 주변을 절개하여 늘어진 피부를 제거한다.

결정짓는 요소는 피부의 탄력성, 치유능력, 골격구조, 피부 유형, 인종, 기대치 등이다. 그러나 주름살 제거술이 노화 자체를 막을 수는 없다. 이 점을 명시하고 현실적인 기대치를 갖는 것도 매우 중요하다.

주름살 제거술은 보통 두 시간에서 네 시간 정도 소요되며, 진정제를 맞고 국부마취를 하거나 전신마취를 한다. 주름살을 제거하는 방법은 여러 가지다. 대부분은 귀의 앞뒤나 이마선을 절개해 피부를 쫙 펴서 근육을 잡아당기고 불필요한 지방과 피부를 제거하고 절개선을 봉합한다. 수술 중에 배농관을 삽입했다가 수술 후 하루 이틀이 지나면 제거한다. 수술 후 얼굴에 붕대를 감기도 한다. 머리를 높이 들고 있으면 붓기가 빨리 가라앉는데 큰 도움이 된다. 꿰맨 부위의 실자국은 수술 후 5일에서 10일이 지나면 제거한다.

주름살 제거술의 가장 흔한 부작용은 얼굴 붓기와 타박상, 색소침착이다. 감염이나 혈종, 감각상실, 마취 부작용 등도 발생할 수 있다. 외과수술을 하는 이상 최소한의 흉터는 피할 수 없지만, 대부분 자연스럽게 형성되는 피부 주름이나 모발 선을 따라 절개하기 때문에 흉터가 잘 드러나지 않는다. 피부의 자외선 노출을 삼가고 금연하며 평소에 피부 관리를 잘 한다면 주름살 제거 효과는 6년에서 10년 정도 지속된다. 그때 가서 원한다면 얼마든지 재수술을 받을 수 있다.

복부성형수술 Abdominoplasty

윗몸일으키기를 아무리해도 축 늘어진 뱃살이 들어갈 기미가 보이지 않는다면? 복부성형수술이 답이다. 임신이나 노화, 극심한 체중감량이나 평소 생활습관, 심지어 중력까지 뱃살이 늘어나고 처지는 원인은 다양하다.

복부성형수술 또는 복강형성수술은 복부의 불필요한 지방과 피부를 제거하고 복부 근육을 당겨 봉합하는 수술이다. 이상적인 시술 대상은 더 이상 출산 계획이 없으며 현재 적정 체중을 유지하고 있는 사람이다.

복부성형수술은 전신마취를 하고 보통 1시간에서 5시간 정도 소요된다. 복부성형방법은 적용 범위에 따라 몇

<table>
<tr><td colspan="3">**주름살 제거술이 효과적인 부위**</td></tr>
</table>

- 눈가 주름
- 이마 주름
- 이중턱
- 처진 눈꺼풀

나는 복부성형수술 대상 환자일까?

수술 목적 및 이유	적합 여부
임신과 출산 후 복부 피부 조직이 늘어났으며, 더 이상 출산 계획이 없다.	적합
현재 적정 체중이지만 살이 빠지면서 피부가 늘어나고 처졌다.	적합
보다 단단하고 납작한 복부를 가꾸고 싶다.	적합
복부 살을 빼서 체중을 감량하고 싶다.	부적합
힘들고 복잡한 운동이나 식이요법 대신 쉽고 빠르게 살을 빼거나 몸매를 만들고 싶다.	부적합

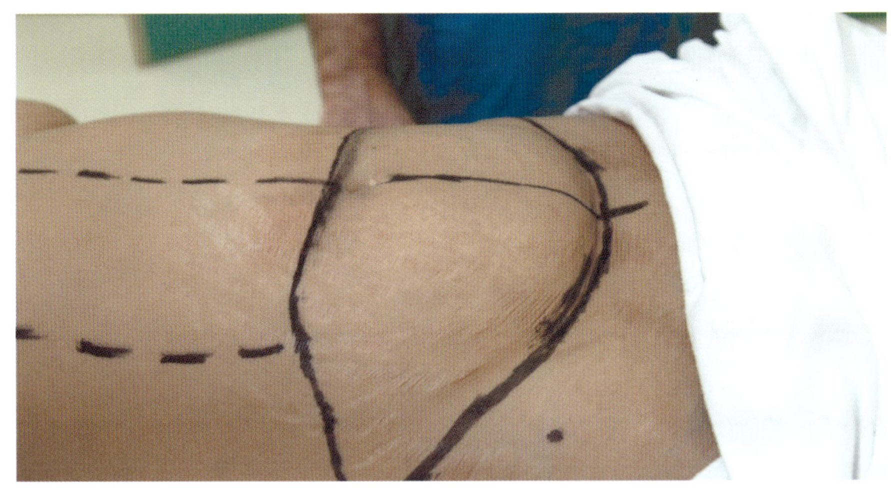

종류로 나뉜다.

전체 복부성형수술 Complete abdominoplasty은 한쪽 골반에서 다른 쪽 골반까지 복부 전체의 지방과 피부, 근육을 제거하는 방식이다. 배꼽 위치도 새롭게 잡아야 한다. 음모가 자라는 '비키니 선'을 따라 절개하기 때문에 속옷이나 수영복으로 흉터를 감출 수 있다. 수술 후 며칠 간 배농관을 달고 있어야 한다.

부분 복부성형수술 Mini-abdominoplasty은 배꼽 아래 '똥배'만 튀어나온 사람들에게 적합하다. 절개 부위가 작아서 흉터도 작게 남는다. 배꼽 아래만 시술하기 때문에 배꼽 위치를 새로 잡을 필요도 없다. 그 외 여분의 피부와 지방, 근육을 제거하고 피부를 당겨 봉합하는 것은 전체 복부성형과 동일하다.

그 외에도 윗배 살만 늘어난 경우에 시술하는 역복부성형수술reverse abdominoplasty, 허리주위를 따라 과도한 피부와 지방, 근육을 제거하는 입체 복부성형수술 등이 있다. 복부성형수술도 몇 가지 부작용이나 위험요소가 따른다. 극심한 통증과 붓기, 타박상, 절개 부위의 흉터가 가장 일반적인 부작용이다. 수술 직후 복부 피부에 감각이 없거나 극심한 피로감을 호소하기도 한다. 드물지만 감염이나 과다출혈이 보고된 적도 있다.

코성형수술Rhinoplasty

자신의 코 모양에 불만인 사람들은 한 둘이 아니다. 코가 너무 커도 문제고 너무 작아도 문제다. 코가 너무 길거나 넓적하고, 코끝이 너무 뾰족하거나 뭉툭해서 속

상한 사람도 있다. 코성형수술은 말 그대로 코 모양을 교정하는 수술로 인종과 국가에 상관없이 가장 많이 시행되는 성형수술 중 하나다. 물론 그 목적은 조금씩 다르다.

동남아시아 사람들은 주로 콧대를 높이고 코를 가늘게 만드는 데 목적이 있다. 아프리카 출신 사람들은 콧구멍을 좁히는 수술을 주로 하고, 백인들은 콧대 주변에 혹처럼 볼록 튀어 나온 부분을 가장 많이 교정한다. 또한, 사고나 질병으로 인해 치료 목적으로 코수술을 하는 경우도 많다.

코는 작지만 뼈와 연골, 피하지방과 피부 등 여러 층으로 이루어져 있다. 코 안에는 코의 좌우를 나누는 중격septum이란 부분이 있다. 코수술을 하는 방법은 '패쇄형'과 '개방형' 두 가지다.

패쇄형 코수술은 코 안쪽을 절개하고, 개방형 코수술은 코 안쪽은 물론 콧구멍 사이의 콧기둥columella까지 절개한다. 절개 후에는 피부와 피부 아래 조직을 뒤집어 벌리고 그 아래 뼈와 연골 모양을 교정한다. 수술 목적에 따라 코뼈와 연골 일부를 제거하거나 추가적으로 삽입하기도 한다. 뼈와 연골 교정이 끝나면 다시 피부와 조직을 이어 붙여 봉합한다. 수술 후 당분간 코를 붕대로 꽁꽁 싸매거나 깁스를 해야 한다.

코수술 후 발생 가능한 부작용이나 합병증은 과다출혈과 감염이 대표적이다. 수술 후 몇 달 간 코끝에 감각이 없는 것도 흔한 부작용이다. 또한, 코 안에 반흔 조직이 형성되면 숨 쉬기가 힘들어질 수 있다. 호흡곤란이 야기되면 추가 수술로 반흔 조직을 제거해야 한다. 수술 중 부주의로 코 안 중격에 구멍이 날 수 있는데 이 역시 수술로 고쳐야 한다.

코수술을 받은 환자 중 5~20% 가량이 결과에 만족하지 못하는 것으로 나왔

코의 크기를 성형한 여성의 옆모습으로 왼쪽이 수술 전, 오른쪽이 수술 후 사진이다.

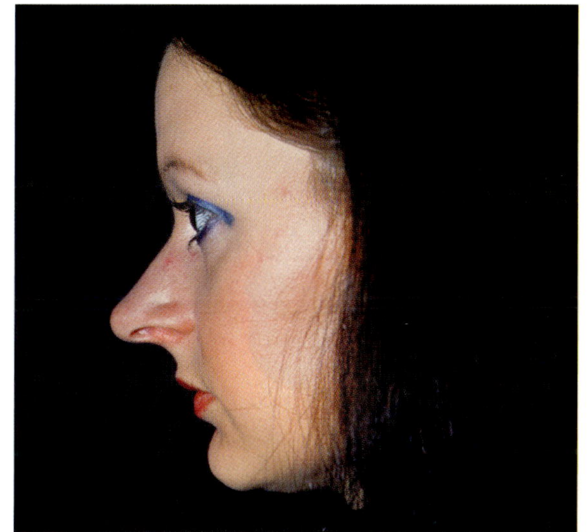

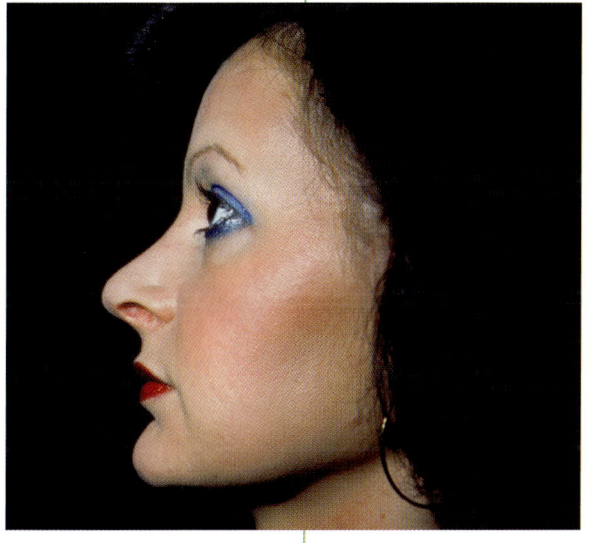

다. 뼈나 연골을 너무 많이 깎으면 코 모양이 일그러져 매부리코가 되거나 콧등이 납작하게 가라앉을 수 있다. 그밖에도 수술 기술에 따라 다양한 부작용이 나타날 수 있다.

예를 들면, 들창코가 되어 콧구멍이 너무 드러나 보이거나 콧구멍이 비틀어지는 경우다. 코 안 조직이 종양을 형성해 숨 쉬는데 방해가 되는 경우도 있다. 코수술 결과가 마음에 들지 않는다면 2차 수술 또는 재교정 수술이 가능하다.

코수술을 하고 싶은 이유나 목적에 따라 필러를 삽입하면 수술을 하지 않고도 코 모양을 성형할 수 있다. 가장 흔한 필러 물질은 레스틸렌, 쥬비덤, 에볼런스, 래디어스 등이다. 모두 주사기를 통해 코 안에 주입한다.

가령, 코에 우묵한 부분이 있어 교정하고 싶다면, 위에 언급한 필러를 주입해서 오목한 부분을 채운다. 콧등에 혹이 있거나 표면이 울퉁불퉁하다면 혹 주변을 필러로 채워 코 모양을 매끄럽게 만들 수도 있다. 칼을 대지 않는 만큼 회복도 빠르고 부작용도 적다. 시술 직후 홍조나 타박상, 붓기가 나타날 수 있지만 금방 사라진다. 코성형을 위한 필러 사용은 이미 꽤 보편화되었지만, 미국 FDA의 정식 승인을 받은 것은 아니다.

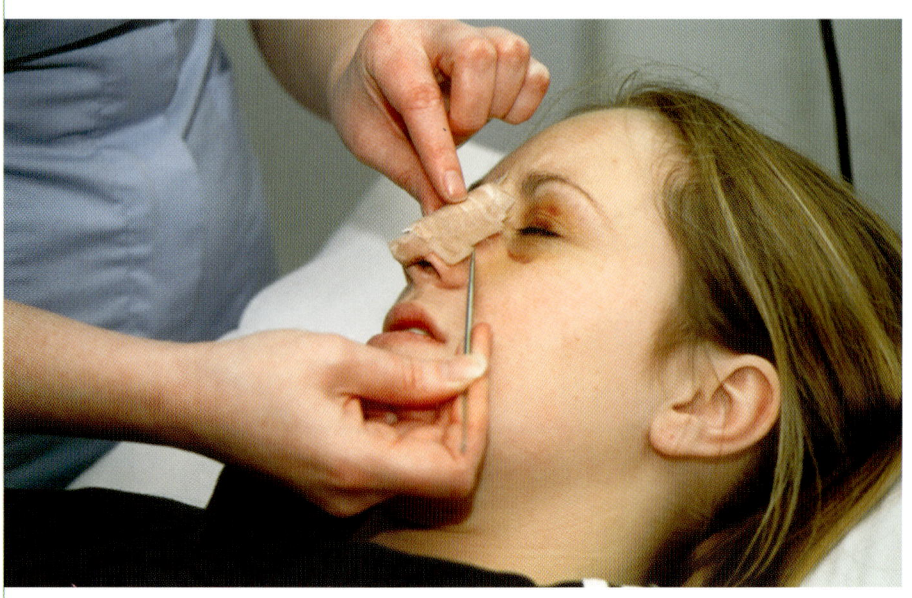

일주일 전에 코수술을 한 환자의 밴드를 제거하고 있다. 환자 눈 주변의 타박상은 수술 중 코뼈를 부수면서 발생하였다.

위우회술 Gastric bypass

위우회술 또는 위장접합술은 비만과 그로 인한 합병증을 치료하는 게 목적이다. 흔히 '위장절제술'이라고 한다. 위우회술을 하면 전반적인 외모에 큰 변화가 생긴다. 이상체중에 도달하기 위해 20kg이상 감량해야 하는데, 도무지 다이어트에 성공할 수 없다면 위우회술을 고려해 볼 만하다. 위우회술의 기본 원리는 간단하다. 위장의 크기를 줄여 음식 섭취량과 칼로리 흡수량을 줄이는 것이다.

오늘날 위우회술은 전신마취 후 복강경수술법 laparoscopic surgery 을 이용한다. 다시 말해, '배를 활짝 여는' 대신 복부에 작은 구멍을 여러 개 만들어 끝에 카메라가 달린 작고 유연한 관과 미세한 수술기구를 삽입해 비디오로 위장을 모니터하면서 수술한다. 이 때 복부 안에 수술할 공간을 확보하기 위해 이산화탄소를 주입한다. 복강경수술 기술 덕분에 이전처럼 복부를 크게 절개하지 않고도 효과적으로 위장 크기를 조절할 수 있다.

복강경수술을 선호하는 이유를 요약하면 다음과 같다.

- 개복 수술보다 인체에 끼치는 타격이 적다.
- 약 4~6 군데 조금씩 절개하면 된다.
- 회복 기간이 상대적으로 빠르다.
- 흉터가 적게 생긴다.
- 탈장 위험률이 낮다.

그렇다면 위우회술은 어떻게 이루어지

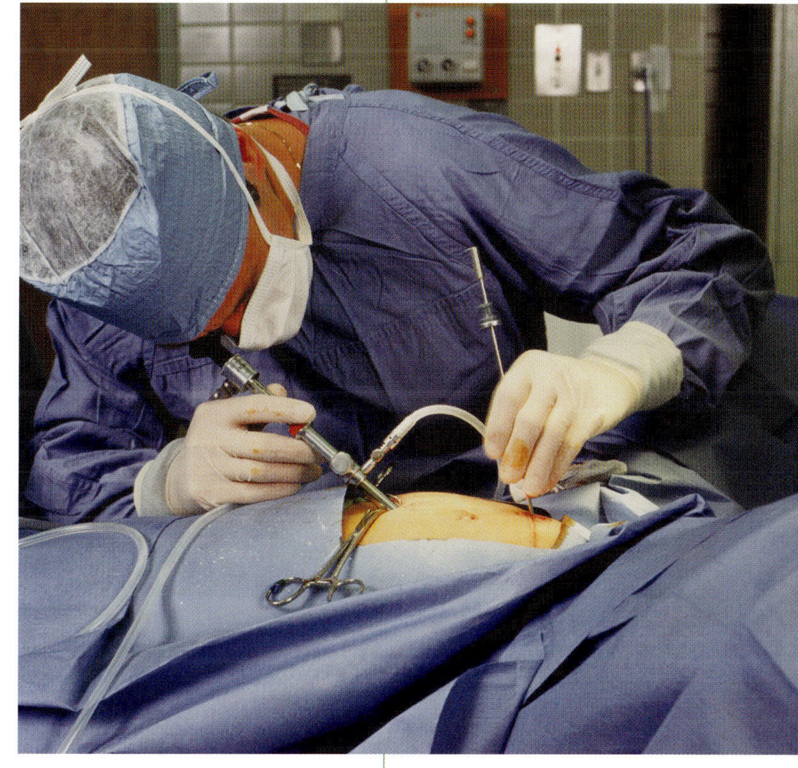

외과의사가 복강경수술을 집도하고 있다.

는가. 우선 수술용 스테이플러를 이용하여 위 윗부분이 호두알 정도가 되도록 위를 나눈다. 이때 전신마취를 하기 때문에 통증은 없다. 위를 나누고 나면 위 아래쪽 큰 부분을 우회하여 소장의 두 번째 부분인 공장jejunum, 空腸과 위 윗부분을 관으로 곧장 연결한다. 이런 방식으로 음식물은 위의 작은 윗부분만 통과하고 위의 나머지 큰 부분과 소장의 첫 번째 부분인 십이지장duodenum은 건너뛴다. 위우회술을 받은 위장은 한번에 30g 정도의 음식물만 담을 수 있기 때문에 식사량은 물론 흡수되는 칼로리가 현격히 줄어든다. 반면, 수술 후에 과식을 한다면 위에 부담을 주어 음식을 토하고 만다.

위우회술은 식이요법이나 운동으로 살을 뺄 수 없는 고도 비만환자에게 적합하다.

위우회술도 심각한 부작용을 유발할 수 있다. 수술을 결정하기 전에 담당 의사와 모든 위험요소와 부작용을 충분히 상의하고 완전히 이해하도록 하자. 전신마취나 급격한 체중감량, 새로운 위장 크기나 소장의 경로와 관계한 부작용은 매우 다양하고 치명적일 수 있다. 위우회술 후 보고된 드문 부작용 중에는 과다출혈과 감염, 하지혈종, 불규칙적인 심장 박동, 뇌종양, 심지어 사망까지 있다.

위나 소장과 관계한 부작용이나 합병증도 다양하다. 우선 수술 도중 위와 소장은 물론 기타 내장에 상처나 부상이 생길 수 있다. 수술 후 위 상부가 파열되거나 터질 수 있으며, 이 경우 수술로 위를 복구해야 한다. 위를 나눈 부위에 속쓰림이나 궤양 등의 염증도 발생할 수 있다. 위 상부와 소장에 연결된 부위가 너무 작아서 음식물이 잘 통과하지 못할 경우 재수술이 필요하다. 또는 위장의 음식이 소장으로 너무 빨리 이동하는 덤핑 증후군dumping syndrome이 발생할 수 있으며, 이때 속이 불편하고 영양부족이 생길 수 있다. 섭취한 음식의 영양소가 잘 흡수되지 않아 영양부족으로 인한 빈혈과 체력이 약화될 수 있다. 심지어 칼슘부족으로 뼈까지 약해질 수 있다. 또한, 급격한 체중감소는 고통스러운 담석을 유발할 수 있다.

위우회술을 하고나면 보통 매달 4.5~9kg씩 2년 안에 몸무게가 절반 정도 줄어든다. 그렇다고 살이 그냥 쉽게 빠지는 것은 아니다. 규칙적

'복강경으로 조절 가능한 위 밴드 수술법'은 위장 크기를 인위적으로 조절해 위 기능을 제한하는 수술 방법이다.

인 운동과 균형 잡힌 특별 식사를 바탕으로 엄격한 자기관리와 노력이 필요하다.

복강경으로 조절 가능한 위 밴드 수술법 Laparoscopic adjustable gastric band은 새로운 위우회술로 흔히 랩-밴드Lap-Band라고 한다. 위 크기를 인위적으로 축소하여 음식 섭취량과 흡수량을 줄이는 기본 원리는 기존의 위우회술과 같지만 랩-밴드라는 실리콘 밴드로 위 상부를 분리한다는 점이 다르다. 랩-밴드의 가장 뛰어난 장점은 각자의 위장 크기, 원하는 감량 체중과 속도에 맞춰 위 크기를 조정할 수 있다는 점이다. 그 밖에도 일반 위우회술보다 장점이 많아 살을 빼려는 비만 환자들에게 점점 더 선호도가 높아지고 있다.

수술 후에는 전반적으로 신경 써야 할 부분이 많은데, 특히 먹고 마시는 식습관은 엄격한 관리가 필요하다. 예를 들어 음식물이 통과하는 위 상부가 심하게 압박을 받으면 위를 나눈 랩-밴드가 풀어질 수 있다. 수술 직후부터 몇 주 동안은 위장이 제대로 기능을 회복할 때까지 유동식만 먹으면서 서서히 반고형식으로 이행한다. 반고형식의 예를 들자면, 껍질을 제거하고 간 닭살이나 생선, 으깬 감자나 땅콩, 저지방 요구르트나 푸딩 등이 있다.

위우회술 수술 전에 무엇을 얼마나 어떻게 먹을 것인지 영양학 상담이 필요하다.

랩-밴드 수술 후 먹는 유동식

- 물
- 맑은 국물
- 탈지 우유
- 과일 주스
- 무설탕 아이스캔디

랩-밴드 수술의 장점

- 인체에 부담을 덜 준다.
- 입원이 필요 없는 경우도 많다.
- 회복이 빨라 일상생활로 빨리 복귀할 수 있다.
- 소장 소화 경로를 바꾸지 않기 때문에 '덤핑 증후군'이 발생하지 않는다.
- 위장을 스테이플러로 고정해서 발생하는 부작용과 합병증을 예방할 수 있다.
- 위장을 원래 크기로 복구할 수 있다.

5

피부와 건강

피부는 인체의 다른 기관과 마찬가지로 관리만 잘하면 최상의 기능을 수행하고
건강한 아름다움을 선사할 것이다. 그렇다면 어떻게 피부를 관리해야 할까?
우선 신선한 과일과 채소, 콩류와 정백하지 않은 곡물을 충분히 먹어야 한다.
이런 음식은 영양가도 풍부하지만 항산화성분이 들어 있어 노화를 야기하는
활성산소 생성을 억제한다.

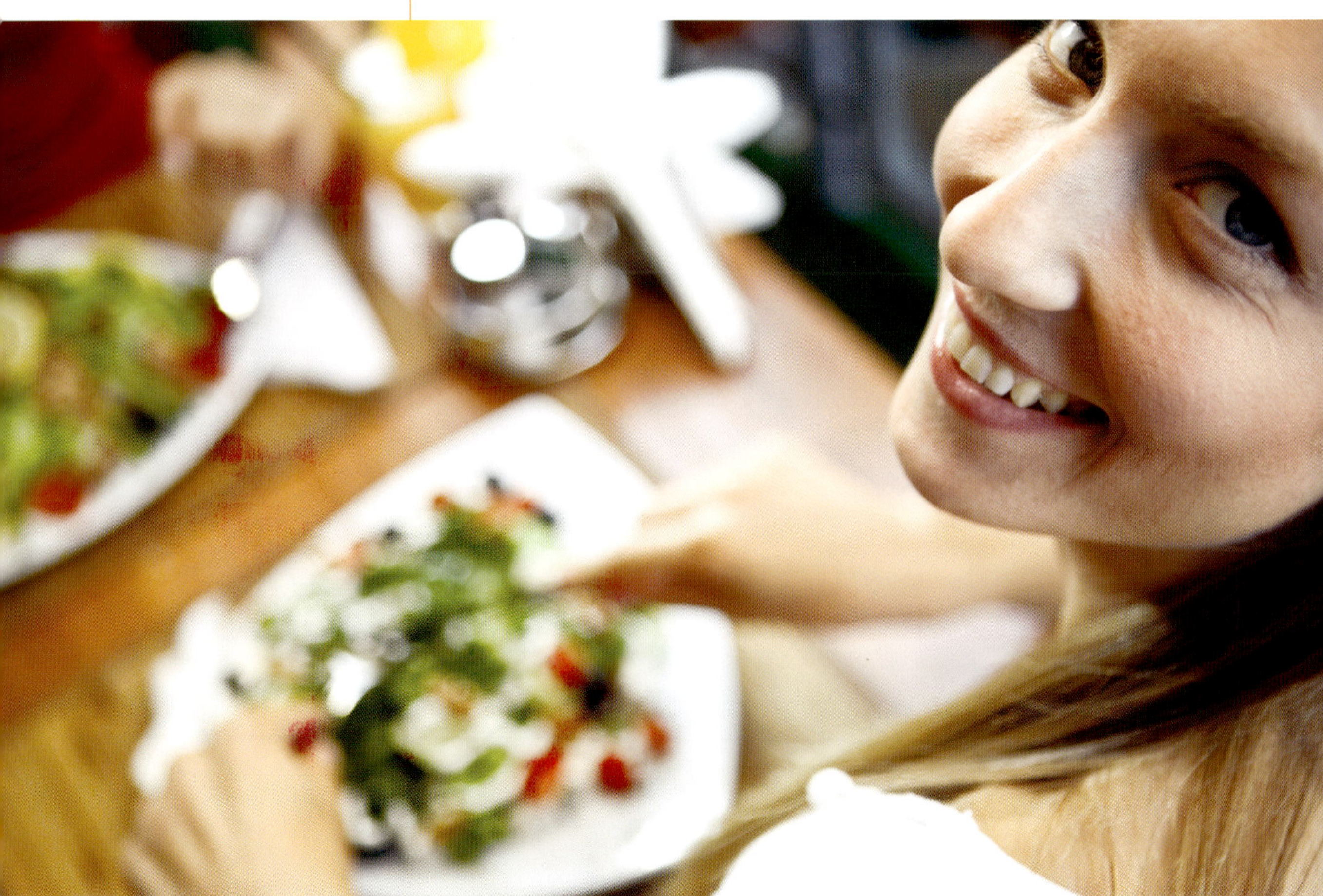

전반적인 건강

균형 잡힌 식사는 전반적인 건강을 지키기 위한 필수 조건이다. 고른 영양 섭취는 건강한 몸과 마음을 위한 기본 바탕인 것이다. 그 다음에 종합비타민제나 심장 혈관을 보호하기 위한 오메가3(생선 지방), 건강한 뼈를 위한 비타민 D나 칼슘제 따위를 추가적으로 복용하면 더욱 좋다. 충분한 수분을 섭취하는 것도 매우 중요하다. 이때 탄산음료나 주스보다는 생수를 마셔야 건강하다.

태양과 건강

태양 덕분에 우리는 비타민 D를 합성할 수 있다. 비타민 D는 건강한 뼈와 면역 체계, 내분비 계통이 제대로 기능하기 위한 필수 영양이다. 비타민 D는 음식물을 통해서도 섭취할 수 있다. 연어나 고등어, 참치 같은 생선과 우유 같은 강화식품이 대표적인 비타민 D 공급원이다.

비타민 D 결핍은 매우 흔한 문제다. 수많은 연구에 의하면 어린이와 청소년, 성인 모든 연령대에서 비타민 D 결핍 수치가 매우 높았다. 각 연구마다 그 수치가 다르지만, 80%에 이른다고 보고한 연구도 있다. 비타민 D 결핍은 연령과는 무관한데, 미국의 경우 백인 여성보다 흑인 여성들이 비타민 D 결핍이 더 심하다.

태양광선은 파장에 따라 구분하는데, 특정 질병 치료에 이용하기도 한다. 지구표면까지 도달하는 태양광선은 자외선C, 자외선 B, 자외선 A, 가시광선이다. 광선요법은 일부 피부 질환에 효과가 있는 것으로 드러났다(아래 글상자 참고).

피부암의 종류

미국암협회American Cancer Society에 의하면 미국 암 환자의 절반 이상이 기저세포암과 편평세포암, 흑색종이라고 한다. 그만큼 피부를 매달 자가진단하고 매년 피부과 정기검진을 받는 것은 매우 중요하다.

광선요법

광선요법phototherapy은 자외선을 이용하여 일부 피부 질환을 치료하는 것이다.
건선, 습진, 백반증, 낫지 않는 가려움증 등에 특히 효과가 좋다.
흔히 '겨울 우울증'이라고 하는 계절성 정서 장애seasonal affective disorder, SAD를 광선요법으로 치료하는 의사도 있다.
가장 일반적인 광선요법은 광과민제인 소라센psoralen을 복용하고 UVA를 조사하는 PUVApsoralen + UVA와 광대역 자외선 Bbroadband UVB나 협대역 자외선narrowband UVB을 이용한 치료다.

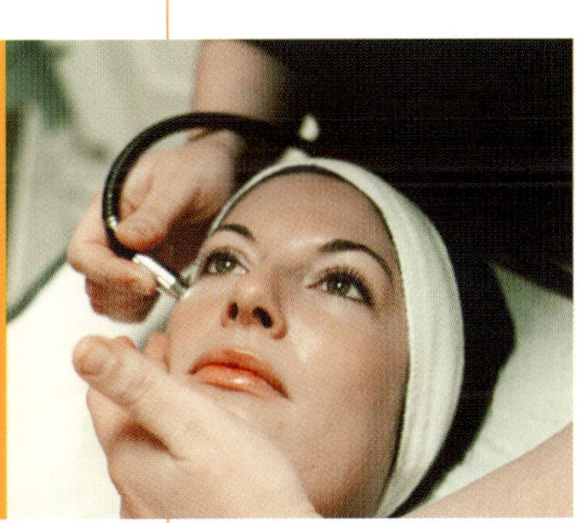

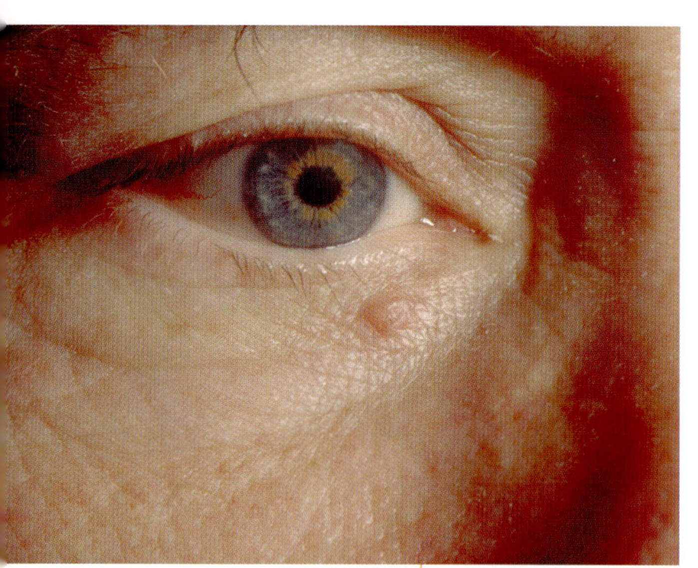

가운데가 약간 들어간
분홍색 구슬 같은 종양은
기저세포암의 전형적인
증상이다.

기저세포암 Basal cell carcinoma, BCC

기저세포암은 모든 암 중에서 가장 흔한 종류로 미국에는 대략 80~90만 명의 환자가 있다. 기저세포암은 표피 가장 안쪽에 자리한 기저층에서 발생한다. 인체 어느 부위라도 발생할 수 있지만, 얼굴과 귀, 가슴, 등, 손과 아래 팔 등 주로 태양에 많이 노출된 부위에 가장 잘 생긴다. 또한, 기존 흉터나 이전에 방사선치료를 받은 부위에 발병하기도 한다.

기저세포암은 모양이 여러 가지지만 쉽게 진단할 수 있다. 어떤 기저세포암은 반투명한 작은 돌기처럼 생겼다. 간혹 종양 안에 미세한 혈관이 비치기도 한다. 또 다른 기저세포암은 여드름이나 구진처럼 생겼으나 보통 여드름처럼 없어지지 않는 점이 다르다. 피가 났다 말았다 하는 반점이 사라지지 않는다면 반드시 조직검사를 해야 한다. 반들반들한 분홍색 반점처럼 생긴 기저세포암이 있는가 하면 살색보다 갈색을 띠는 짙은 색 종양도 있다.

다행히 대부분의 기저세포암은 매우 천천히 자라며 또한 다른 피부암처럼 다른 기관으로 전이되는 경우가 거의 없고 처음 생긴 부위에서 계속 자란다. 따라서 종국엔 종양 크기가 꽤 커지고 조직 손상도 매우 심해진다. 기저세포암은 피부가 손상되어 피부 아래 근육을 드러내기도 하고, 귀나 코에 발생하면 연골을 손상할 수도 있다. 따라서 기저세포암이라고 조금이라도 의심되는 반점이나 혹이 있다면 결코 그냥 넘어가서는 안 된다.

기저세포는 다양한 방법으로 치료할 수 있는데 종양의 크기와 형태, 발생 부위에 따라 다르다. 꽤 심각하고 난치성인 경우도 있다. 대부분 간단한 외과적 절제술로 제거한다. 기저세포암 주변의 피부를 원통형으로 잘라낸 다음 가장자리를 연결해 봉합하는 것이다. 경우에 따라 전기건조법과 소파술 electrodessication and cautery, ED&C 로 종양을 제거할 수도 있다. 소파기 curette (순가락 모양의 외과 기구)로 암 조직을 긁어내고 전기 바늘로 지지는 방식인데, 보통 세 번 정도 반복한다.

모즈 수술은 이 수술법을 개발한 외과의사 프레더릭 E. 모즈 Frederic E. Mohs (1910~2002) 박사의 이름을 땄다. 모즈 수술은 다양한 피부암을 치료하는 동시에 재발 위험을 줄일 수 있다.

기저세포암이 얼굴에 생기거나 병변이 심각한 경우 모즈 수술 Mohs surgery 이 적합하다. 모즈 수술은 현미경으로 암세포가 남아 있는지 일일이 관찰하면서 피부 조직을 가능한 조금씩 제거하는 외과 수술법이다. 수술 시간이 오래 걸리고 모즈 수술에 숙련된 전문의가 필요하지만, 모든 암세포를 확실하게 제거하는 동시에 조직 손상을 최소화할 수 있다.

편평세포암 Squamous cell carcinoma, SCC

편평세포암은 두 번째로 가장 흔한 피부암으로 미국
에만 1년에 20~30만 가량의 환자가 투병 중이다. 편
평세포암은 표피의 각질 형성 세포(케라티노사이트)
에서 발생한다. 보통 분홍색 반점이나 판형으로 살
결이 비늘처럼 약간 일어나는 게 특징이다. 보통 태
양에 노출이 많이 된 부위에 발병하지만, 자외선차
단제를 바르거나 노출되지 않은 부위에도 발생할 수
있다. 또한 이전에 외상을 입거나 화상을 입은 부위
와 흉터에도 쉽게 발생한다. 피부의 잦은 태양 노출
로 발생하는 광선각화증이 편평세포암으로 발전하
는 경우도 있으며 면역 반응이 억제된 사람들이 잘 걸린다. 사마귀 등을 일으키는
인간유두종바이러스에 감염된 사람도 편평세포암에 걸릴 확률이 높다.

편평세포암은 전이율이 높기 때문에 조기 발견과 신속한 치료가 절실하다.
보통은 외과적 절제술로 제거하지만, 모즈 수술법으로 치료할 때도 있다. 편평세
포 상피내암 squamous cell carcinoma in situ 이란 진단을 받을 수도 있는데 이는 편평세포
암이 되기 이전의 단계로 보웬병 bowen's disease 이라고도 한다. 즉, 보웬병으로 진단
받았다면 편평세포암이 악성종양으로 발달하기 전에 조기 발견했다는 뜻이다.

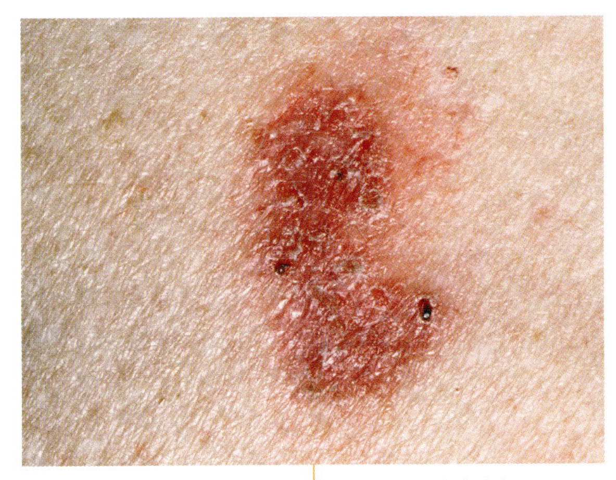

편평세포 상피내암은
보웬병이라고도 한다.
상피(외피)에만 종양이
생겼다는 뜻으로,
악성종양으로 발전하기 이전
단계다. 겉모양은 비늘처럼
벗겨지는 붉은 반점으로
편평세포암과 동일하다.

흑색종 Melanoma

흑색종은 표피의 멜라닌 생성 세포(멜라노사이트)에서 발생한다. 기저세포암이나
편평세포암보다 발생률은 적지만 사망률은 가장 높다. 전 세계적으로 인종과 상
관없이 흑생종 발병률이 점점 더 높아지고 있다. 조기에 발견하고 치료하면 흑색
종은 '향후 5년간 생존율 5-year survival rate'이 99%로 매우 높다. 따라서 흑색종을 조
기 진단할 수 있도록 식별능력을 키우고 정기 피부
검진을 받는 게 무엇보다 중요하다.

흑색종은 누구나 걸릴 수 있지만, 상대적으로
발병률이 높은 사람들도 있다. 어떤 경우일까? 두 가
지 간단한 방법으로 알 수 있다. 첫 번째는 가족력을
살펴보는 것이다. 가족이나 친척 중에 두 명 이상이
흑색종을 앓았거나 앓고 있다면 본인도 흑색종 유전
인자를 물려받았을 가능성이 크다. 두 번째는 거울
을 보는 것이다. 피부색이 희거나 점(모반)이 많고,
비전형적인 모양의 점이 있다면 흑색종이 생길 가능
성이 높다. 보통 사람에게 1년에 한 번 피부과 전문
의의 전신 피부 검진을 권하지만, 위 두 경우에 해당

흑색종은 지름이 비교적
크고 모양이 비대칭이며,
종양 언저리가 불규칙하고
짙은 색을 띠는 게 특징이다.

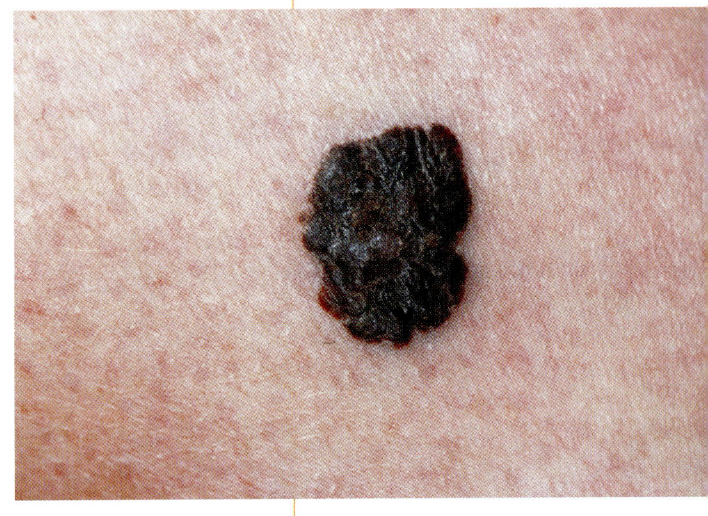

한다면 피부과를 훨씬 더 자주 찾는 게 좋다.

피부 자가진단

1장에서도 논의했지만, 피부 자가진단은 아무리 강조해도 지나치지 않다. 1년에 한번 피부과 전문 검진을 받고, 한 달에 한번 전신 피부 자가진단을 해야 한다. 자가진단을 통해 자신의 피부를 구석구석 알게 되고 새로운 종양이 생기거나 기존 반점에 변화가 생겼을 때 금방 알아차릴 수 있다. 자가진단을 제대로 수행하려면 온 몸을 꼼꼼히 살펴보기 위한 전신(큰) 거울과 손(작은) 거울이 필요하다. 몸에 평범하지 않은 점이나 혹이 있는지 살펴보고 흑색종 진단법칙 ABCDE(비전형성, 경계선, 색상, 크기, 변형)를 따라 기록한다. 또한, 지속적으로 딱지가 생기거나 피가 나면서 3주 안에 낫지 않는 반점이 있다면 특별히 주의를 기울인다. 자가진단을 통해 걱정되는 반점이 있거나, 확실하지 않은 부분이 있다면 즉시 피부과 의사를 찾도록 한다. 1년 정기 검진을 기다리지 말라는 말이다. 잊지 말자. 흑색종은 조기 발견과 치료만이 생존의 열쇠다.

흑색종이 의심된다면?

흑색종이 의심되어 병원을 찾았다면 다음 과정은 무엇일까? 우선 의사는 가족력을 포함한 병력을 물을 것이다(이미 알고 있지 않다면). 다음으로 피부를 검진하고 림프절과 간, 비장의 상태도 살펴볼 것이다. 의사는 반점의 크기와 부위, 흑색종이 의심되는 정도에 따라 생체검사 방법을 선택한다. 보통은 반점 전체를 잘라내고 봉합하는 절제 생체검사를 실시한다. 또는 반점 전체를 파내고도 봉합이 필요 없는 배형성형술saucerization을 할 수도 있다. 문제의 반점이 크지 않다면 펀치 생체검사가 효율적일 수도 있다. 드물지만 반점의 일부만 절취하는 부분 생체검사를 선택할 수도 있다.

생체검사 결과 흑색종으로 판명이 난다면? 종양 자체의 깊이나 특성, 환자의 전반적인 건강 상태와 신체검사 결과를 종합적으로 고려하여 본격적인 치료가 시작된다. 비록 그 유용성에 논란이 있지만, 상황에 따라 감시 림프절 생체검사sentinel lymph node biopsy를 실시할 수도 있다. 감시 림프절이란 초기 종양에서 암세포가 처음으로 퍼지는 림프절을 말한다. 종양이 깊거나 넓게 퍼져 있다면(또는 의심된다면), 뇌 MRI 검사나 흉부·복부·사타구니 CT 검사, 심지어 전신 PET 스캔을 받을 수도 있다. 모든 검진이 끝나고 결과가 분석되면, 종양의 깊

피부 T세포 림프종은 보통 발진처럼 보이며 표면이 납작하거나 튀어나올 수 있다. 또한, 드물지만 피부 표면 밖으로 종양이 자라난 경우도 있다.

그 밖의 피부암

- 피부 T세포 림프종cutaneous T-cell lymphoma
- 피부 B세포 림프종cutaneous B-cell lymphoma
- 메르켈 세포 암merkel cell tumor
- 다른 기관의 암이 전이된 피부암

이와 림프절 감염 여부, 다른 인체 기관으로의 전이 여부를 종합하여 최종 진단이 내려진다. 진단이 내려지면 현재 암이 진행된 정도와 치료과정, 예후 등에 대한 정보가 주어진다.

피부암, 예방이 최선

삶의 모든 문제가 그렇듯 암도 치료하는 것보다 예방하는 것이 더 쉽고 간단하다. 피부암을 미연에 예방하면 힘든 수술을 할 필요도 없고, 수술로 인한 흉터를 제거할 필요도 없으며, 암 세포로 인한 조직 손상이나 암이 다른 부위로 퍼지는 것을 걱정할 필요도 없다. 또한, 진찰과 치료에 드는 상당한 시간과 비용도 절약할 수 있다.

피부암을 예방하는 방법은 생각보다 쉽다. 특히 자외선차단은 얼마든지 실천할 수 있다. 자외선차단 기능이 있는 의복을 입고 자외선차단제를 바르기만 하면 된다. 또한 자가 검진과 피부과 정기 검진으로 암이나 암 전단계의 종양을 가능한 빨리 발견하는 것도 중요하다.

의사가 생체검사를 권한다고 지레 겁먹을 필요는 없다. 생체검사는 5분도 안 걸리고 검사 중에 마취나 진통제를 투여하기 때문에 통증도 없다.

자외선 위험도 평가

그런데 자외선을 과연 얼마나 어떻게 차단해야 하나? 우선 자외선 지수UV index를 참고하면 좋다. 자외선 지수는 다음날의 자외선 강도를 예측한 것이다. '낮음'에서 '매우 높음'까지 자외선 노출 위험도를 표현한다. 자외선 양이 평소에 비해 지

자외선에 의한 피부 손상은 대부분 18세 이전에 발생한다. 따라서 전 아동기와 청소년기에 피부를 태양으로부터 보호해야 한다.

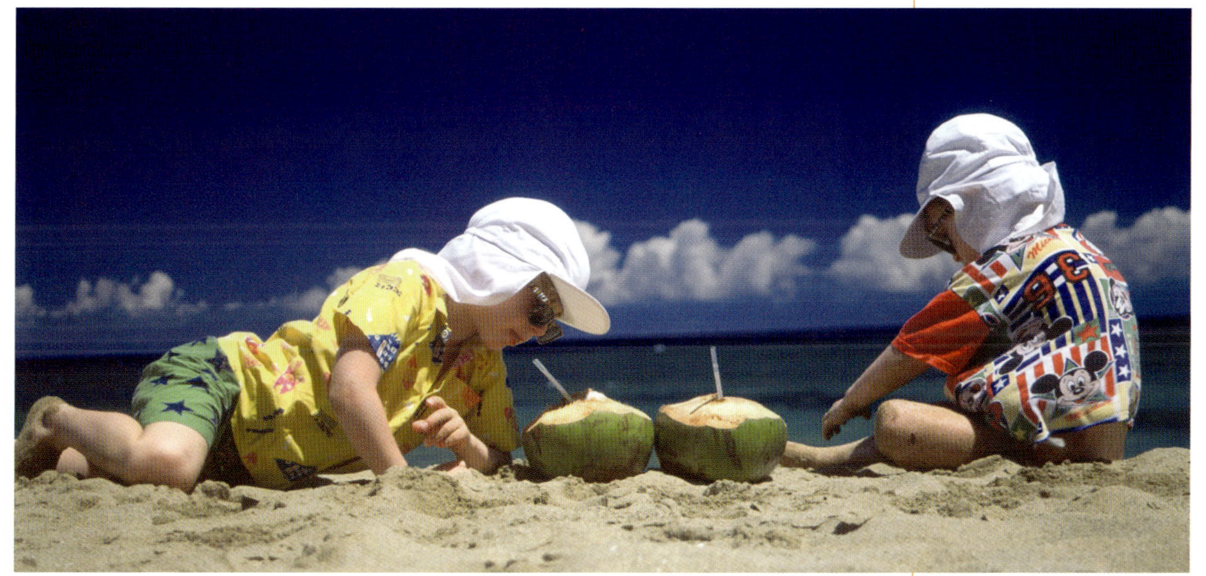

나치게 높으면 미국 환경보호국EPA은 자외선 경고를 울린다. 일상에서도 자외선 지수를 참고하여 자외선차단제의 강도나 횟수, 야외활동의 종류나 시간을 조정할 수 있을 것이다.

자외선차단제

UVA와 UVB 모두 차단하는 제품을 골라야 하며, 대부분의 경우 적어도 SPF 30 이상은 되어야 한다. 자외선차단제는 두 시간마다 다시 바르고, 물에 들어갔다 나올 때마다 새로 발라준다. 더 자세한 내용은 2장을 참고하라.

자외선차단 의복

오늘날 자외선을 차단하는 기능성 의복이 시중에 많이 나와 있다. 이러한 의복은 피부와 유해한 자외선 사이에 보호 장벽이 되어준다. 작용 원리는 의복마다 다양하다. 섬유의 직조 방법이나 섬유 속 염료가 자외선차단 기능을 할 수도 있고, 자외선을 흡수하는 성분을 가공처리한 경우도 있다. 또한 디자인도 자외선차단 목적에 맞게 설계된 경우가 많다. 긴팔 상의나 챙이 넓은 모자, 긴 바지는 기본이다. 기능성 반바지와 치마도 일반 의복보다 긴 경우가 많다. 의류의 UVA와 UVB 차단 능력을 측정하는 자외선보호지수는 UPFultraviolet protection factor로 표시한다. SPF만 표시된 의류는 UVB만 차단한다는 뜻이다.

> 의복은 자외선으로부터 몸을 보호하는데 매우 중요하다. 긴 팔과 긴 바지는 기본이고, 직물이 촘촘하게 직조된 것이 좋으며, 자외선 흡수 가공처리가 된 것이면 금상첨화다.

눈도 자외선으로부터 보호해야 한다. 자외선은 망막을 손상해 시력감퇴를 야기할 수 있으며 심하면 실명까지 초래한다. 자외선에 많이 노출될수록 백내장과 같은 다른 심각한 안구 질환이 발생할 확률도 높아진다. 단순히 색안경을 착용하는 것만으로 충분하지 않다. 안경 또는 선글라스 렌즈는 폴리탄산에스테르poly-carbonate 재질이거나, UV 차단 코팅이 되어야 한다. 현재 착용 중인 안경이나 선글라스가 자외선을 차단하는지 여부는 가까운 안경점에 문의한다.

조기 발견

누구나 1년에 한번 피부과 정기검진을 받으면서 피부암 발병 여부를 확인해야 한다. 발병 위험성이 높은 사람들은 의사를 더 자주 찾아가 검진 받는다. 피부과 정기검진은 전신 피부와 점막을 모두 진찰하는

것을 말한다. 따라서 이에 맞게 사전 준비하는
게 좋다. 가령, 헤어스프레이 같은 헤어제품 사
용을 삼가고 머리 모양도 두피 진찰이 용이하
도록 고려한다. 손톱 및 발톱의 매니큐어도 깨
끗이 지워야 한다. 입 안은 물론 성기와 항문 주
변 피부까지 검진 받아야 하니 마음의 준비를
한다. 피부암은 어디에나 생길 수 있기 때문에
피부 구석구석 확인해야 한다. 몸에 점이 많거
나 특이하게 생긴 점이 있다면 의사가 사진을
찍을 수도 있다.

태닝 살롱Tanning salon

태닝 살롱은 인공 자외선으로 피부를 선탠하는
곳으로 일종의 '피부 미용실'이라 할만하다. 사람들이 태닝 살롱을 이용하는 이유
는 다양하다. 단순히 햇볕에 그은 갈색 피부를 좋아해서 그럴 수도 있다. 어떤 사
람들은 바닷가에서 본격적으로 선탠하기 전에 태닝 살롱에서 '초벌구이'를 하면
햇볕 화상을 덜 입고 피부를 보호할 수 있다고 생각한다. 어떤 경우든 태닝 살롱
은 결코 권할 만한 장소가 아니다.

　유감스럽게도 태닝 살롱에서 이용하는 태닝 베드tanning bed는 피부에 안전하
지 않다. 태닝 베드는 피부를 갈색으로 그을기 위해 다량의 UVA와 소량의 UVB
를 방사한다. 그러나 이러한 자외선은 피부 노화를 촉진하고 기저암세포, 편평세
포암, 흑색종의 발병률을 크게 증진시킨다. 한 연구에 따르면 한 달에 한 번씩 태
닝 살롱에서 선탠한 여성 중 55%가 인생 후반에 흑색종에 걸렸다고 한다.

　꼭 선탠을 하고 싶다면 안전한 제품들도 많다. 가장 안전한 브론저나 셀프 태
너 제품은 2장에서 자세히 다루었으니 참고하기 바란다. 셀프 태너는 집에서도
사용할 수 있지만 피부 미용실에서 특수 에어브러시 기구로 바르면 더 자연스럽
고 고른 선탠 효과를 낼 수 있다.

　여기서 한 가지 짚고 넘어갈 부분은 광선요법과 태닝 살롱의 인공 선탠을 혼
동해서는 안 된다는 점이다. 병원에서 특정 피부 질환을 치료하기 위해 자외선을
이용하는 경우가 분명 있다. 습진이나 건선, 만성 소양증(가려움)이 대표적인 경
우다. 그러나 광선요법은 전문의가 주관하는 전문 치료과정이지 태닝 살롱에서
자의적으로 행하는 미용시술이 아니다. 심지어 전문의가 주도한 광선치료도 어
느 정도 위험을 안고 있다. 따라서 광선요법을 받기 전에 그 위험성에 대해 담당
의사와 충분히 논의하도록 한다.

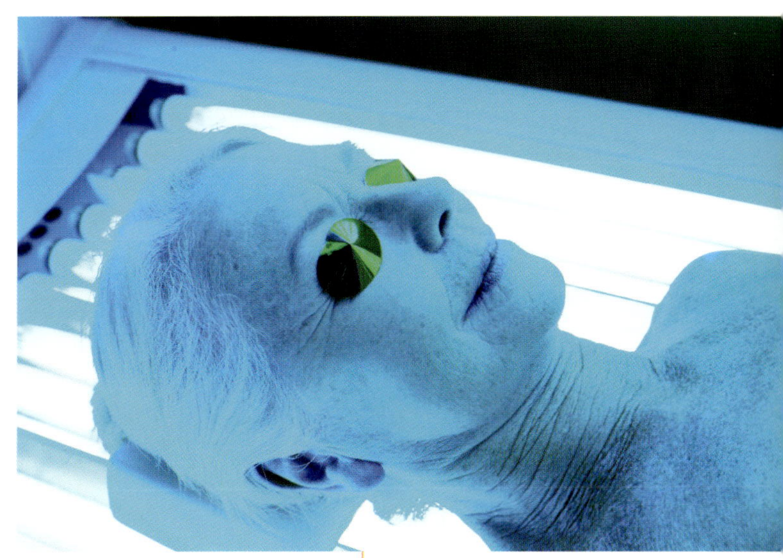

태닝 살롱은 절대 이용하지
말자. 태닝 기구의 자외선이
피부를 손상할 수 있으며,
조기 노화와 피부암, 심지어
시력 손상까지 유발할 수 있다.

Skin Myth

Yes or No?
태닝 살롱을 이용한 20대
여성들에게 흑색종 피부암이
생겼다는 보고가 있다.

Yes!

호르몬과 피부

호르몬은 온 몸의 혈액을 돌아다니는 화학 배달부라고 할 수 있다. 에스트로겐도 그 중의 하나로 여성의 몸을 매우 여성답게 하는 여성 호르몬이다. 에스트로겐의 급격한 변화 때문에 우리 몸도 세 번에 걸쳐 급격한 변화를 겪는다. 바로 사춘기와 임신기, 폐경기다. 사춘기는 에스트로겐을 생산하기 시작하는 시기고, 임신기는 에스트로겐이 최고치에 달하는 시기며, 폐경기는 에스트로겐이 급격히 감소하는 시기다. 그리고 각 단계별로 에스트로겐의 양에 따라 피부와 모발도 크게 영향을 받는다.

사춘기

북미와 유럽은 사춘기가 만 8세에서 만 14세 사이에 시작한다고 간주한다. 그 기준은 호르몬 수치의 변화다. 소녀들의 경우 에스트로겐의 양이 급격히 증가하면서 피부에도 많은 변화가 나타난다. 사춘기의 전형적인 출발 신호는 체모와 체취, 여드름이다. 특히, 성기와 겨드랑이, 다리에 털이 많이 나기 시작한다. 이 부위의 모발은 색이 짙고 뻣뻣하며 곱슬곱슬하거나 직모다. 체취도 사춘기부터 나기 시작하며 겨드랑이와 성기 주변이 가장 강렬하다.

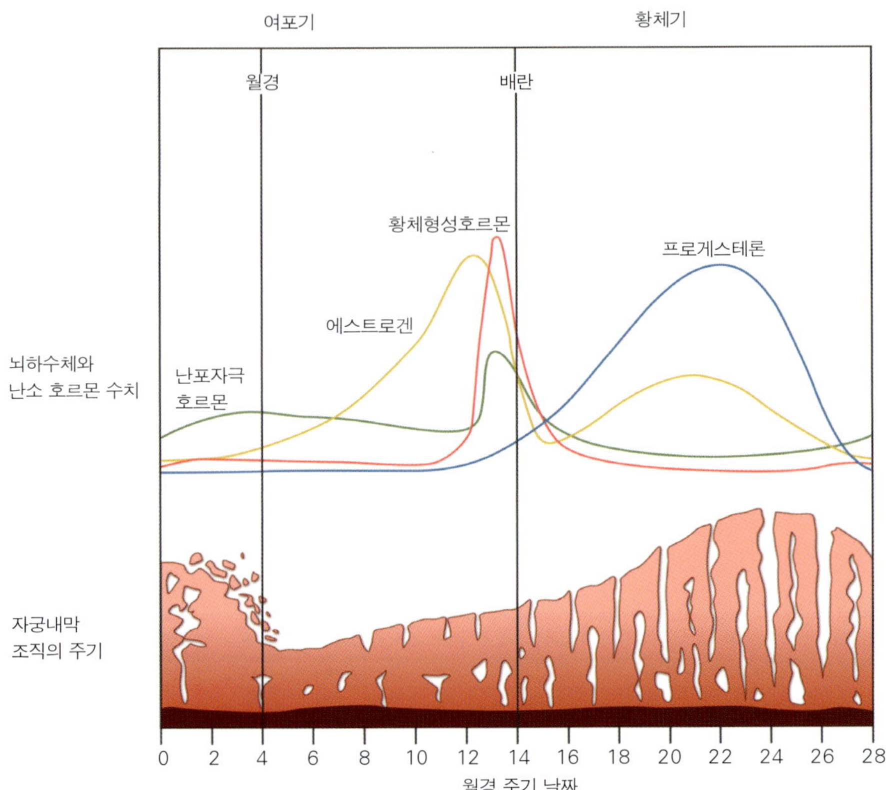

월경은 보통 28일 주기로 일어나는 호르몬의 복잡한 활동 결과다. 에스트로겐과 프로게스테론 등의 주요 호르몬이 자궁내막의 생리출혈을 유발한다.

여드름은 사춘기 청소년들의 가장 큰 고민 중 하나다. 여드름이 사춘기 때 나기 시작하는 것은 호르몬이 피지선을 자극하기 때문이다. 그로 인해 과다한 피지가 생성되고 세균과 엉겨 모공을 막게 되면 얼굴은 물론 가슴과 등에도 블랙헤드, 화이트헤드, 여드름 따위가 생긴다.

많은 십대들이 생각하는 것처럼 여드름은 더러움 때문에 생기는 것은 아니다. 따라서 여드름 치료 대상도 더러움이 아니라, 피지와 세균, 모공과 염증이다. 과산화벤조일이나 살리실산, 유황 등이 들어 있는 비처방 약품으로 여드름 관리를 시작해도 무방하다. 그러나 6~8주가 지나도 여드름이 개선되지 않는다면 전문 의약품을 처방받도록 한다. 트레티노인이나 아다팔렌, 타자로텐 등이 막힌 모공을 여는데 효과적이다. 또한, 세균으로 인한 여드름은 국부용 또는 경구용 항생제로 치료할 수 있다. 호르몬 수치가 비정상이면 경구용 피임제를 복용해 호르몬 수치를 정상화할 수 있다.

여드름 때문에 피부를 무리하게 박박 밀거나 하루에 두 번 이상 씻는 것은 좋지 않다. 지나친 세안과 자극은 여드름 뿐 아니라 다른 피부 문제를 일으키기 십상이다. 또한, 십대들은 의사의 지시보다 연고를 너무 많이 또 너무 자주 바르는 경향이 있다. 연고는 얼굴 전체를 바르는데 보통 콩 알 만큼의 양이면 충분하다.

임신기

임신으로 분비되는 호르몬은 피부를 포함한 전반적 외모에 일대 변화를 야기한다.

피부연성섬유종Skin tags은 피부 밖으로 돌출한 살점이다. 목이나 겨드랑이, 가슴 및 사타구니 주변에 주로 잘 생긴다. 특별히 불편하지 않는 한 치료하거나 제거할 필요 없는 무해한 양성 종양이다.

점의 모양이나 크기, 색깔이 변할 수 있다. 대부분은 위험하지 않지만 확실히 해두기 위해 피부과 의사에게 보이는 게 좋다. 임신으로 상태가 변한 점들은 출산 후 이전 상태로 돌아간다.

여드름이 악화될 수 있다.

여드름은 사춘기에 들어서면서 처음 나기 시작한다. 인체의 안드로겐androgen 남성 호르몬이 피부 세포의 피지 생산을 자극하기 때문이다. 피지는 피부 세균이 증식하기에 적합한 환경을 제공하며 노폐물과 결합하여 모공을 쉽게 막아 버린다. 여드름 치료는 세균 번식을 억제하고, 과다한 피지 양을 감소시키며, 닫힌 모공을 여는 데 목적이 있다.

임신 중에 피부에 많은 변화가 생긴다. 가령, 흉골에서 치골까지 이어진 짙은 흑선이 대표적이다.

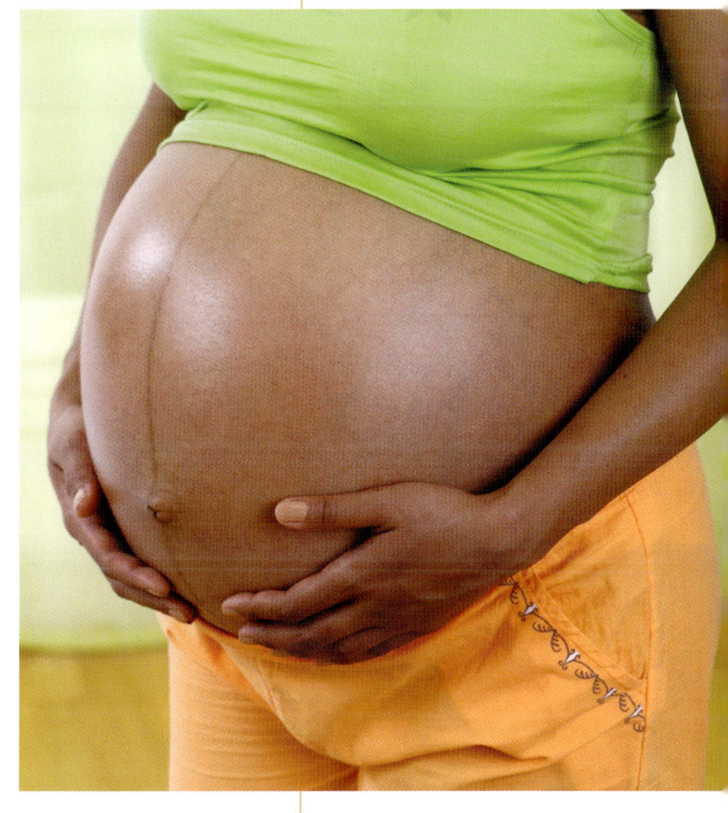

피부색이 변한다. 흔히 임신 중에 인체의 특정 부위가 진한 색으로 변한다. 가령, 흑선은 흉골에서 치골까지 복부에 나타나는 짙은 색 선이다. 젖꼭지를 둘러싼 유륜과 음부도 색이 짙어진다. 이러한 색소침착은 출산 후에 서서히 옅어진다. 기미는 '임신 마크'라고 할 만큼 임산부에게 흔하다. 주로 얼굴에 나타나는 색소침착으로 광대뼈 주변과 윗입술, 이마에 특히 심하며 태양광선은 기미를 더 악화시킨다. 그러나, 기미는 출산 후에도 평생 사라지지 않을 수 있다.

혈관이 확장하는 경우도 흔하다. 거미줄처럼 피부 위에 드러나는 붉은 모세 혈관(거미정맥)은 얼굴이나 목, 팔 등에 생길 수 있다. 하지정맥의 굵은 핏줄과 달리 거미정맥은 대부분 출산 후 저절로 사라진다. 그러나 하지정맥은 대부분 출산 후에 수술을 받아야 한다.

모발과 손발톱에도 변화가 생긴다. 임신기간 동안 머리카락은 길고 두꺼워졌다가 출산 후 삼 개월 정도 지나면 급격히 빠지기 시작한다. 또한, 빠진 머리카락의 끝이 공처럼 둥글고 하얀데, 이러한 증상을 휴지기 탈모증 *telogen effluvium* 이라고 한다. 휴지기 탈모증은 출산 후 육 개월 이상 지속될 수 있지만, 모든 머리카락은 새롭게 자라나기 때문에 걱정할 필요 없다.

한편, 임신 중에 많은 여성들의 손톱과 발톱이 엄청난 속도로 자란다. 하지만 이러한 손발톱은 부서지기 쉽고 손톱 위에 수많은 홈이 패기도 한다. 그러나 출산 후에 모두 이전으로 돌아간다.

SKIN SOLUTION

피부암이나 피부암으로 발전할 수 있는 종양을 조기에 발견하기 위해 한 달에 한번 자가 피부 검진을 해야 한다. 어렵게 생각할 것 없이 머리부터 발끝까지 피부를 관찰하면 된다. 큰 거울과 작은 거울을 적절히 활용해 등과 엉덩이, 팔과 다리 뒷부분은 물론 두피와 음부 등 잘 안 보이는 부분까지 꼼꼼히 관찰한다. 손과 발, 손톱과 발톱 사이도 잊지 말자.

폐경기

여성의 몸에서 에스트로겐 수치가 감소하면 폐경기가 시작된다. 매끄럽고 촉촉하던 피부가 어느 순간 갑자기 얇고 건조해진다. 건조한 피부는 매일 피부 보습 제품을 써서 개선할 수 있지만 피부가 얇아지면 피부 표면에 혈관도 두드러져 보이고, 타박상도 쉽게 생긴다. 멍이 들지 않으려면 피부에 작은 상처라도 나지 않도록 조심할 수밖에 없다. 폐경기와 함께 사마귀나 지루성 각화증 같은 양성 종양이 부쩍 많이 생긴다. 암으로 발전할 위험은 없기 때문에 굳이 없애지 않아도 무방하다. 하지만 신경에 거슬린다면 얼마든지 제거할 수 있다. 피부과에서 냉동요법이나 전기소작술, 외과적 절제술 등을 시술하면 된다. 피부연성섬유종, 일명 쥐젖도 폐경기에 많이 생기는 양성 종양 중 하나다. 보통 살색을 띠며 목이나 겨드랑이, 가슴 아래 피부 표면으로 튀어 나온다. 역시 원한다면 피부과에서 쉽게 제거할 수 있다.

남성형 탈모증은 남성 호르몬인 안드로겐에 의한 것으로 주로 남성에게 많이 나타나지만 폐경기 여성들에도 흔히 볼 수 있다. 남성형 탈모증은 머리 꼭대기 부분에 숱이 적어지면서 이마 선까지 앞머리가 빠진다. 다행히 국부용 미녹시딜minoxidil[상품명: 로게인Rogaine]을 사용하면 탈모 속도를 늦추고 새 모발이 자라도록 자극할 수 있다. 한편, 폐경기 탈모는 눈썹이나 겨드랑이, 음부에도 발생할 수 있다.

모발의 변화는 전신에서 일어난다. 원치 않는 부위에 과다하게 나는 털은 탈모만큼 걱정거리다. 가령, 여성에게 콧수염이나 턱수염이 난다고 생각해보라. 에플로니틴 크림[상품명: 바니카Vaniqa]은 발모를 억제하는데 효과가 있다. 수염색이 흰색으로 새지 않는 한 레이저 제모도 가능하다. 또, 폐경기가 되면 흰머리도 급속히 늘어난다. 이는 염색을 통해 간단하게 젊어 보일 수 있다.

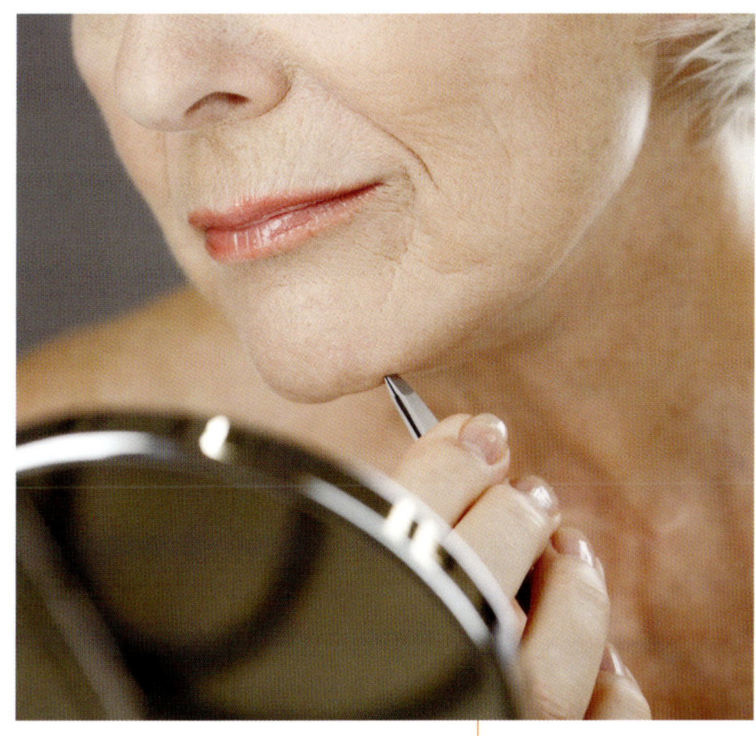

폐경기가 되면 흔히 턱 아래위로 털이 많이 난다. 효과적인 치료방법이 있으니 의사와 상의하자.

의약품과 피부

단순한 감기나 피임약에서 혈압이나 당뇨, 간질발작 같은 중병까지 의약물을 쓰는 이유는 수백 가지다. 그런데 이 모든 약물은 피부 상태에 영향을 끼칠 수 있다.

의약품 부작용

약물 중에는 피부의 햇빛 민감도를 상승시켜 홍조나 햇볕 화상, 색소침착 등을 유발하는 약이 있다. 머리털은 빠지게 만들고 다른 부위의 털은 많아지게 만드는 약도 있다. 여드름 같은 피부 만성 질환을 유발하거나 더욱 악화시키는 약도 있으며, 약이 피부를 건조하게 만드는 경우도 흔하다. 다음 쪽에 의약품에 의한 부작용을 표로 정리하였다. 현재 복용 중인 약물의 부작용이 걱정된다면 의사와 상의한다.

여드름 약은 가족이나 친구와 절대 같이 쓰면 안 된다. 사람마다 피부 유형과 상태도 다르고, 자신에게 맞지 않은 약을 썼을 때 오히려 증상을 악화시킬 수 있다.

햇빛 민감도를 증가시킬 수 있는 의약 성분〔상품명〕

- 여드름 치료제: 아다팔렌[디페린Differin], 타자로텐[타조락Tazorac], 트레티노인[레틴 ARetin A]
- 항생제: 독시사이클린, 미노사이클린, 테트라사이클린
- 항경련제: 페니토인Phenytoin [딜란틴Dilantin]
- 경구용 피임약
- 고혈압 치료제: 칼슘 통로 차단제calcium channel blocker [딜티아젬Diltiazem],
  이뇨제: 하이드로클로로티아지드hydrochlorothiazide

탈모를 유발할 수 있는 의약 성분〔상품명〕

- 항우울제: 아미트립틸린Amitriptyline [엘라빌Elavil], 리튬Lithium, 플루옥세틴Fluoxetine [프로작Prozac],
  삼환계 항우울제Tri-cyclics
- 항경련제: 밸프로산Valproic acid
- 경구용 피임약
- 고혈압 치료제: 베타 차단제beta blockers, 아테놀롤Atenolol [테노르민Tenormin]
- 혈액 항응고제: 와파린Warfarin [쿠마딘Coumadin]
- 비타민제: 고용량의 비타민 A

다모증을 유발할 수 있는 의약 성분〔상품명〕

- 항생제: 스트렙토마이신Streptomycin
- 고혈압 치료제: 디아족사이드Diazoxide
- 장기이식 거부반응 억제제: 사이클로스포린Cyclosporin
- 항경련제: 페니토인[딜란틴]
- 녹내장 치료제: 아세타졸라민Acetazolamine

피부를 건조하게 만들 수 있는 의약 성분〔상품명〕

- 여드름 치료제: 아이소트레티노인[어큐테인Accutane]
- 항우울제: 파록세틴Paroxetine [팍실Paxil], 플루옥세틴[프로작], 서트랄린Sertraline [졸로프트Zoloft]
- 고지혈증 치료제: 아토르바스타틴Atorvastatin [리피토Lipitor],
  심바스타틴Simvastatin / 엑세티마이브Exetimibe [바이토린Vytorin]
- 루푸스 치료제: 하이드록시클로로킨[플라퀴넬Plaquinel],
  건선 치료제: 아시트레틴Acitretin [소리아탄Soriatane]

여드름을 유발하거나 악화시키는 의약 성분〔상품명〕

- 항우울제: 리튬
- 항경련제: 항경련제: 페니토인[딜란틴]
- 결핵 치료제: 아이소니아지드Isoniazid, 리팜핀Rifampin
- 아나볼릭-안드로제닉 스테로이드제anabolic-androgenic steroid : 다노크린Danocrine [다나졸Danazol],
  스태노조롤Stanozolol [스톰바Stomba]
- 경구용 피임제: 메드록시프로게스테린Medroxyprogesterine [데포-프로베라Depo-Provera]
- 코르티코스테로이드Corticosteroid : 덱사메타손Dexamethasone, 메틸프레드니손Methylprednisone,
  프레드니솔론Prednisolone, 프레드니손Prednisone
- 갑상선 치료제: 프로필티오우라실Propylthiouracil

피부는 건강의 창이다.

의사는 피부를 건강의 창으로 해석한다. 피부만 보아도 혈액순환이 나쁜
지, 당뇨가 있는지, 임신했는지 등을 쉽게 알아차릴 수 있다. 피부나
모발, 손톱 등에 인체 내 활동 결과가 고스란히 드러나기 때문이
다. 가령, 손톱이 분홍색으로 윤기가 날 때 건강 상태가 좋다
는 신호다. 반면, 귓불에 큰 주름이 잡히면 어딘가 문제가 있
다는 징조다. 지금부터 건강 상태의 적신호를 알려주는 피
부 증상을 살펴보도록 하겠다.

심장혈관계

심장혈관계는 전신에 혈액을 공급하는 심장과 혈액을 운반하는
혈관을 일컫는다. 혈관이 막히거나 좁아지면 인체 각 부위에 혈액
공급이 저하된다. 이런 증상을 혈액공급 장애라고 한다. 다리에 혈액순환
장애가 생기면 피부를 포함한 여러 조직이 산소와 영양소를 충분히 공급받지 못
한다. 다리 피부와 발톱 색깔은 산소 결핍으로 인해 푸른색이나 회색으로 변하며,
다리털이 빠질 수도 있다. 따라서 인체 어느 부위든 피부색이 이상하거나 모발 양
이 현저히 적거나 없다면 혈액순환 장애를 의심할 수 있다. 정확한 진단을 위해
혈관 검사를 받는다.

심장에 혈액을 공급하는 동맥이 막히면 흔히 '심장마비'라고 하는 심근경
색myocardial infarction이 생긴다. 귓불 상태를 잘 관찰하면 심장 상태를 알 수 있다.
여러 연구에서 증명한 바에 따르면, 귓불에 대각선으로 생긴
깊은 주름은 심장 질환의 적신호로 해석할 수 있다. 의사들도
귓불 주름은 심장마비의 전조증상으로 파악한다.

혈액의 콜레스테롤 수치가 높을 때 동맥이 막히거나 심장
마비가 일어날 확률이 높다. 이때 눈꺼풀 위나 주변에 산톨라
스마xantholasma라고 하는 노르스름한 반점이 생긴다. 콜레스테
롤과 지질이 혈관에 축적되어 피부 밖으로 드러난 결과다. 따
라서 눈꺼풀 주변에 노르스름한 반점이 생긴다면 콜레스테롤
수치와 지질 수치를 점검해야 한다. 검진 결과 콜레스테롤 수
치가 높은 것으로 진단 받았다면, 적절한 식이요법과 함께 고
지혈증 치료제를 복용한다.

내분비계

내분비계는 여러 내분비 기관과 호르몬을 조정하는 매우 복잡
한 체계다. 내분비계를 구성하는 기관은 갑상선, 췌장, 고환,

피부과를 찾을 때 사람들은 단순히
보기 싫은 외관상 문제만 치료하려는
게 보통이다. 하지만, 피부과 의사는
피부 질환의 근본 원인을 파악하는데
주력한다. 그 결과 일반 내과나 다른
전문의의 검진과 치료를
권할지도 모른다.

시원하게 뻥 뚫린 동맥을
통해 인체는 신선한 혈액을
공급 받는다. 동맥 내
플라크plaque가 형성되면
동맥은 부분적으로 또는
완전히 막혀서 혈액순환
장애가 발생한다.

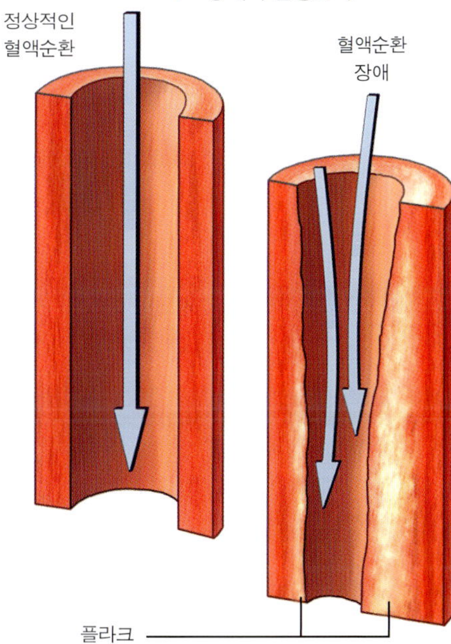

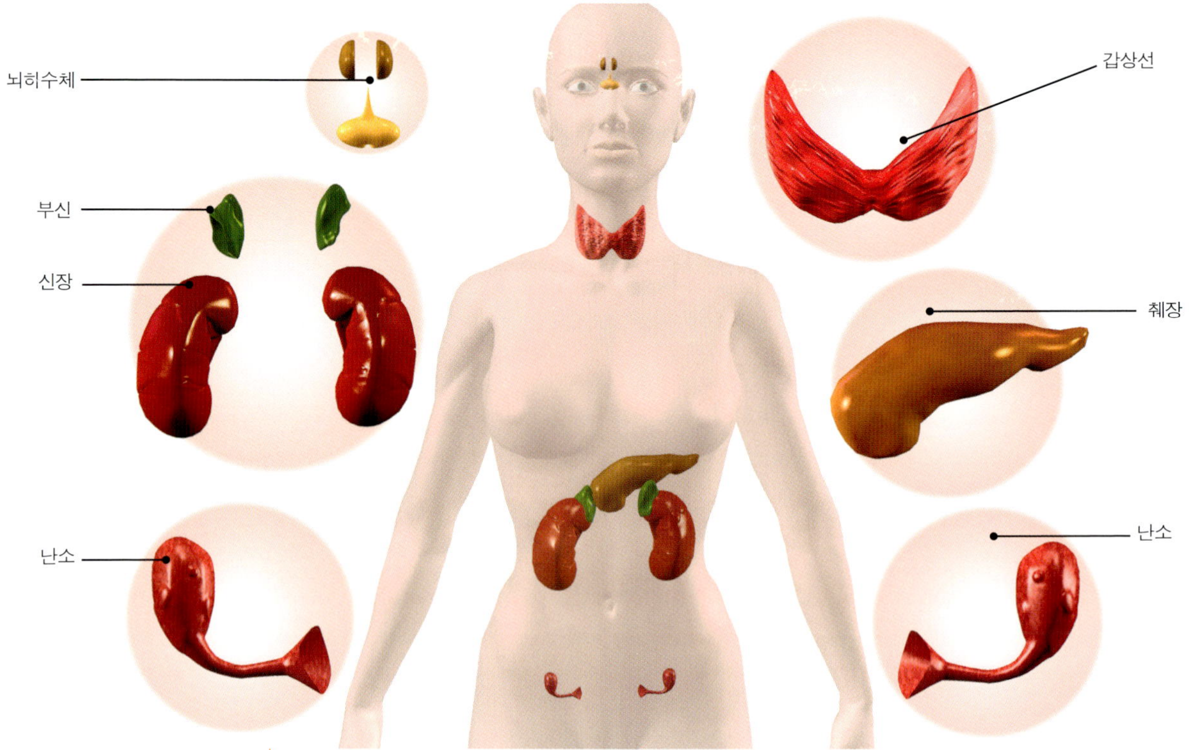

내분비계는 인슐린을
분비하는 췌장(이자),
코르티손을 분비하는 부신,
갑상선 호르몬을 분비하는
갑상선 등이 있다.

난소 등 매우 다양하다. 내분비계는 인체가 제대로 기능할 수 있도록 도와주는 화학물질, 즉 호르몬을 생산하고 분비한다. 예를 들어, 췌장은 혈중 당도를 조정하는 인슐린 호르몬을 분비한다. 췌장이 인슐린을 충분히 생산하지 못하면 혈당 수치가 높아져 진성 당뇨병diabetes mellitus 에 걸린다. 혈액 검사를 하지 않아도 당뇨병 증상이 피부에 일찌감치 나타난다면 의사가 진단하는데 유용할 것이다. 실제로 당뇨병을 알리는 두 가지 전조 증상이 피부에 나타난다. 갑상선이나 난소에 문제가 있을 때도 마찬가지다. 그렇다면 우리는 어떻게 피부를 통해 내분비계 질환을 일찌감치 알아볼 수 있을까?

내분비계는 키, 몸무게, 성장,
물질대사, 성 기능, 생식력 등 인체
주요 기능을 조율한다.

당뇨병

등이나 목 옆에 짙은 보랏빛 반점이 나타나면 당뇨병의 초기 증상일 수 있다. 처음엔 단순히 때가 묻은 줄 알지만 씻겨나가지 않는다. 전체 당뇨병의 95%를 차지하는 제2형 당뇨병의 경우, 췌장은 인슐린을 정상적으로 분비하지만 인체가 이에 효과적으로 반응하지 않는다. 이를 인슐린 저항성이라고 하는데 정상적인 혈당을 유지하기 위해 췌장은 더 많은 인슐린을 분비한다. 등이나 목에 나타나는 짙은 색 반점은 흑색가시세포증acanthoisis nigricans 이라고 하는데, 바로 과도한 인슐린 수치 때문에 생긴다. 인슐린이 피부 세포를 자극하여 짙은 색 피부 세포가 증가하기 때문이다. 이런 반점은 겨드랑이나 얼굴, 가슴 등에도 생길 수 있다.

피부를 통해 알 수 있는 또 다른 당뇨병 증상은 종아리에 나타나는 갈색 반점이다. 이를 당뇨성 피부병diabetic dermopathy 이라고 하며, 크기가 보통 한 벌의 트럼프 카드 정도다. 치료하면 증상이 개선될 수 있다. 당뇨병 환자의 40% 정도가 당뇨성 피부병을 앓고 있다.

갑상선항진증과 갑상선저하증

갑상선 기능이 과도하거나 저하되면 피부와 모발에 증상이 나타난다. 두 경우 모두 공통적으로 두발 탈모가 일어난다. 갑상선항진증hyperthyroidism인 경우 피부가 따뜻하고 촉촉하다. 반면, 갑상선저하증hypothyroidism이면 눈썹 가장자리 모발이 빠지며, 피부와 두피 모두 차고 건조하다.

다낭성난소질환

어느 여성이 얼굴에 여드름이 많이 나고 머리카락은 빠지는데 턱수염이 많이 난다면 어디가 잘못된 것일까? 바로 난소다. 이와 같은 난소의 기능 이상을 다낭성난소질환polycystic ovarian disease이라고 한다. 이때 난소는 정상적으로 발달하거나 기능하지 않기 때문에 에스트로겐 호르몬도 정상적으로 생산되지 않는다. 아무리 여드름을 치료해도 효과가 없거나 얼굴에 털이 나면서 머리카락이 많이 빠진다면 다낭성난소질환을 의심할 수 있다.

임신

얼굴과 가슴, 복부에 피부색이 변하기 시작하면 임신의 초기 증상일 수 있다. 볼

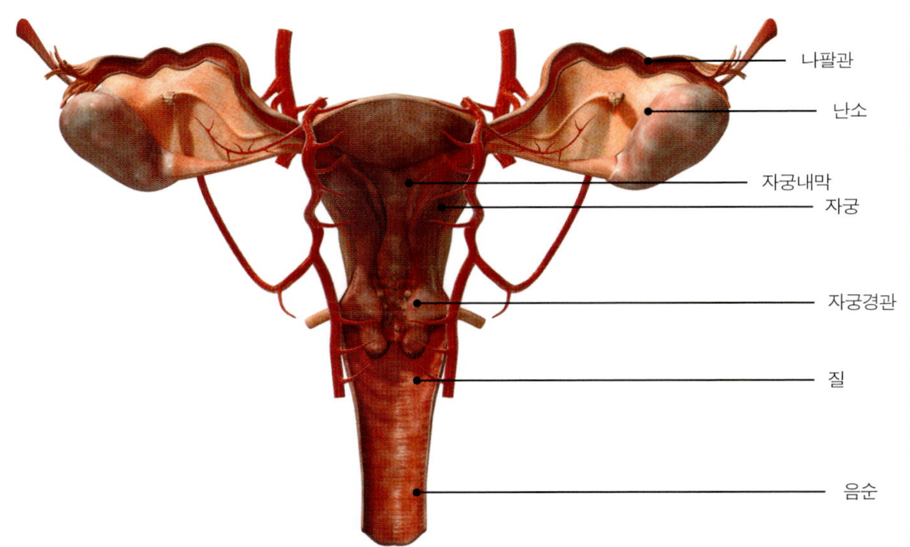

여성의 생식기관

과 윗입술, 턱, 이마에 짙은 색 반점이 나타나도 임신 증상이다. 인종에 상관없이 임산부는 피부착색이 일어나고 기미가 생길 수 있는데 문제는 출산 후에도 나아지지 않는 경우다. 보통 젖가슴 주변 피부색이 짙어지고, 복부를 수직으로 가로지르는 흑선이 생기며, 여드름이 악화될 수도 있다.

호흡계

폐 기능에 문제가 생기면 숨을 제대로 쉴 수 없다. 호흡곤란은 손톱에도 그 증상이 나타난다. 손톱이 노르스름해지는 황색 조갑 증후군^{yellow nail syndrome}은 인체가 충분한 산소를 공급받지 못한다는 증거다.

면역계

면역계는 우리 몸이 감염과 싸울 수 있도록 돕고 유해한 외부 물질로부터 인체를 보호한다. 면역계가 잘 작동하지 않거나 너무 과하게 기능하면 여러 질병이 발생한다. 루푸스도 면역계 이상으로 생긴 질환으로 온 몸에 다양한 종류의 발진을 초래한다. 루푸스의 가장 전형적인 발진은 일명 '나비 발진'이다. 이름 그대로 얼굴에 나비모양으로 발진이 생긴다. 머리카락이 많이 빠지고 손톱 주변에 붉은 모세혈관이 두드러지는 것도 루푸스의 주요 증상이다.

올바른 영양 섭취: 건강한 피부를 위한 비결

건강한 몸과 피부를 가꾸고 싶다면 올바른 영양섭취가 기본이다. 많은 나라에서 국민들이 필수 비타민과 미네랄, 영양소를 충분히 섭취할 수 있도록 영양 가이드를 제공한다. 한국, 중국, 필리핀, 싱가포르, 인도네시아, 태국, 말레이시아, 베트남, 캐나다, 미국 등 국가별로 영양 가이드가 따로 있다. 하지만 대부분 국가에서 공통적으로 식품을 채소와 과일류·곡류·유제품류·육류(또는 육류 대체품) 이렇게 네 부류로 나눈다.

국민 식품 가이드의 한 예로 미국 농업부^{USDA}에서 발표한 일일 식품 가이드^{Daily Food Guide}가 있다. 이를 통해 매일 우리 몸이 섭취해야 할 식품과 영양소에 대해 감을 잡을 수 있을 것이다. 단백질이나 과일, 채소, 탄수화물의 유형은 독자들이 사는 곳에 따라 가지각색일 것이다. 예를 들어, 식품 피라미드의 바탕이 되는 탄수화물의 주요 섭취 수단은 미국과 캐나다는 빵과 시리얼, 면 종류다. 반면, 아시아 국가는 옥수수나 쌀, 콩, 씨앗, 견과류 등이 기본 식단을 이룬다. 북미에서 가장 많이 소비하는 단백질 형태는 육류와 가금류지만, 대부분의 아시아 국가에

식품 피라미드

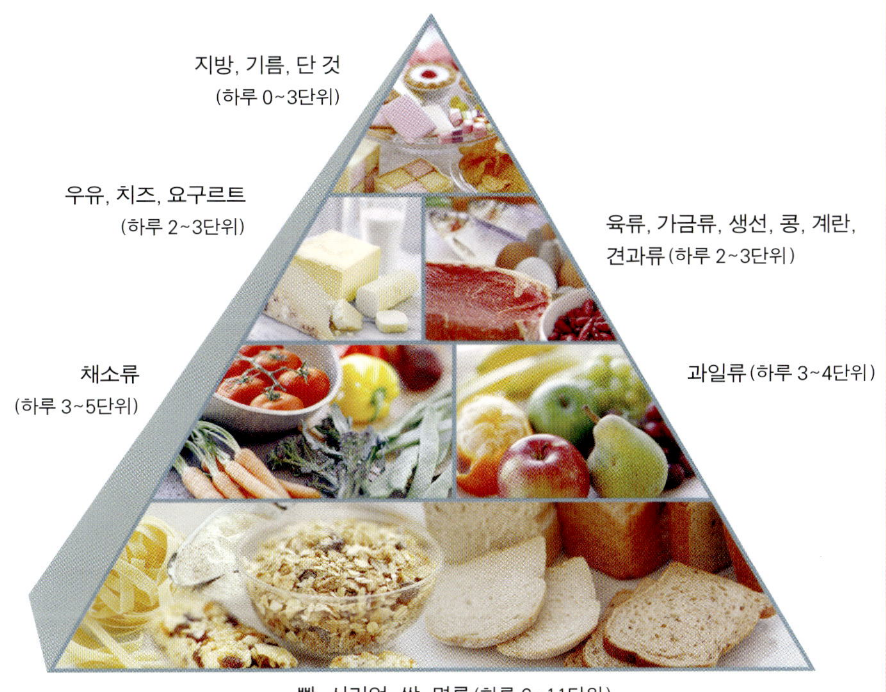

서는 두부와 생선, 해물이 주요 단백질 공급원이다.

미국 농업부의 일일 식품 가이드

식품 피라미드는 매일 균형 잡힌 건강한 식단을 꾸미는데 유용한 지표가 된다. 물론, 식품 피라미드가 절대적인 기준은 아니다. 나이와 성별, 몸무게와 키 등 수많은 요소에 따라 사람마다 필요한 영양소도 다르다.

탄수화물

식품 피라미드의 바탕을 이루는 탄수화물은 하루에 가장 많이 섭취해야 할 영양군이다. 그러나 권장 섭취량에 주의해야 한다. 빵과 시리얼, 쌀과 과자, 면류 등을 잡곡으로 매일 6~11단위 섭취해야 한다. 이때 한 단위는 85g(3온스) 기준이지 '한 접시'가 아니다. 게다가 설탕이나 고혈당 탄수화물은 가능한 적게 섭취해야 한다. 감자나 흰쌀, 면제품 같은 고혈당 탄수화물은 혈당 수치를 급속히 상승시켜 피부에 해로운 활성산소free radical를 많이 발생시킨다. 그렇다고 탄수화물 섭취 자체를 삼가라는 건 아니다. 우리 몸에 꼭 필요한 필수 영양소인 만큼 저혈당 과일이나 채

Skin Myth

Yes or No?
탄수화물은 건강하고 균형 잡힌 식단의 기본으로 반드시 섭취해야 한다.

Yes!
단 음식이나 가공 음식은 가능한 먹지 않는 게 좋지만, 다양한 잡곡 섭취는 건강을 위해 매우 중요하다.

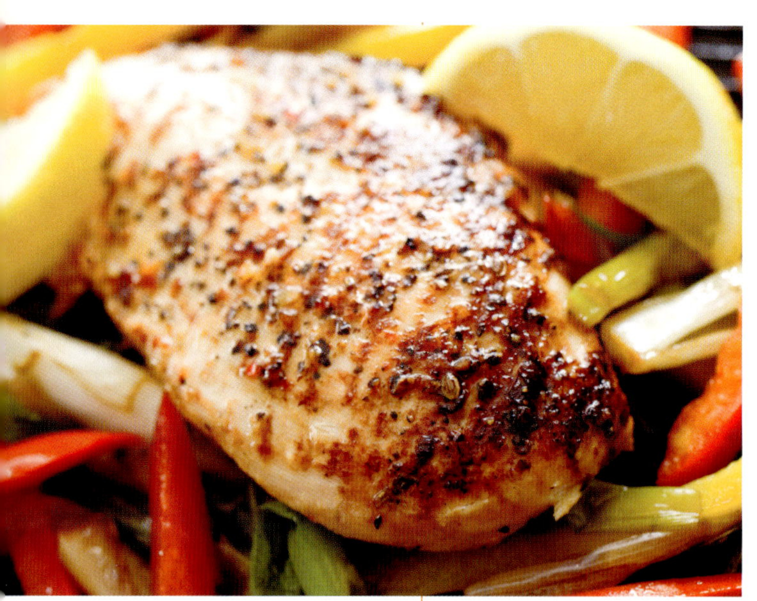

닭고기 같은 가금류는 좋은 단백질 공급원이다. 하지만, 기름기 많은 껍데기는 떼고 먹는 게 좋다.

소와 함께 탄수화물도 선택적으로 잘 먹어야 한다.

과일과 채소

매일 과일은 2단위, 채소는 3~5단위 섭취할 것을 권장한다. 이때 영양소가 가장 풍부한 짙은 초록색 채소와 주황색 채소 위주로 먹는다.

단백질

식품 피라미드에서 위로 올라갈수록 더 적게 먹어야 한다. 단백질이 풍부한 육류나 가금류, 생선은 과일이나 채소, 양질의 탄수화물에 비하면 훨씬 적게 섭취한다. 단백질은 세포의 치유와 회복에 중요하지만 올바른 단백질 식품을 섭취하는 게 더 중요하다. 예를 들면 육류는 가급적 지방이 적거나 없는 부위를 골라 먹는 게 좋다. 닭고기나 칠면조 같은 가금류는 지방이 많은 껍데기는 제거하고 먹는다. 저지방에 고단백인 생선은 언제나 최고의 건강식품이다. 그러나 생선도 종류에 따라 콜레스테롤 수치가 매우 높으니 주의를 요한다. 가령, 새우나 지방이 풍부한 연어는 너무 많이 먹지 않는 게 좋다.

유제품

유제품은 튼튼한 뼈와 치아에 매우 중요한 칼슘 공급원이다. 칼슘은 사춘기, 임신기, 폐경기 여성에게 특히 중요하며, 하루 필수 섭취량도 증가한다. 우유, 치즈, 요구르트, 생선뼈(멸치나 정어리 등)는 훌륭한 칼슘 공급원이다. 유제품은 무지방 또는 저지방을 선택하는 게 좋다.

SKIN SOLUTION

유해한 활성산소를 제거하는 항산화제는 건강한 피부를 위한 필수 식품이다. 활성산소는 피부 세포를 손상하고 양성 및 악성 종양을 초래할 수 있다.

지방과 기름

지방 역시 필수 영양소다. 지방은 지용성 비타민의 흡수를 돕고 포만감을 준다. 지방도 여러 종류인데 좋은 지방은 심장질환과 암을 예방하고 뇌 건강에도 이롭다. 연어나 고등어, 다랑어 같이 오메가-3omega-3 지방산을 포함한 생선을 많이 섭취하면 좋다. 또한, 맨 처음 추출해 낸 최상급 엑스트라 버진 올리브유extra-virgin olive oil 나 아마씨유도 건강에 유익한 기름이다.

항산화 성분

이미 항산화 성분이 풍부한 식품을 몇몇 언급한 바 있다. 그렇다면 항산화 성분이 풍부한 식단을 꾸리는 게 그토록 중요한 이유는 무엇일까? 바로 활성산소 때문이다. 자외선이나 흡연, 공기오염, 정상적인 세포 활동 등으로 생성되는 활성산소는 피부 세포를 감염시키고 암과 조기 노화를 유발할 수 있다. 항산화제는 활성산소를 잡아먹는 청소꾼 역할을 한다. 따라서 항산화 성분이 풍부한 음식을 많이 먹으면 피부 세포의 감염과 지속적인 손상을 어느 정도 방지할 수 있다. 피부에 작용하는 항산화제도 주로 음식을 통해 공급된다. 대표적인 항산화제는 비타민 C[아스코르브산ascorbic acid]와 비타민 E[토코페롤tocopherol]다.

비타민과 피부

비타민 C와 비타민 E가 피부에 좋다는데, 도대체 어떻게 좋다는 것일까? 최근 한 연구에 의하면 비타민 C와 E를 석 달간 꾸준히 복용했을 때 강렬한 자외선 B에 노출되어도 햇볕 화상을 훨씬 적게 입는 것으로 드러났다. 또한, 세포의 DNA 손상도 적었다. 비타민 C와 E가 DNA 손상을 예방할 수 있다는 증거다. 한편, 비타민 A는 피부 조직을 건강하게 유지하고 회복하는데 기여하는 것으로 밝혀졌다. 비타민 B 및 비타민 B 복합체인 비오틴biotin은 피부와 모발, 손톱을 형성하는 기본 영양소다.

비타민 D

최근 혈액에 비타민 D 농도가 높은 사람이 암에 걸릴 확률이 낮다는 사실이 밝혀

피부 유형에 상관없이 모든 여성들은 비타민제를 통해 일일 권장 비타민 D 섭취량을 채우는 게 좋다.

비타민 C, D, E가 풍부한 식품	
비타민 C	브로콜리, 감귤류, 피망, 딸기, 고구마, 감자, 토마토
비타민 D	간유(1찻숟갈), 계란 노른자(1알), 익힌 소 간(85g), 익힌 고등어(85g), 강화 마가린(1찻숟갈), 비타민 D 강화우유(1컵), 강화 시리얼, 익힌 연어(85g), 기름 뺀 정어리 통조림(30g), 참치 통조림(85g)
비타민 E	옥수수, 녹색 잎채소, 견과류, 올리브, 식물성 기름, 맥아

지면서 비타민 D의 암 예방 효과가 널리 알려지고 있다. 1994년부터 1997년 사이 대장내시경검사colonoscopy를 통해 결장 종양을 발견한 성인 3,000명 이상을 조사해 본 결과, 비타민 D가 결장(직장)암colorectal cancer을 예방하는 효과가 있다고 보고되었다. 또 비타민 D는 인체 내 칼슘 흡수와 뼈 건강에도 매우 중요하다. 그러나 미국의 국민건강 및 영양상태 3차 조사에 따르면 미국인의 비타민 D 섭취량과 혈중 농도가 매우 적은 것으로 드러났다. 다시 말해, 대부분의 미국인이 비타민 D 결핍을 겪고 있었다. 비타민 D의 혈중 농도는 흑인 여성의 42.4%, 백인 여성의 4.2%가 기준 미달이었다.

주름

주름이 덜 생기게 하는 음식물이 있을까? 이는 2001년 "피부 주름: 음식으로 개선할 수 있을까?"라는 과학 기사의 연구 주제였다. 이 연구는 스웨덴의 70세 이상 노인들을 조사한 결과, 채소와 올리브유, 단일 불포화 지방산, 콩류를 많이 섭취한 사람일수록 주름이 적게 생기는 것으로 드러났다. 또한, 우유 및 유제품과 버터, 마가린, 설탕 식품을 적게 섭취할수록 주름이 적게 생겼다. 주름과 식품의 연관성을 다룬 본격적인 연구는 아니었지만 그 결과는 자못 흥미롭다. 미국에서도 미국 중년 여성들을 대상으로 식품 영양과 피부 노화에 관한 비슷한 연구를 진행하였다. 그 결과, 비타민 C를 많이 섭취할수록 주름이 적게 생기고 피부도 덜 건조해지는 것으로 밝혀졌다. 또한, 채소와 과일, 견과류, 곡류, 씨앗에 많이 함유된 리놀레산linoleic acid을 많이 섭취할수록 피부가 얇아지고 건조해지는 정도가 덜했다. 지방 17g과 탄수화물 50g을 더 섭취하면 피부가 얇아지고 주름이 생길 가능성이 높아졌다. 이러한 결과는 연구 대상의 나이, 인종, 학력, 태양광선 노출, 소득, 폐경 여부, 신체질량지수BMI, 영양제 복용, 육체적 활동성, 칼로리 섭취량 등에 영향을 받는다.

음식물과 피부

좋은 영양소와 특정 식품이 피부 건강을 증진시킬 수 있다. 그렇다면 피부 질환을 더 악화시킬 수 있는 음식이나 영양소도 있을까? 특정 식품이 피부 질환을 악화시킨다는 과학적 자료는 희박한 편이다. 그럼에도 특정 피부 질환에 해로운 특정한 음식물이 분명 있다.

식이요법을 통해 피부 질환을 개선하고 싶다면, 특정 음식을 집중적으로 먹거나 금하기 전에 의사와 먼저 상의하도록 한다. 주변의 말만 듣고 식이요법을 행하는 것은 위험하다. 극단적인 식이요법은 가급적 피하도록 한다.

여드름

거의 매일 환자들은 뭘 잘못 먹어서 여드름이 이렇게 심해졌냐고 물어 온다. 특정 비타민이나 영양소가 부족해서 여드름이 생기는지도 궁금해 한다. 많은 연구 자료에 의하면 여드름과 음식물 사이에 상관 관계는 없다. 그러나 최근 한 연 구를 통해 흥미로운 결과가 나 왔다. 15~25세 젊은 남성을 대 상으로 잡곡 시리얼과 보리, 오 트밀, 대부분의 과일 등 저혈당 식사를 한 집단과 무엇이든 가

<table>
<tr><td colspan="2">주사코를 악화시키는 음식</td></tr>
</table>

- 검은 후추
- 흰 후추
- 붉은 후추
- 마늘
- 매운 소시지
- 매운 고추(가루)
- 식초
- 파프리카

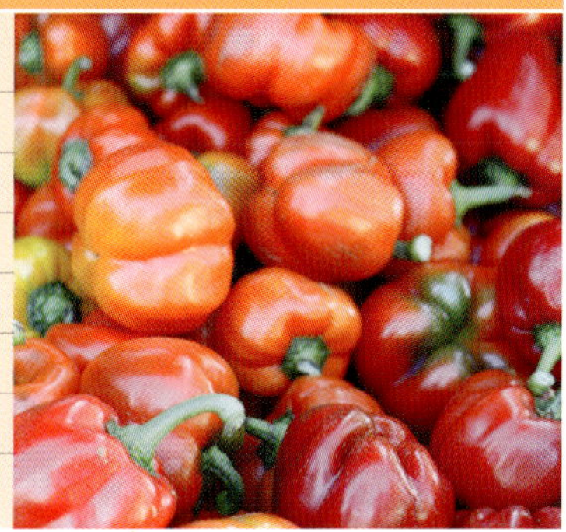

리지 않고 탄수화물이 풍부한 식사를 한 집단을 12주간 비교 분석하였다. 그 결과, 저혈당 식사를 한 집단이 그렇지 않은 집단에 비해 여드름이 크게 개선되었다. 또 다른 연구도 있다. 십대 때 여드름이 있었던 47,000명 이상의 간호사들을 대상으로 고등학교 시절의 식습관에 대한 설문조사를 실시했다. 그 결과, 십대 여드름과 특정 식품의 연관 관계를 파악해냈다. 다량 섭취했을 때 문제가 된 식품은 우유(지방함량과 상관없이)와 인스턴트 음료, 소다수, 크림치즈, 코티지 치즈cottage cheese 등이다. 이 연구는 우유의 생체활성 입자와 호르몬이 여드름을 심화시킨 것으로 결론지었다. 하지만, 식이요법으로 여드름을 치료하려면 식품과 여드름의 관계를 보다 명확히 할 수 있는 연구가 선행되어야 할 것이다.

주사코

특정 음식이 주사코를 악화시킬지 모른다는 자료가 있다. 식품군 중에도 주사코를 유발할 수 있는 성분이 있다. 예를 들면, 차와 커피 같은 뜨거운 음료나 뜨거운 국물도 주사코 증상을 촉진한다. 따라서 미지근하거나 찬 음료는 주사코 증상을 최소화한다고 할 수 있다. 카레나 고추 같이 맵고 자극적인 향신료도 주사코를 자극한다. 술도 주사코를 악화시킬 수 있는데, 특히 레드 와인이 심하다. 그 밖에도 사람마다 주사코를 유발하거나 악화시킬 수 있는 음식물은 다양하다. 따라서 주사코 환자는 매일 섭취한 음식과 주사코 증상을 일기로 작성해두면 유용하다. 어느 경우라도 상단에 언급한 식품은 가급적 피하도록 하자.

염증 치료 기능이 있는 식물성 물질은 붉고 가려운 피부 발진이나 염증에 효과적이다.

습진

습진을 유발하는 음식물에 관한 자료는 꽤 많다. 보통 습진을 악화시키는 식품들은 달걀, 우유, 땅콩, 대두, 밀, 생선이다. 그러나 이 밖의 모든 음식물이 자극제가 될 수 있으며, 개인마다 반응하는 음식물과 그 정도도 다르다. 따라서 각자의 습진을 악화시키는 음식물을 판별하기 위해 먹은 음식을 기록하는 게 좋다. 가령,

습진이 심하게 발진하면 지난 며칠 간 먹은 음식물을 모조리 기록한다. 습진이 나을 때까지 섭취한 식품을 기록한 다음 나중에 비교해보면 습진을 유발했을 가능성이 있는 음식물을 구분할 수 있다. 뚜렷한 자극 식품이 없다면 알레르기 검사를 받아볼 수도 있다. 자신이 알레르기 반응을 보이는 음식물이 밝혀지면 그 식품을 식단에서 빼고 예후를 살핀다.

건선

건선은 술을 마시면 더 심해지는 것으로 알려졌다. 알코올 성분이 건선 치료를 방해한다고 볼 수 있다. 따라서 건선 환자는 술을 소량만 마시는 게 좋고, 음주 후 증상이 심화된다면 완전히 끊어야 한다. 이탈리아의 한 연구에 의하면 당근과 토마토, 신선한 과일이 건선 증상을 개선시킨다고 한다.

천연 물질과 민간요법

오늘날 피부 질환을 치료하고 관리하는 의학 기술은 눈부시게 발전했지만 여전히 많은 사람들이 천연 물질과 민간요법에 기대고 있다. 언제 어디서나 쉽게 쓸 수 있고 피부에 순하며 독한 화학물질 사용을 피할 수 있기 때문이다. 대부분의 천연 물질은 식물성이다. 천연 물질과 민간요법의 효과는 대부분 과학적 증거가 절대적으로 부족하다. 하지만 많은 민간요법이 시공을 초월하여 살아남아 대대로 전해지고 있다.

알로에 베라 Aloe vera

알로에 베라는 전 세계에서 자라는 식물로 다양한 화장품과 모발 제품의 원료로

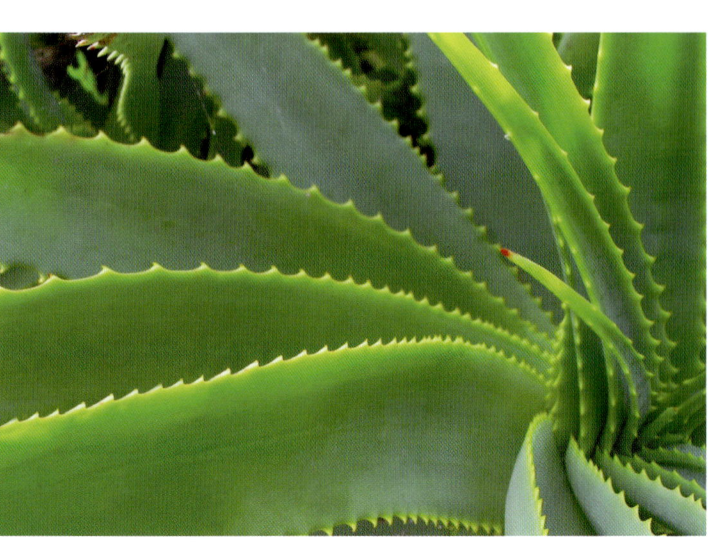

알로에 베라로 개선할 수 있는 피부 질환

알로에는 화분에서 바로 잎을 꺾거나 잘라낸 후 피부에 알로에 겔 성분을 문지른다.

- 습진
- 건선
- 건성 피부
- 포이즌 아이비 등에 의한 피부 가려움증
- 약한 화상

쓰인다. 또한 다양한 피부 질환을 치료하는데도 널리 쓰여 왔다. 알로에 베라는 점액다당mucopolysaccharide과 아미노산amino acids, 효소와 다양한 종류의 미네랄이 풍부하다. 알로에 베라는 피부 염증과 붓기, 홍반, 가려움 증 등을 가라앉히기 때문에 항염제인 코르티손 연고 대용으로 많이 써왔다. 같은 이유로 습진과 건선, 경증 화상, 포이즌 아이비 감염에도 효과가 있다. 알로에 베라는 최근 항생제와 항균성 물질도 함유한 것으로 발견되어 피부 감염 치료 효과를 입증하였다. 화장품은 물론 비누와 선크림, 샴푸, 린스 등 알로에가 안 쓰이는 데가 없는 것도 놀랄 일이 아니다.

베이킹 소다Baking soda

베이킹 소다는 탄산수소나트륨sodium bicarbonate이라는 알칼리성 화학물질이다. 다양한 체취를 제거하는데 효과적인 천연 재료다. 베이킹 소다가 냉장고 안의 음식 냄새를 흡수한다는 건 알고 있는가? 겨드랑이나 발에 뿌려주면 암내와 발 냄새 제거에도 효과적이다. 베이킹 소다를 희석한 물로 입 안을 헹궈내면 구취 완화에 도움이 되며, 과산화수소와 섞으면 치약 대용으로도 사용할 수 있다. 요리 후 손에 베어든 양파나 마늘 냄새도 제거할 수 있다. 팔꿈치나 무릎에 문지르면 피부가 부드럽고 매끈해진다. 게다가 습진이나 가벼운 화상, 피부 자극을 진정시키는 효과도 뛰어나다.

코코아 버터Cocoa butter

코코아 버터는 코코아 열매에서 추출한 지방이다. 초콜릿의 초콜릿 맛은 바로 코코아 버터의 맛이다. 코코아 버터는 오랫동안 피부 관리와 다양한 화장품 원료로도 많이 써왔다. 특히 건성 피부용 보습 제품과 피부염이나 습진의 가려움증을 치료하는 제품에 사용되며 로션이나 오일, 크림 유형으로 피부에 바르면 보습력도 뛰어나다. 코코아 버터는 임신 중 튼살을 치료하는데도 자주 사용되어 왔다. 피부색이 짙은 사람들은 피부 착색이나 반점에 미백효과를 내기 위해서도 사용하며 햇볕 화상을 가라앉히기 위해 쓰는 사람들도 있다.

녹차

녹차는 매우 뛰어난 항산화제로 알려졌다. 녹차의 항산화 성분은 피부 염증을 가라앉히고 햇볕 화상과 피부암을 예방할 수 있다. 녹차를 마시거나 피부에 직접 붙여서 효과를 본다.

우유

지방과 단백질, 젖산이 풍부한 우유는 항염과 보습 기능이 풍부하다. 우유 목욕이나 우유 성분이 든 세안제는 순하고 자극이 적다.

오트밀 Oatmeal

귀리avena sativa를 빻은 오트밀은 단백질과 당, 지질과 미네랄이 풍부한 건강식이다. 오트밀이 피부 건강에 좋다는 사실은 수백 년 전부터 잘 알려졌으며 다양한 방식으로 피부 미용에 사용되어 왔다. 비누 성분이 들어 있지 않은 솝-프리soap-free 오트밀 세안제는 민감성이나 건성 피부, 염증이 생겼거나 자극 받은 피부에 특히 권장할만하다. 오트밀은 피부의 노폐물과 피지를 흡수함은 물론 피부 재생 효과도 뛰어나며 피부염이나 습진으로 고생하는 피부를 진정시키거나 보호하기 위한 목적으로도 많이 쓰인다. 오트밀은 다양한 형태로 가공되지만, 비누나 로션, 크림, 목욕물에 타서 쓰는 가루 형태가 가장 널리 쓰인다.

> 피부에 좋은 알파-하이드록시산의 효능은 이미 수백 년 전부터 입증되었다. 클레오파트라도 촉촉하고 깨끗한 피부를 가꾸기 위해 젖산이 풍부한 신 우유로 목욕을 즐겼다고 한다.

올리브유 Olive oil

올리브유는 피부 보습 제품이나 헤어 린스로 사용할 수 있는 상대적으로 저렴한 식물성 기름이다. 성인 비듬이나 영아의 지루성 두피 피부염cradlecap을 치료하는데도 효과적이다. 보통 두피에 올리브유를 골고루 바른 다음 15분 정도 후 물로 씻어내면 된다.

티 트리 오일 Tea tree oil

티 트리 오일은 흔히 '티 트리'라고 하는 멜라루카 알터니폴리아melaleuca alternifolia 잎에서 추출한 식물성 기름으로 항세균, 항균, 항바이러스, 항염증 효과가 있기 때문에 그 활용도는 매우 다양하다. 특히, 오랫동안 안면 여드름 치료제로 각광 받았다. 한 연구에 의하면 티 트리 오일 겔은 효과가 나타날 때까지 시간이 좀 오래 걸리지만, 그 치료 효과는 과산화벤조일 5% 연고와 동일하다고 한다. 티 트리 오일은 발이나 손발톱, 사타구니 등의 진균성 감염 치료에도 효과가 있다.

식초

식초는 세균·진균·효모 감염 치료에 오랫동안 효과적으로 쓰여 왔는데 이유는 식초의 강한 산성 성질 때문이다. 식초는 수영선수들이 외이도염을 치료하거나 예방할 목적으로 귀약으로 써왔다. 원리

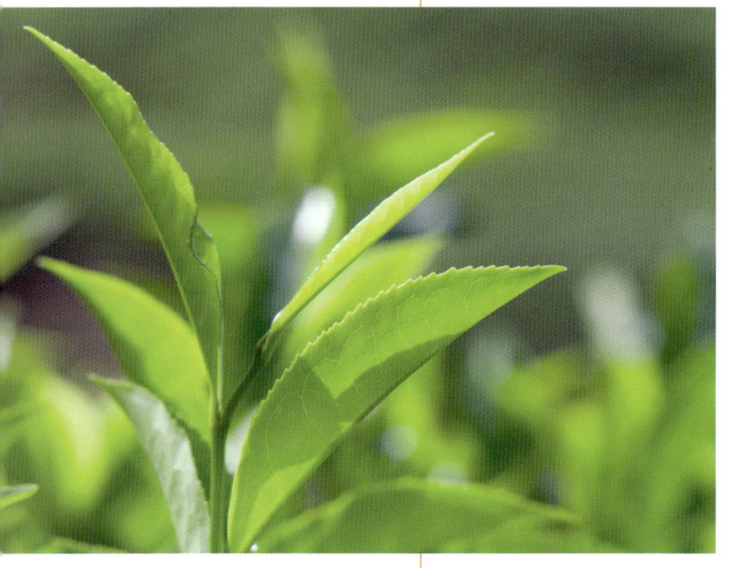

티 트리 나무에서 추출한 기름은 항균 기능이 있으며, 피부에 바르면 감염 예방 효과도 있다.

는 식초가 귀 안을 산성으로 만들어 세균 번식을 억제하기 때문이다. 손발톱이나 몸의 피부가 접힌 부위를 식초에 담그면 곰팡이균과 효모균 감염을 치료하거나 예방할 수 있다. 특정 세균에 감염되어 초록색으로 변한 손발톱도 식초에 담그면 좋아진다.

비타민 E

토코페롤tocopherol로 알려진 비타민 E는 식물성 기름, 해바라기 씨, 견과류, 현미, 잡곡 등에 풍부하다. 비타민 E는 상처에 직접 바르면 회복력을 증진시키고 흉터를 예방하거나 완화할 수 있다. 피부 색상과 감촉을 증진시킬 목적으로도 사용된다. 그러나 피부에 직접 바르는 국부용 비타민 E 제품에 알레르기 반응을 보이는 사람들도 있으니 주의한다.

위치 헤이즐Witch hazel

위치 헤이즐은 하마멜리스 버지니아나Hamamelis virginiana라는 풍년화속 관목에서 추출한 천연 성분이다. 피부 가려움증과 염증에 효과적이다. 관목의 껍데기와 이파리는 국부마취제나 수렴제astringent로 쓰여 왔으며 탄닌tannin 성분이 풍부해서 화장수 재료로도 많이 쓴다. 탄닌은 피부를 조여주고 과도한 피부 표면 피지를 제거하며 여드름성 피부의 세균 번식을 억제한다.

요거트

플레인 요거트plain yogurt는 단백질과 칼슘, 비타민, 알파-하이드록시산이 풍부해서 세안제로 쓰면 이상적이다. 또, 요거트 팩은 부드러운 피부를 가꾸는데도 좋다.

슈도모나스균에 감염되면 손톱이나 발톱이 종종 초록색으로 변한다. 이때 투명한 식초와 미지근한 물을 1대 4로 섞어서 매일 손발톱을 담그면 초록색 색소침착이 옅어진다.

화장솜에 위치 헤이즐을 묻혀 피부의 과도한 피지나 노폐물을 닦아내면 좋다. 비용도 화장품보다 저렴하고 효과도 그만이다.

흡연과 피부

흡연은 피부와 외모에 많은 영향을 끼친다. 흡연은 피부 세포를 손상하는 활성산소를 발생시켜 조기 노화를 초래한다. 또한, 흡연은 피부 혈액순환을 방해해 피부 세포가 충분한 영양소와 산소를 공급받지 못한다. 그 결과 피부의 재생 능력을 떨어뜨리고 콜라겐과 엘라스틴 합성도 저해한다. 콜라겐과 엘라스틴 양이 줄어들수록 피부는 힘없이 처지고 주름이 지게 마련이다.

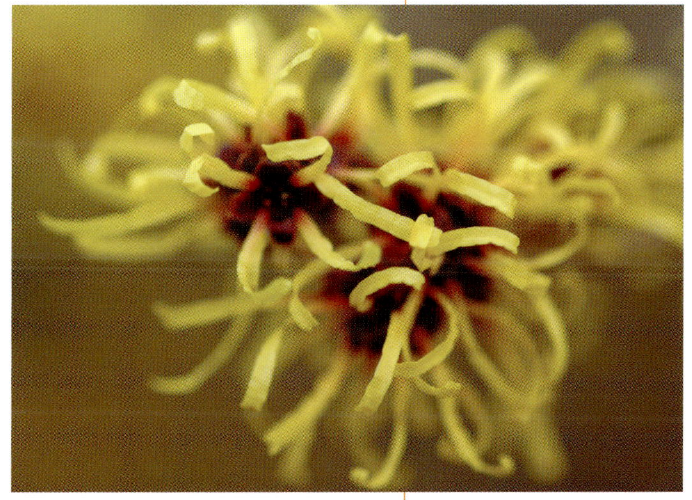

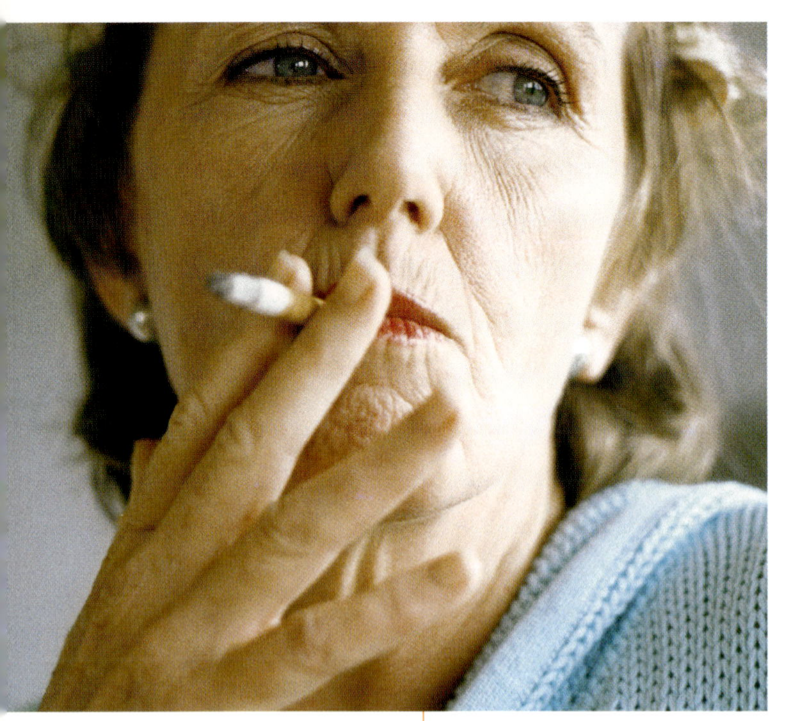

흡연은 피부 노화를
가속화시키며, 특히 입
주변에 주름 생성을
촉진한다.

흡연으로 인한 주름은 전신에 생기지만, 특히 얼굴과 입술 주변 주름이 가장 심해진다. 일란성 쌍둥이의 안면 피부와 외모를 연구한 바에 의하면, 쌍둥이 중 흡연한 사람이 흡연하지 않은 쌍둥이 형제·자매에 비해 주름이 더 많은 것으로 드러났다. 게다가 흡연은 피부를 얇고 연약하게 만든다. 일란성 쌍둥이를 비교한 또 다른 연구에 의하면 흡연자의 피부가 비흡연자에 비해 25~40% 얇은 것으로 밝혀졌다.

또한, 흡연으로 피부색이 변하거나 탁해져 아픈 사람처럼 보일 수 있다. 흡연자의 피부는 노르스름하거나 불그스름하며, 심지어 짙은 회색을 띠기도 한다. 안색이 안 좋으니 흡연자는 대체로 수척하고 초췌해 보인다. 손끝이나 손톱 역시 노랗거나 갈색으로 변할 수 있다. 이미 밝혀진 바에 의하면, 담배 한 대를 피우면 엄지손가락에 혈액순환 양이 24%까지 줄어들 수 있다고 한다. 한편, 옷이며 머리카락이며 입에서 풍기는 담배 냄새는 얼마나 끔찍한가. 게다가 비흡연자들의 간접흡연도 가볍게 넘길 문제가 아니다.

운동과 피부

규칙적인 운동은 피부 건강에도 매우 유익하다. 운동을 하면 인체의 다른 기관처럼 피부의 혈액순환을 돕고 피부 구석구석 충분한 산소와 영양소를 공급할 수 있다. 그 결과 피부 세포는 더 많은 콜라겐과 엘라스틴을 재생할 수 있다. 규칙적으로 운동하는 사람은 피부만 봐도 알 수 있다. 전반적으로 안색과 피부 탄력도 좋기 때문이다.

담배나 시가, 파이프 등 흡연이 건강에 해로운 것은 삼척동자도 다 안다. 특히 피부 건강과 미용에 해로운 것은 두말할 나위 없다. 간접흡연 역시 마찬가지다.

운동과 여드름

가장 대표적인 피부 만성 질환인 여드름도 운동하면 좋아진다. 스트레스를 받으면 여드름이 더 심해진다는 사실쯤은 누구나 알고 있다. 인체는 스트레스를 받으면 여러 호르몬 분비가 늘어난다. 그 중에 특히 안드로겐 남성 호르몬과 디하이드로에피안드로스테론dehydroepiandrosterone, DHEA , 디하이드로테스토스테론dihydrotestosterone, DHT은 피부가 더 많은 피지를 생성하게 만든다. 더 많은 피지는 더 많은 세균을 불러 모으고, 결국 피부 모공도 더 많이 막힌다.

그러나 운동을 하면 스트레스 수치가 감소하여 여드름을 자극하는 안드로겐과 DHEA, DHT 따위의 호르몬 생성도 줄어들게 된다. 또한, 일부 의사는 운동 중에 흘리는 땀이 닫힌 모공을 여는데 도움이 되고 그 결과 여드름도 개선해 준다고 믿는다. 따라서 규칙적인 운동은 여드름 생성도 억제해주고, 이미 생긴 여드름 치료도 도와준다는 결론이 난다.

> 운동은 피부에 매우 긍정적인 효과를 낳는다. 여드름과 주름은 물론, 처진 피부와 색소침착도 개선할 수 있다.

운동과 노화방지

운동은 노화방지 효과도 있는 것으로 알려졌다. 운동을 하면 피부에 산소와 영양소 공급이 원활해지고, 그로 인해 콜라겐과 엘라스틴이 더 많이 생성된다고 이미 언급했다. 앞선 장에서 여러 번 논의했듯이 콜라겐과 엘라스틴은 피부를 단단하고 탄력 있게 가꾸어주며 주름을 개선해준다. 운동 중이나 운동 후에 전신이 이완될 때 얼굴 근육도 함께 이완된다. 이런 과정에 눈가 주름과 미간 주름이 개선되는 효과가 있다.

운동은 피부 안색도 좋게 만든다. 아픈 사람처럼 노랗고 회색빛이 도는 창백한 얼굴이 아니라 핑크빛으로 건강하게 빛나는 안색을 갖게 될 것이다. 운동은 심지어 허벅지나 엉덩이, 다리에 생기는 셀룰라이트도 개선해준다. 스트레칭과 근육 단련, 요가나 필라테스^{pilates} 등이 셀룰라이트 생성을 감소시킬 수 있다.

운동과 독소

운동은 체내 순환을 향상시켜 몸과 피부의 노폐물과 독소 배출을 가속화시킨다. 우리는 화학 공장이나 정제소 같은 곳에서 뿜어져 나오는 대기오염은 물론 자동차 배기가스, 담배 연기 같은 공기오염에 매일같이 노출되어 있다. 규칙적으로 운동을 하면, 몸에 흡수된 유독 성분이 더욱 빨리 몸 밖으로 배출된다. 신체 활동과 운동은 전반적인 건강과 높은 삶의 질을 보장하는 핵심 열쇠다. 피부가 좋아지고 아름다워지는 것은 특별 보너스라고 할 만하다.

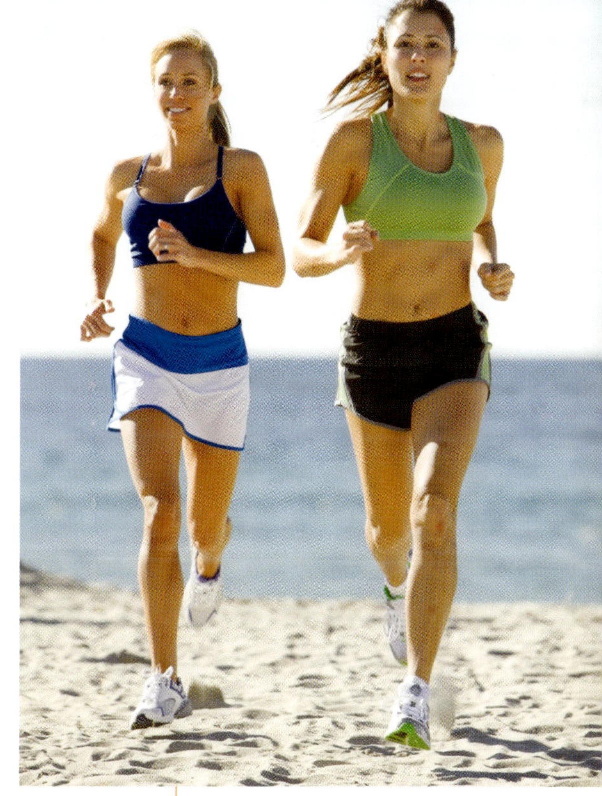

피부 건강을 위해 매일 규칙적으로 운동하는 것도 중요하지만, 운동화 끈을 묶기 전에 방수 기능이 있는 선크림을 바르는 것도 절대 잊지 말자.

용어 설명

간찰진Intertrigo 피부가 맞닿거나 접혀진 부위에서 생기는 염증성 피부병.

갑상선기능저하증Hypothyroidism 갑상선 호르몬이 부족하여 두발과 눈썹 탈모를 일으키며 피부가 건조해진다.

갑상선기능항진증Hyperthyroidism 과다한 갑상선 호르몬 분비로 피부가 따뜻하고 축축해지며 탈모를 유발한다.

건선Psoriasis 피부와 손발톱에 생기는 만성 피부 질환으로 튀어 나온 붉은색 발진과 회백색 딱지가 비늘처럼 일어난다.

결막염Conjunctivitis 눈꺼풀 안쪽과 눈알의 흰자 부분을 덮고 있는 막에 생긴 염증.

경화요법Sclerotherapy 경화제 주사를 놓는 정맥류varicose vein 치료법.

과잉색소침착증Hyperpigmentation 특정 부위에 과도한 멜라닌 생성으로 색소침착이 일어나는 증세.

광선각화증Actinic keratosis 태양광선에 의한 피부 손상으로 악성 피부암으로 발전될 수 있다. 피부 표면이 약간 거칠고 분홍색, 빨간색 또는 살색을 띤다.

광선요법Phototherapy 자외선을 이용하여 특정 피부 질환을 치료하는 방법.

근부조주름Proximal nail fold 인체 세균침입을 막는 손톱 아랫부분의 큐티클 부위.

글루타티온Glutathione 일부 국가에서 피부 미백 제품에 흔히 들어가지만 그 효과는 증명되지 않았다.

기미Melasma 주로 얼굴에 나타나는 과다색소침착.

기저세포암Basal cell carcinoma 가장 자주 발생하는 피부암으로 치명적인 경우는 드물다. 주로 태양에 많이 노출된 부위에 집중적으로 발생한다. 반투명하거나 살색, 분홍색을 띠며, 갈색 뾰루지나 피 고름이 생기는 궤양을 동반하기도 한다.

남성형 탈모증 Androgenic alopecia 안드로젠이라는 남성 호르몬으로 인한 유전적인 탈모증. 남성뿐 아니라 여성에게도 나타난다.

내분비계Endocrine system 인체가 제대로 기능할 수 있도록 호르몬을 생성하고 분비하는 인체기관을 총칭.

농가진Impetigo 흔히 볼 수 있는 세균성 피부염으로 노란 딱지가 앉는 게 특징이다.

다낭성난소증후군Polycysic ovarian disease, polycystic ovary syndrome 정상적인 배란 기능과 에스트로겐 생산을 억제하는 증상으로 얼굴에 여드름과 털이 많이 나고 두발은 가늘어진다.

다모증Hypertrichosis 몸의 일부나 전체에 비정상적으로 많은 털이 나는 증상.

다한증Hyperhidrosis 전신 또는 국부에 땀을 지나치게 많이 흘리는 증세.

당뇨성 피부병 Diabetic dermopathy 정강이에 생기는 갈색 반점으로 보통 크기가 한 벌의 트럼프 카드 정도다. 진성 당뇨병diabetes mellitus의 증상일 수 있다.

대상포진Herpes zoster, shingles 수두 바이러스에 의한 국부 발진으로 통증이 심하다. 보통 신체 특정 부위에 집중적으로 나타나며 후천적이다.

데르모스코피Dermoscopy 피부 질환을 정밀 검사하는 방법(피부확대경).

두드러기Hives, urticaria 피부가 붓고 분홍색을 띠며 가려운 증상.

DHA 또는 디하이드록시아세톤 Dihydroxyacetone 셀프 태닝 제품의 주성분.

랑게르한스 세포 Langerhans cells 표피에 있는 피부 세포로 피부에 침투한 미생물과 싸우기 위해 인체의 면역체계를 활성화시킨다.

랩-밴드 Lap-Band 위 윗부분에 실리콘 밴드를 장착하여 위 크기를 줄이는 새로운 수술법. 복강경으로 조절 가능한 위 밴드 수술법Laparoscopic Adjustable Gastric Band이라고도 한다.

루푸스 또는 낭창 Lupus 피부가 붓고 염증이 생기며 조직이 손상되는 만성 자기 면역 질환.

메르켈 세포 Merkel cells 표피의 가장 밑층에 있는 피부 세포로 촉감을 감지하는 수용기다.

멜라노이딘Melanoidin 셀프 태닝 제품에 의한 갈색 색소 침착으로 천연 멜라닌 색소와 다르다.

멜라노좀Melanosomes 피부와 손톱에 있는 성숙한 멜라닌 덩어리.

멜라닌Melanin 피부와 모발, 눈동자의 색을 결정짓는 천연 색소. 자외선차단효과가 있다.

멜라닌 생성 세포 또는 멜라노사이트 Melanocytes 표피의 기저층에 분포하는 피부 세포로 멜라닌을 합성한다.

멜라닌 세포성 모반 Melanocytic nevus 이마나 볼, 코, 턱 등에 나타나는 반점. 흔히 점mole이라고 한다.

면도 생체검사 Shave biopsy 외과용 메스나 면도날로 피부 일부를 도려내서 하는 생체검사의 일종.

모공성 각화증 Keratosis pilaris 케라틴이 모공을 당겨 팔뚝이나 허벅지에 작고 거친 돌기가 생기는 증세. 흔히 닭살이라고 한다.

모낭염Folliculitis 모낭에 생기는 염증이나 감염.

모발 성장기 Anagen phase 모발의 성장 순환기 중 모발이 활발하게 자라는 시기로 보통 2년에서 8년간 지속된다.

모발 퇴행기 Catagen phase 모발이 성장을 멈추는 단계로 보통 몇 주 걸린다.

모발 휴지기 Telogen phase 모발의 성장 순환기에서 2~4달에 걸쳐 모발이 빠지는 시기.

미세박피술Microdermabrasion 미세한 크리스털이나 다이아몬드 막대를 이용한 박피술.

백반증Vitiligo 멜라닌 색소가 소실되면서 피부에 생기는 크고 작은 흰색 반점.

보습제Humectant 피부에 수분을 공급해주는 물질.

보톡스Botox 매우 묽게 희석한 보툴리누스 신경독소Botulinum toxin를 얼굴 근육에 주입하여 잔주름을 제거하는 성형시술.

복부성형수술 또는 복강형성수술 Abdominoplasty 복부 지방이나 피부를 제거하거나 복벽 근육을 당겨서 복부를 날씬하게 만드는 성형수술. 흔히 '뱃살제거수술tummy tuck'이라고 한다.

봉와직염Cellulitis 진피와 연조직의 피부 감염으로, 증상은 피부가 붉고 열이 나며 부어오르고 통증이 심하다.

비립종Milium, milia 얼굴에 나타나는 낱알 같은 작은 피지 덩어리.

비면포유발성Noncomedogenic 여드름을 유발하지 않는 성분.

산톨라스마Xantholasma 눈꺼풀 위나 주변에 지방이 축적되어 나타나는 황색 반점.

색소경계선Pigmentary demarcation line, PDLs 피부색이 급격히 변하는 경계선.

생체검사Biopsy 피부 조직의 견본을 떠 현미경으로 검사한다. 펀치 생체검사와 면도 생체검사도 참고하라.

섬유아세포Fibroblast 피부에 힘과 탄력을 주는 콜라겐과 엘라스틴을 생성하는 세포.

손바닥 각화증 또는 수장족저 각화증 Punctate keratoses, keratosis palmaris et plantaris 손바닥과 발바닥에 과도한 각질이 형성되는 피부 질환으로 피부가 굳어지고 갈라진다.

수두Chicken pox, varicella 피부가 붉어지고 수많은 작은 물집이 생기는 발진으로 흔히 볼 수 있는 전염병이다.

수분 차단제 Occlusive 피부가 수분을 잃지 않도록 코팅하는 수분 크림의 재료.

습진Eczema 표피에 생기는 피부염.

신체변형장애Body dysmorphic disorder 정상적인 용모를 가진 사람이 자신의 얼굴이나 신체에 이상이 있다고 생각하거나, 작은 결점에 과도하게 집착하는 정신질환.

심부 정맥혈전증 Deep venous thrombosis 다리의 심부 정맥에 혈전이 생기는 병.

아포크린 땀샘 Apocrine glands 세균이 분비물을 분해하여 독특한 체취를 만들어내는 땀샘이다. 주로 겨드랑이나 성기 부분에 분포한다.

액취증 또는 취한증 Bromhidrosis 땀에서 불쾌한 냄새가 나는 증상.

안검성형술Blepharoplasty 눈꺼풀의 늘어진 살과 지방을 제거하고 근육을 당겨주는 성형수술.

안와 과잉멜라닌증 Periorbital hypermelanosis 눈 주변에 생기는 다크서클. 안와 과잉색소침착증periorbital hyperpigmentation이라고도 한다.

알부틴Arbutin 미백 제품에 널리 쓰이는 물질로 월귤류 추출물에서 발견된다.

어루러기 또는 전풍 Tinea versicolor 흔히 볼 수 있는 무해한 발진으로 표재성 진균증superficial fungal infection이 원인이다. 보통 젊은 사람의 가슴이나 등, 팔에 잘 생기고 종종 얼굴에도 볼 수 있다. 버짐 또는 비강진pityriasis versicolor이라고도 한다.

연화제Emollient 피부를 부드럽고 촉촉하게 유지시켜주는 수분 크림 성분.

염증 후 과잉색소침착 Post-inflammatory hyperpigmenatation 여드름이나 구진 같은 피부 염증 부위에 생기는 색소침착.

에플로니틴Eflornithine 원하지 않는 부위의 모발 성장을 억제하는 크림.

에크린선Eccrine glands 체온을 조절하는 땀샘으로 온 몸에 퍼져 있지만, 겨드랑이와 손바닥, 발바닥에 특히 많다.

옴 또는 개선 Scabies 피부 밑에 파고 든 원반형 진드기(개선충)에 의한 피부감염으로 전염성이 매우 높다.

우드 램프 검사 Wood's lamp examination 검은색 등으로 백반증과 같은 피부 색소침착을 검진하는 방법.

위우회술 또는 위장접합술 Gastric bypass 칼로리 흡수를 줄이기 위해 음식물이 위의 일부만 지나 소장으로 바로 연결되도록 바이패스를 삽입하는 수술. 흔히 위장절제술이라고도 한다.

유방하수교정술Mastopexy, breast lifting 처진 가슴을 교정하거나 들어 올리는 성형수술.

유방확대수술Augmentation mammaplasty, breast augmentation 유방 조직이나 근육 밑에 인공물을 주입하여 유방을 확대하는 성형수술.

육아종Granuloma annulare 염증을 동반한 분홍색 고리 모양의 발진. 손과 발에 많이 생긴다.

이비인후과 의사 Otorhinolaryngologist 귀, 코, 목의 질환을 진단하고 치료하는 의사.

이온치료기Iontophoresis 전류를 이용한 다한증 치료법.

인간유두종바이러스Human papillomaviruses, HPV 사마귀 등을 일으키는 전염성 바이러스 일체.

인체칼슘CaHA, calcium-hydroxylapatite 뼈나 치아를 이루는 주성분으로 필러의 핵심 재료로 쓰인다.

임신마스크Mask of pregnancy 임신 후 호르몬의 영향으로 멜라닌 색소가 늘어나 생기는 기미. 출산 후 옅어지거나 사라진다.

임신 소양성 두드러기성 구진과 반점PUPPP, pruritic urticarial papules and plaques of pregnancy 임신한 여성들에게 나타나는 피부 발진으로, 몹시 가렵고 분홍색으로 부어오르며 벌집 같은 발진과 작은 물집이 특징이다.

자외선차단지수 SPF Sun protection factor 자외선차단크림과 로션의 자외선 B^{UVB} 차단 지수.

자외선보호지수 UPF Ultraviolet protection factor 의복의 자외선 A^{UVA}와 B^{UVB}의 차단 능력을 측정하는 지수.

장미색 비강진 Pityriasis Rosea 어루러기 참고.

전기건조법과 소파 Electrodessication and curettage, ED&C 소파기로 조직을 긁어낸 후 전기 바늘로 탈수시키는 기저세포암 치료법.

전기분해술Elctrolysis 전류를 흘려 모낭을 파괴하는 영구적인 제모법.

전염성 물렁종 또는 연속종 Molluscum contagiosum 중앙 부분이 움푹 팬 살색 구진으로 수두 바이러스에 의한 흔한 질병이다. 흔히 '물사마귀'라고 한다.

정중선 저색소증 Midline hypopigmentation 가슴 흉골 위의 피부색이 다른 부분보다 옅은 증세.

제모기Epilator 모발을 뽑는 기구.

조곽피Lateral nail fold 손톱 양쪽에 조판을 감싸고 있는 부분으로 손톱 거스러미가 생긴다.

조상Nail bed 손발톱 밑바닥의 부드럽고 평평한 부분.

갈색증 또는 조직갈변증 Ochronosis 미백 제품을 장기간 사용했을 때 나타나는 부작용으로 갈색 또는 흑색으로 색소침착이 일어난다.

조판 또는 조갑 Nail plate 손발톱의 투명하고 단단한 케라틴 표면.

주름살 제거술 Face lift, rhytidectomy 처진 피부를 잡아당겨 피부 근육을 조여주고 불필요한 지방이나 피부를 제거하는 성형수술.

주사코Rosacea 얼굴에 염증과 홍조, 안구 건조를 유발하는 흔한 만성 피부 질환.

지루성 각화증 Seborrheic keratoses 갈색이나 검정색의 양성 종양으로 표면이 브로콜리나 꽃양배추처럼 보인다.

지방제거술 또는 지방흡입술 Liposuction 피부 밑 지방 세포를 제거하는 다양한 수술기법.

진피Dermis 표피 밑의 피부층.

첨규사마귀Condyloma acuminata 성행위를 통해 전염되는 사마귀로 성기나 항문 주변에 생긴다. 성병사마귀라고도 한다.

케라티노사이트Keratinocytes 모발과 피부, 손발톱을 단단하게 해주는 케라틴을 생성하는 피부 세포.

켈로이드Keloid 원래 상처 부위를 넘어 과잉 증식한 반흔 조직.

코성형수술Rhinoplasty 코 모양을 교정하는 성형수술.

튼살 또는 선조팽창 Striae distensae 피부가 과도하게 늘어나면서 생기는 선. 임신이나 급격한 체중 증가 및 감소, 근육 팽창 등이 원인이다. 스트레치 마크stretch marks라고도 한다.

펀치 생체검사 Punch biopsy 작은 둥근 날을 사용하여 피부의 원기둥형 조직을 채취하는 생체검사.

편평세포암Squamous cell carcinoma 피부암의 일종으로 분홍색 자국이 특징이다. 살점이 비늘처럼 벗겨지기도 한다. 주로 태양광선에 노출된 부위에 많이 생기지만 상처가 있거나 화상을 입은 부위, 또는 이전에 외상을 입었던 곳에도 발생할 수 있다.

편평태선Lichen planus 피부와 입, 성기, 손톱, 두피 등에 잘 생기는 작은 자주색 발진.

폴리-엘-젖산 Poly-L-lactic acid, PLA 얼굴 주름이나 움푹 팬 부위를 개선하는 볼륨 강화 물질.

표피Epidermis 피부의 가장 바깥 층.

표피낭종Epidermoid cyst 표피 밑에 생기는 단단하고 둥근 덩어리. 온 몸 어디에나 생길 수 있지만 무해하다.

피부과 의사 Dermatologist 피부, 모발, 손발톱 질환의 진단과 치료를 전공한 의사.

피부미용사Estheticians 얼굴 미용시술, 화학박피술, 미세박피술, 왁스 제모 등 전반적인 피부 관리를 훈련받은 전문인. 개인에 맞는 피부제품도 추천할 수 있다.

피부사상균Dermatophytes 피부 전신 표면에 감염을 일으키는 진균(곰팡이균).

피부연성섬유종Skin tags 목이나 팔, 가슴, 사타구니 등에 돌출된 살점으로 무해하다. 쥐젖이라고도 한다.

피부염Dermatitis 피부 염증으로 생긴 붉고 가려운 발진을 총칭하는 용어. 습진은 피부염의 한 종류다.

피지선Sebaceous glands 피부의 천연 수분 크림 역할을 하는 피지(지방)를 생산한다.

피지선 과오종 Sebaceous hyperplasia 피지선이 지나치게 커진 증세.

피하지방층Subcutaneous layer 진피 밑의 지방층으로 절연재 역할을 한다.

필러Dermal filler 얼굴 잔주름을 감소시키거나 입술이나 볼을 도톰하게 만들기 위해 피부에 주입하는 물질.

하이드로퀴논Hydroquinone 피부 색소침착을 감소시켜주는 화학물질.

하조피Hyponychium 손톱 끝 밑 부분으로 세균의 침입으로부터 손톱을 보호하는 두꺼운 각질층이다.

합성세제Syndet 석유계 탄화수소 등을 화학적으로 합성하여 만든 세제.

항산화제 또는 산화방지제 Antioxidants 활성산소를 안정화시키거나 중성화시키는 물질로 피부 세포의 염증으로 인한 손상을 막는다.

활성산소 또는 유리기 Free radical 자외선과 흡연, 공기오염, 그리고 정상적인 세포 활동 과정에 생성되는 불안정한 물질로 피부 세포를 손상시켜 염증이나 피부암, 조기 노화를 일으킨다.

혈관부종 또는 맥관부종 Angioedema 진피, 피하조직, 점막하조직에 나타나는 부종으로 얼굴이나 입, 목에 잘 생긴다. 경우에 따라 생명을 위협할 수도 있다.

흑색 구진성 피부병 Dermatosis papulosa nigra 피부색이 짙은 사람의 얼굴과 목에 자주 나타나는 작은 갈색 또는 흑색 반점.

흑색극세포증Acanthosis nigricans 표면이 매끄러운 갈색 및 흑색의 색소침착. 과체중이거나 비만, 당뇨가 있는 사람들의 목에서 흔히 볼 수 있다.

흑색종Melanoma 멜라닌에 의한 피부암의 일종. 보통 짙은 갈색이거나 검은색이며 모양은 비대칭적이고 불규칙적이다. 피부암으로 사망하는 대부분의 경우가 악성 흑색종이다.

흑선Linea nigra 흉골에서 치골까지 이어지는 짙은 선으로 임신 중기 이후에 많이 발생한다.

흑조증Longitudinal melanoychia 손발톱 위에 세로로 생기는 짙은 선. 손톱 색소침착이라도 한다.

히알루론산Hyaluronic acid 피부에서 자연적으로 발생하는 물질로 필러의 주성분으로 쓰인다.

찾아 보기

ㄱ

가성모낭염 100~101
가정주치의 24
각질제거
　모공 확장 51
　모공성 각화증 91-2
　물리적 요법 39, 53, 56
　발 56
　세럼 41
　입술 41
　칙칙한 피부 53
　팔꿈치와 무릎 54
　화학적 요법 38~39, 52~53
각질형성세포 14, 15
간찰진 90
갈라진 피부 55~56
갈색 반점 36
　과잉색소침착 35, 53
　구강 23
　미백 크림 40
　손발바닥 22
　손발톱 18, 22
　임신 145~146
갑상선 기능장애 12
갑상선저하증 151
갑상선항진증 151
개방성 면포 51, 77
거미정맥 146
거친 피부 54~56
건선 99~100, 137, 143, 158
건성 피부 33, 38, 58
결막염 74
경화요법 119~120
계면활성제 38
계절성 변화 43
고부백선 86
광노화 35~36
광선각화증 80
광선요법 137, 143

구진 49, 77
긁기 11, 54
기미 95, 119, 152
기생충 81, 92~93

ㄴ

나비 발진 93~94, 152
남성형 탈모증 147
낭종(낭포) 49, 50
낭창 52, 93
낭포성 혹 77
내분비계 149~150
노폐물 12, 163
노화 16, 20, 35~36, 45
　광노화 35~36
　레이저시술 42
　흡연 36, 42
노화 방지 42, 163
녹차 159
농가진 89
농포 77
눈
　결막염 74
　다크서클 21, 49, 54
　붓기 41, 53
　색소침착 20
　아이크림 20, 41
　안검성형술 42, 125~126
　주사코 101
　화장품 73
눈가 주름 126

ㄷ

다낭성난소질환 151
다모증 118, 148
당뇨병 150~151
대상포진 107
데르모스코피 27

도한 59
독소 163
동전버짐 86
두꺼워진 피부 55
두드러기 88
두피 26, 30
딸기코 101~102
딸 세포 14
땀 12
　다한증 59~60
　아포크린 샘 17, 60
　에크린 샘 17
　지한제 45~46, 60
　체취 17, 46~47, 60~61
　탈취제 45~46
　합성세제 37

ㄹ

랑게르한스 세포 15
랩 밴드 135
레이저 범프 101
레이저 수술 42, 118~119
레이저 제모 71-2, 118, 147
레이저 타투 제거술 63, 118
레이저 튼살 치료 57~58
레티노이드 41, 53, 54, 79
레티놀 39, 41, 48, 51
루푸스　　93~94, 152

ㅁ

마찰성 물집 81
망상층 16, 114
메르켈 세포 16
메르켈 세포 암 140
메이크업 72~73
　보존 73
　뷰티 어드바이저 25
　알레르기 검사 33, 74~75

영구 화장 75
위장술 105~106
화장도구 73
화장품 사용기한 73
메이크업 제거 73~74, 78~79
멜라노마 22, 31, 139~141, 143
멜라노사이트 15, 139
멜라노좀 18, 20
멜라닌 13, 15, 18~20, 53
생성 세포 15, 18
세포성 모반 94~95
면도 67~68, 101
면도 생체검사 28
면역계 152
랑게르한스 세포 15
피부암 발병율 29
면포 51, 74, 77
모공 16, 51
막힘 38, 51, 77~79, 111
축소 49
확장 51
모공성 각화증 91~92
모기 물림 81
모낭염 85
모낭충 27
모반 22, 49, 50, 94~95, 139
모발 19, 147
구조 19
길이 19
성장 속도 19
성장기 19
퇴행기 19
휴지기 19
겨드랑이 46, 60
모근 16, 19
모낭 16, 19
모낭염 85
임신 145
제모 67~71, 101, 147
탈모 14, 146~148, 151

모세혈관확장증 52
모수질층 19
목욕 84
몸 피부 제품 45~46
무릎 착색 54~5
무좀 82, 86
미백 크림 40~41, 54~55
미세박피 39, 51~53, 57, 113~114, 121
미인점 50
민감성 피부 33, 46, 68

ㅂ

반점 22, 35, 49
발
굳은살 55~56
무좀 82, 86
물집 81
보습 56
색소침착 22
발바닥 22, 55
백반증 105, 137
뱃살제거수술 129~130
벌레 물림 81~82
베이킹 소다 159
벼룩 물림 81
보디 피어싱 61~62
보습 기능 43
보습 성분
과색소침착 36, 53
다한증 59~60
비면포유발성 34, 78
자외선지수 35
피지선 16~17
보습제와 보습 성분 11, 17, 43, 56
보웬병 139
보이트 선 21
보톡스 42, 115~116
복부성형수술 129~130
복합성 피부 33

봉와직염 82
부스럼 88
분비기관 16~17
뷰티 어드바이저 25
브론저 47
블랙헤드 25, 34, 51, 74, 77
비강진 104
비누 37~38
비듬 160
비류 102
비립종 96
비타민 A 57
비타민 C 40, 41, 54, 155
비타민 D 13, 42, 137, 155~156
비타민 E 155, 161
비타민 K 54
비후성 반흔 16
뽀루지 49, 53, 63, 73

ㅅ

사마귀 106~107
사춘기 144~145
산소공급 17
산톨라스마 149
상조피 18
색소경계선 20~21
색소침착 20
생체검사 27~29, 140
서캐 92~93
선크림 35, 44~46, 142
선택적 광열분해 66, 71, 96
섬유아세포 16
성형수술 42, 108~135
세균 감염 88, 89, 105
농가진 89
메이크업 72~75
물집 81
여드름 77~78
체취 17, 46, 60~61

세럼 41
세로형 흑조증 22
세안제 17, 37~39, 74
세포외기질 16
셀룰라이트 48~49, 124
셀프 태너 47~48
손 색소침착 22
손거스러미 18
손바닥 22
손발톱 18, 22
　건조증 18
　구조 18
　멜라노사이트 15
　반월 18
　부서짐 18
　상조피 18
　색소침착 18, 22
　성장속도 18
　임신 146
　조갑진균증 86
　조곽피 18
　조모 18
　조상 18
　조주름 18
　조판 18
　케라틴 18
　큐티클 18
　피부 검진 26
　하조피 18
　황변화 152
손톱 반월 18
수두 27, 97, 105
수렴 화장수 39
수면 14, 59
수분 섭취 43
수분 용량 11
수분 차단제 성분 43
수염버짐 86
수포 81
　한포진 83

헤르페스 바이러스 86~87
스크럽 11, 33
스킨 스크래핑 27
스트레스 14, 59, 163
습윤제 40, 43
습진 14, 82~84, 137, 143, 157~160
식이요법 14, 42, 134, 149, 156
식초 160
신경계 59
신체변형장애(BDD) 109~110
실 제모 68
심상성 천포창 81
심장 혈관 질환 149

ㅇ

아말감 타투 23
아이소트레티노인 79
아이피엘(IPL) 52, 79
아포크린 땀샘 17, 60
안검성형수술 42, 125~126
안면 홍조 52, 102
안와 과잉멜라닌증 21
알레르기 33, 45~46, 62~63, 72, 74, 83, 89
　두드러기 88~89
　타투 63
　테스트 34
알로에 베라 158~159
액취증 60
야간발한 59
양쪽성 계면활성제 38
어루러기 104~105
얼굴 마사지 25
얼굴 피부
　각질제거 38~39
　계절적 변화 36, 43
　노화 방지 42
　세안 37~39
　수렴 화장수 39

예방 요법 43~45
　유형 33~36
　특별 관리 40~42
에스트로겐 144, 147, 151
에크린 땀샘 17
에플로니틴 크림 70~71, 147
엘라스틴 16, 36, 161
여드름 34, 49~50, 73~74, 77~80, 145, 148, 151, 156~157, 160, 163
　각질제거 38, 49
　과색소침착 35, 53
　스트레스 14
　식이요법 156~157
　염증 후 과색소침착 111, 114
　화학박피 111
　흉터 49~50
연성섬유종 103~104, 145
연화제 43
오트밀 160
올리브유 160
옴 102~103
왁스 제모 68
완선 86
외인성 갈색증 40
요거트 161
우드 램프 검사 27
우울증 13
우유 159
운동 14, 162~163
월경 주기 144
위 밴드 135
위우회술 133~135
위치 헤이즐, 34, 39, 161
유두 21
유두층 16
유륜 22
유리기 161
유멜라닌 15, 71
유방하수교정수술 127
유방확대수술 127

유사천포창 81
육아종 86
의료보조자 24
의약품과 부작용 147~148
이 92~93
이온치료기 59~60
인간유두종바이러스 106~107
임신 145~146
　기미 95
　여드름 80, 152
　유륜 22
　튼살 57~58
　흑선 21, 23, 145~146, 152
　PUPPP 100
입
　색소침착 23
　피부 검사 26, 30
입술 13, 15
입술 관리 41, 43
입술 발진 87

ㅈ

자외선 13, 20, 42, 43~44, 137
자외선 지수 141~142
자외선
　광노화 35~36
　피부색 20
　피부암 29, 31
자외선보호지수(UPF) 142
자외선차단 20, 35, 36, 44, 141~142
자외선차단지수(SPF) 44, 142
장미색 비강진 97~98
전기분해술 70
전기소작기 52
전문 간호사 24~25
전염성 연속종 96~97
절제 생체검사 28~29
점 22, 50, 94~95, 139, 145
　피부 검진 26

피부암 발병율 29
　흑색종 31
점의 변화 30
점 제거 51
점 지도 30
접촉 12~13, 17
접촉 결핍 14~15
접촉과 손발톱 18
제모기 70
제모제 69
조갑진균증 86
조곽피 18
족집게 69
주근깨 111
주름 16, 36
　필러 42, 116~118
　레이저 수술 118
　보톡스 치료 42, 115~116
　성형수술 42
　식이요법 156
주름살 제거술 42, 128~129
주사코 52, 101~102, 111, 157
죽은 피부 세포 14
쥐젖 103~104, 146
지루성 각화증 58, 146
지루성 두피 피부염 160
지방제거술 123~125
지방조직 17
지성 피부 17, 33, 39, 43, 111
지질 14, 149
지한제 46~47, 60
진균 감염 27, 55, 86, 104, 160
진동 염료 레이저 52, 91
진드기 81
진피 15, 16~17, 58
짙은 반점 33, 35, 50, 53

ㅊ

처진 피부 16, 36, 42

천연 오일 16~17, 37
체취 17, 46~47, 60~61, 144, 159
취한증 60
치질 연고 41
칙칙한 피부 52~53

ㅋ

카로티노이드 47
칸디다균 86
컨실러 52
케라티노사이트 15, 139
케라틴 14, 15, 18
켈로이드 90~91
코막힘 132
코성형수술 130~132
코코아 버터 159
콜드 크림 38
콜라겐 16, 36, 40, 42, 161
콜라겐 필러 116~117
큐티클 18

ㅌ

타박상 120, 125, 128, 146
타이로신 47
타투 63,
타투 제거 63, 66
타투와 색 62, 63, 66
타투와 영구 화장 75
탄력성 16, 36
탈모제 69~70
탈수 11, 12
탈취제 45~46
태닝
　베드 29, 143
　브론저 47
　제품 47~48, 143
　촉진제 47~48
　필(먹는 선탠 약) 47

태양 광선 11, 44, 137
  과잉색소침착 35
  광노화 35~36
  램프 29~30
  피부암 발병률 29
토너 39
토너와 지성 피부 17
토너와 천연 수렴수 39
튼살 57~58, 159
티 트리 오일 160

ㅍ

팔꿈치 색소침착 54~55
폐쇄성 면포 25, 34, 51, 74, 77
펀치 생체검사 28
페오멜라닌 15, 71
펩티드 41
편평태선 93
폐경기 12, 144, 146~147, 154
포이즌 아이비 98~99, 159
표피 15, 36, 43
표피 낭종 50, 85
푸바(PUVA) 137
퓨처 선 21
피부 검사 26~31, 142
피부 구조 15~17
피부 유형 33~36, 45
피부 재생 16
피부과 전문의 23
피부미용사 25
피부사상균 86
피부색 13, 20, 149
  광민감도 34~35
  멜라닌 15
  미백 크림 40~41

자외선 20
자외선차단지수(SPF) 20
착색 52~54
팔꿈치와 무릎 54~55
피부암 발병률 29
홍조 52, 101~102
다양성 20
피부암 138~143
  검사 26~31, 138~140
  광선각화증 80
  기저암세포 138
  데르모스코피 27
  메르켈 세포 암 140
  발병 위험 인자 29
  손발톱 색소 22
  예방 20, 141~143, 155~156
  자외선 지수 141~142
  전이 140
  평편세포암 139
  피부색 19~20, 29
  흑색종 22, 31, 139~140
  B세포 림프종 140
  T세포 림프종 140
피부염 81, 83, 99, 159, 160
피부의 보호막 기능 11, 15
피부의 생리학적 기능 11~13
피부의 심리학적 기능 14
피부의 자동온도조절 기능 11~12, 17
피지 33, 51
피지선 16~17, 49
피지선 과오종 103
피츠패트릭 피부유형 분류법 34
피하지방층 15, 17
피하지방층 제거 36
피하지방층과 셀룰라이트 48
필러 42, 116~118

ㅎ

하지 정맥류 119~120
합성세제 37
항산화제 41, 42, 159
햇빛 민감성 피부 35, 148
햇볕 화상 20, 29, 34~35, 159
햇볕 화상 치료 34
햇볕 화상과 과잉생소침착 53
헤르페스 모낭염 85
헤르페스 바이러스 87
헤르페스 바이러스 검출 27
헤르페스성 대상포진 107
혈관 17
  거미정맥 146
  모세관확장증 52
  정맥류 119~120, 146
  피부 노화 36
혈관 손상 118~119
혈관 팽창 12, 17, 52
혈관부종 89
호르몬과 피부 144~147, 163
화상 81
화이트헤드 25, 34, 51, 74, 77
화학박피 25, 42, 53, 57, 111~113
활성산소 161
황변 36
휴지기 탈모증 146
흉터 111, 118
흑색 구진성 피부병 49, 82~83
흑색극세포증 77, 150
흑색증 반점 22
흑선 21, 23, 145~146, 152
흡연 36, 42, 161~162

감사의 말

퀀텀 출판사는 이 책에 사진을 사용하도록 허락해 준 다음 에이전시에 감사를 전한다.

Istock 5, 25, 34, 35, 37, 39, 41, 45, 55, 59, 61, 62, 67, 68, 69, 70, 73, 76, 84, 108, 115, 136, 154, 155, 155, 155, 157, 158, 160, 161

SPL 10, 12, 13, 16, 17, 18, 19, 21, 23, 24, 26, 27, 28, 30, 35, 37, 44, 48, 51, 56, 58, 74, 82, 82, 86, 87, 88, 89, 90, 92, 93, 94, 95, 96, 97, 98, 100, 101, 102, 105, 106, 107, 111, 112, 116, 120, 125, 126, 128, 131, 132, 134, 134, 135, 137, 139, 139, 140, 144, 145, 151, 153

Corbis 2, 11, 29, 32, 33, 36, 39, 43, 66, 78, 98, 109, 124, 127, 130, 143, 162, 163

Alamy 15, 20, 47, 49, 57, 59, 71, 75, 79, 91, 102, 104, 113, 121, 138, 141, 147, 149, 150

Mediscan 22, 52, 53, 103

Shutterstock 98, 99, 123

그 외 모든 사진과 삽화의 저작권은 퀀텀사에 있으며 이 책에 기여한 모든 분들께 빠짐없이 감사를 전하고 싶다. 혹시라도 누락되거나 잘못된 부분이 있다면 먼저 용서와 양해를 구하며, 다음 개정판에 기꺼이 수정할 것을 약속한다.

옮긴이_**정현진**

미래형 록스타가 되려다가 인생 진로를 바꿔 한국외국어대학교에서 영어와 신문방송학을 전공하였다. 모 일간지에서 대학생 기자 활동을 1년 남짓 하다가 졸업 후 제약회사 신경정신과 담당으로 2년간 근무하였다.
현재 스위스에서 아이를 키우며 다양한 직업과 더 다양한 취미 사이에서 고군분투하고 있다. 그래도 번역만이 평생 직업이라 믿고 있다.
옮긴 책으로는 〈팬, 블로거, 게이머: 참여 문화에 대한 탐색〉, 〈헤밍웨이 주니어 백과사전〉(공역), 〈세계에서 가장 아름다운 광장 100〉, 〈프라하 걷기 여행〉, 〈런던 걷기여행〉, 〈파리 걷기여행〉, 〈뉴욕 걷기 여행〉 등이 있다

스킨케어

초판 1쇄 인쇄 2011년 10월 21일
초판 1쇄 발행 2011년 10월 28일

지은이 수전 C. 테일러, 빅토리아 할러웨이 바르보사
옮긴이 정현진

펴낸이 김호석
펴낸곳 도서출판 대가
편집부 김현, 김여정, 권순현
디자인 김진나
마케팅 안찬웅, 지운집
관 리 안미현

등록 제 311-47호
주소 서울시 마포구 상수동 6-1 대한실업빌딩 301호
전화 02) 305-0210 / 306-0210 / 336-0204
팩스 02) 305-0224
전자우편 dga1023@hanmail.net
홈페이지 www.bookdaega.com

ⓒ 2011 Daega Publishing Company
ISBN 978-89-6285-069-7 13510